健康生活是幸福生活的基础，失去了健康，留下的只有阴影和苦痛。
保持健康，这是对自己的义务，甚至也是对社会的义务。

韩 彪著

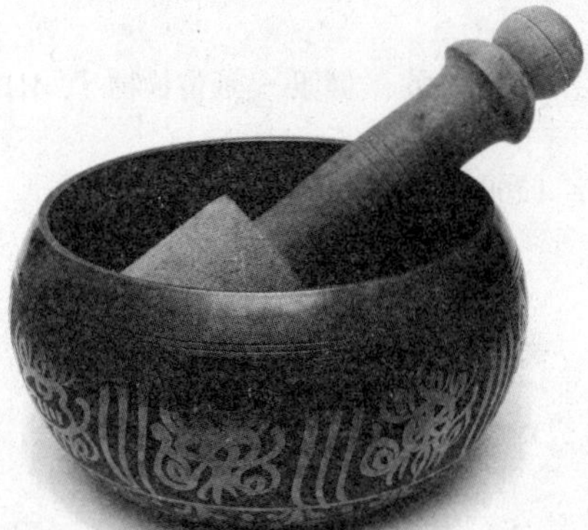

健康生活比吃药更管用

Jiankang Shenghuo

在一切幸福中，人的健康胜过其他幸福。

所谓健康，不是单纯地指身体无病或不衰弱，而是不可分割地把肉体的、精神的和社会的各方面都包含在内。

中国華僑出版社

图书在版编目(CIP)数据

健康生活比吃药更管用 / 韩彪编著．—北京：中国华侨出版社，2009.7
ISBN 978-7-80222-999-0

Ⅰ.健… Ⅱ.韩… Ⅲ.生活方式-关系-健康-通俗读物 Ⅳ.R163-49

中国版本图书馆CIP数据核字（2009）第105044号

●健康生活比吃药更管用

作　　者 / 韩　彪
责任编辑 / 文　蕾
装帧设计 / 孙希前
责任校对 / 高晓华
经　　销 / 新华书店
开　　本 / 787×1092毫米　1/16　印张 / 18.5　字数 / 210千字
印　　刷 / 北京忠信诚胶印厂
版　　次 / 2010年2月第1版　2010年2月第1次印刷
书　　号 / ISBN 978-7-80222-999-0
定　　价 / 32.00元

中国华侨出版社 北京市安定路20号院3号楼305室 邮编:100029

法律顾问:陈鹰律师事务所

编 辑 部:(010)64443056　64443979

发 行 部:(010)64446051　传真:(010)64439708

网　　址:www.oveaschin.com

e-mail:oveaschin@sina.com

Preamble 序言

健康，是一个亘古不变、老生常谈的话题。自有人类始，生命和健康问题就紧紧地缠绕着远古时期的人们。无论是古代的王侯将相，还是平民布衣都想象着怎么能让自己的寿命更加的长久，但仍是“病来如山倒”，没能逃过疾病的侵袭和困扰。随着现在生活质量的不断提高，健康问题仍是一个不能彻底被解决的痼疾，事实证明，现代人并没有远离疾病。

德国哲学家叔本华说：“在一切幸福中，人的健康胜过其他幸福。可以说，一个健康的乞丐比疾病缠身的国王幸福得多。”可以想象，人们的生活里如果失去了健康，身体和心灵都会时刻笼罩着一层黑影，昏暗苦闷。但是什么才算是真正的健康呢?1946年，世界卫生组织对健康做出了这样的定义：“所谓健康，不是单纯地指身体无病或不衰弱，而是不可分割地把肉体的、精神的和社会的各方面都包含在内。亦即是一个完整的状态。”为了进一步完善和把握健康的定义，世界卫生组织又指出：“健康应是在精神上、身体上以及社会上保持健全的状态。”

1992年，《维多利亚宣言》指出健康的4大基石分别是合理膳食、适量运动、戒烟限酒和心态平衡。所以“健康”并不复杂，并不是一张无字天书。保持健全的状态和健康的生活方式，就是健康生活的根本和全部。只要自己懂得健康的生活方式，习惯健康的生活方式，学习日常生活中的健康保健和养生之道，健康就会如影随形，让你远离疾病的困扰和身体上苦痛。当然在日常的生活中，我们还要时刻警惕着周围环境的变化，远离和防止环境的污染和尘嚣。但是伴随着生活节奏加快，外部环境的日益恶化，人们的健康状况依旧面临着严峻的挑战和考验。据世界卫生组织一项调查表明，全世界有48亿人处在亚健康状态，占世界总人口的75%。健康是幸福生活的重要组成部分，是人类生命的重要保障，如果失去了健康，其他一切身外之物也都随之失去了意义。

早在2000多年前，我国著名的医学典籍《黄帝内经》就已经指出："余闻上古之人，春秋皆度百岁，而动作不衰；今时之人，年半百而动作皆衰者，时之异耶？人将失之耶？"这是什么意思呢？就是说上古时代的圣贤人由于自始至终都在学习和运用养生之道，即使活了100多岁，形体和动作仍然不显衰老，健健康康；而现在的人，就是因为不注重养生之道，不知道学习和养成健康的生活方式，往往岁数不到半百，身体就已经不行了。可见健康的生活方式，科学的养生之道是多么的重要。健康来源于健康生活已是不争的事实。

针对当今的社会现实和发生的问题，更加重要的是为了给人们的生活带来一分难能可贵的健康，为此，我们编写了这本《健康生活比吃药更管用》的生活用书，从心态、饮食、习惯、运动、日常保健等方面重新解读和理解健康的定义、健康的内涵。希望你能在纷杂喧闹的生活中得到一份宁静，得到一份健康的保证，一份生命中的幸福。远离尘嚣，远离疾病，珍惜健康生活的每一天。

Contents 目录

第一章
健康心态——记住自己就是最好的医生

有什么样的心态，就有什么样的人生。现代人们口中常说的一句话是“心态决定一切”，其实，你的心态同样也决定着你的健康。俗话说“心病还需心药医”，如果一个人的心态不再正常，不再健康，即使他的身体再强壮，那他也是一个不健康的人。正所谓“病由心生”，不良心态是万病之源。只有平衡心态，做情绪的主人，才能享受健康的生活，才能知道自己就是最好的医生。

Contents 目录

第二章

合理饮食——健康生活从早晨开始

“民以食为天”，毋庸置疑，没有饮食，就没有生命，更没有健康可言。饮食是生命的基础，是身体各种营养的直接来源，也是健康体魄的根本保证。所以，只有健康、合理、科学的饮食，才能阻止疾病入侵，才能带来健康的生活。几千年前，《黄帝内经》就记载了“五谷为养，五菜为充，五畜为助，五果为益”的营养方案。由此可见，饮食对于健康是多么的重要。

Contents 目录

第三章
改善习惯——时间是天下最管用的药物

是不是健康，主要看他的生活习惯。《黄帝内经》有云："食饮有节，起居有常，不妄作劳，故能形与神俱，而尽终其天年，度百岁乃去。"相反"起居无常，起居无节，故半百而衰也。"所以健康的生活习惯就是最好的养生方式。医学上讲人体内的生理循环、新陈代谢是有规律的，其实就是自古而生的生活习惯，一旦"阴阳相错"，就会"变由生也"，酝酿成疾病。

Contents 目录

第四章
适度运动——让心跳倾听内心的宁静

古人云:“流水不腐，户枢不蠹。”运动是大自然的规律，是世界万物蓬勃发展的法则。几乎每个人都知道“生命在于运动”的格言，但是，很多人却未必知道怎样运动才能强身健体，抵御疾病。卡耐基曾说:“我发现祛除烦恼的最佳‘解毒剂’就是运动。当你烦恼时，多用肌肉少用脑筋，其结果将会令你惊讶不已。这种方法对我极为有效——当我开始运动时，烦恼就消失了。”

Contents 目录

第五章

职场生涯——工作快乐打开健康另一道锁

商场如战场，职场也如战场，现代社会的激烈竞争，工作压力，使得人们的生活疲惫不堪，筋疲力尽。可以说，职场已是现代生活中健康的最大隐患，也有无数的人群正处于真正的“亚健康”状态。但是，生存的压力是有增无减。这样职场生涯就必须有健康的维护，健康的理念。如此，人们才能拥有真正的健康人生。

Contents 目录

第六章
为人处世——让健康生活来得更容易些

社会就是一张大网，每个人只是这张硕大无比网中的一个交织点。你需要语言、交际，才能获得你想要的生活。我们的健康生活同样离不了这张大网。交际大师卡耐基说：“你想要别人怎样对待你，就得先那样对待别人。”你的面部表情比穿着更重要，你的笑容在温暖别人的同时也在照亮着你自己的生活。健康生活更加需要如此。

Contents 目录

第七章
日常保健——细节往往决定健康

健康来源于平凡生活中的点点滴滴，“冰冻三尺，非一日之寒”。不要漠视日常生活中一个细小的环节，说不定也正是因为如此，你的生活就此埋下健康的隐患。所以，想要拥有一个健康的人生，想要尽情的享受健康生活每一天，想要你和你的家人健康生活，远离医生，还是要把视线聚焦到平常的服饰、美容、起居……

Contents 目录

第八章
休闲娱乐——给自己的身心放个假

随着现代生活水平的不断提高，休闲娱乐已经成为人们生活中重要的组成部分。随着娱乐方式不断地增加和更新，人们都在纷纷选择属于自己的娱乐生活方式。爱因斯坦曾说过:“人的差异在于业余时间。”选择适合自己的休闲娱乐方式，陶冶情操，修养身心，给自己的身体和心灵放次假，让你的生活更加健康、亮丽和多彩。

Contents 目录

第九章
生活环境——远离尘嚣，珍惜生活每一天

“相看两不厌，只有敬亭山”。诗中的意象是人与景的浑然一体，水乳交融。这是一种境界，是人与外界环境相互交流的境界。现在生活，环境的好坏和个人的健康生活紧密相连，是健康生活因素不可或缺的一个重要方面，如环境污染、厨房卫生、家电摆放、卧室布置等方方面面，都在潜移默化地影响着你的生活。稍加用心，你的生活将变得更加舒适和健康。

Contents 目录

第十章

日常小病一点通——让你远离医生，健康享受生活

在日常的生活中，少不了的磕磕碰碰，几乎每一人都会生病，谁也不是金刚不坏之身。但是，我们平常的病症也大多只是一些头痛脑热的“小病”，用不着“动刀弄枪”的。但是即使是这样的小病也会出现难以治愈的“疑难杂症”，所以不能掉以轻心。如果你懂得对付疑难杂症的科学方法，便可手到病除，还你一个健康的人生。

第一章

健康心态——自己就是最好的医生

有什么样的心态，就有什么样的人生。现代人们口中常说的一句话是“心态决定一切”，其实，你的心态同样也决定着你的健康。俗话说“心病还需心药医”，如果一个人的心态不再正常，不再健康，即使他的身体再强壮，那他也是一个不健康的人。正所谓“病由心生”，不良心态是万病之源。只有平衡心态，做情绪的主人，才能享受健康的生活，才能知道自己就是最好的医生。

01.读懂你自己

铭刻在希腊圣城德尔斐神殿上的著名箴言，“认识你自己!”成为希腊以及后来的哲学家喜欢引用来规劝世人的名言。但是这句话怎么解读却成为了众说纷纭的疑难。怎么才能读懂自己呢，早在古希腊时期，苏格拉底似乎领会了箴言的真谛，便经常很自谦地说自己是一无所知，为此苏格拉底受到了德尔斐神谕的最高赞扬，被称为全希腊最智慧的人。

这句名言在本质上不是让人去追求外在的事物，而正像苏格拉底说的那样，是在教导人们去追求和探索人的精神和内心的哲学命题，去改造人自己的灵魂，从而达到和完成一个道德完善的、真正健康的人。古往今来，一切伟大的成功者都是真诚地追求着内心的健康和宁静的。

但是要想真正了解自己的心理，了解自己的精神世界，先要知道自己的心理属于什么样的类型。研究心理的专家学者在心理的分类上也有不同的看法，因为人的心理是多种多样的，对同一事物，不同的人就有不同的反应。但是大都分成下面三类。这不是人的年龄问题，而是关于人们心理年龄的划分。

第一类是“儿童型”:属于这种类型的人，在与人相处方面，时常缺乏耐性，就像小孩子一般，容易朝三暮四，所以这一类型的人通常难以让人产生信赖感。而在心理上大多具有自发性，往往适合富有创造性的工作，但不适合从事长期性计划的工作。对于“儿童型”心理的人，心理学者给出的建议是，要坚持每天做一些力所能及的的事情，最好是不求回报地为他人做一些有益的事情，以弥补性格上的某些不足和缺陷。

第二类是“少年型”:属于这种心理类型的人，在心理上往往富有冒险精神，专注、乐观、求知欲旺盛，通常都是理想主义者，有时候会为自己的目标或某种美好的理想充满激情甚至是狂热，也正是这样的心理状况容易让他们形成好斗、固执和不妥协的性格，因而往往导致与他人之间发生分歧、争吵甚至斗殴。并且，这样心理类型的人，通常会受到周围环境的影响，经常会做出错误的判断或决定。对这种心理类型的人，心理学者的建议是:克服冲动的短期行为，坚持树立长期的远大目标。

第三类是“成年型”:这种类型的人通常是具有责任感的伴侣和父母，自信、进取心强，目标明确，把事业上的成功看成是自己最大的乐趣。但是，这类心理状态的人，常会因沉湎于学习、工作而忘记其他的责任，身心也总会长期处于紧张的状态下，尤其是当压力过大时，会非常的敏感，从而做出不适当的反应。对这种类型的人，心理学者给出的建议是:工作和休息并重，不要只有工作，要适当地给自己的身心放次假。

当然了，人们的心理类型不只是这几种，心理往往很复杂，正像一句话所说的，“最难了解的就是自己”。要有一个健康的心理和心态，才能被称为是一个真正健康的人。同身体健康一样，心理健康同样是生活中至关重要的一部分，如果心理出现了问题，身体再健壮的人也会产生各种问题，如果当心理问题特别严重时，甚至会结束一个身体健康的人的生命。正如苏格拉底所言，每一个人不仅要有一个健全的体魄，更重要的还要有一个健康的心理。

到了现代，要想读懂自己，必须是先从自己的心理、内心上开始，但是怎么样才能判断自己心理是否正常呢?这样的标准在学术研究界也没有一个统一的论断，但是下面几个标准是比较通用的。

首先，看性格是否稳定。

性格的形成有着多方面的原因，每个人的生活环境、教育背景等方面的差异都会导致性格上的不同，一个人的性格是在固定的社会条件下形成的。性格一旦形成，往往就具有稳定性，就比较难以改变。所以，如果一个人在一个时间段内，有时候大笑，有时候寡言，有时候苦闷等，就是说在较短的时间里性格上产生了非常大的差异，这就说明这个人的心理出现了问题。

其次，看行为是否异常。

一个人外在的正常的行为举止是以这个人的心理状态为基础的。有什么样的心理，往往就会有相应的外在行为表现。行为上产生异常，譬如，一个人在听到高兴的消息后却面带愤怒，在生气的时候却大笑不止，就是外表的行为经常与内心的状态不符，这就会让人感到莫名其妙，甚至会让人产生后怕。如果有上面类似的行为，就表明心理上出现了问题。

最后，看是否经常出现幻觉。

心理是一个人对客观存在的反应，目睹了什么样的事物，就会产生一种相应的心理活动。如果这种心理活动是对客观事物的正确反应，就表示这个人的心理正常。相反，如果一个人的心理不是对客观事物的正确反应，那么就会产生一种错误的判断，也就是幻觉。譬如，一个人走在漆黑的路上时，总认为有“鬼”，甚至是亲眼看见了“鬼”，他就浑身紧张，非常害怕和恐惧，或者是因为什么事，非常紧张，草木皆兵，无论有什么风吹草动，自己就会产生错乱的视觉。如果一个人常常出现幻觉，那就表明这个人的心理出现了问题。

如果一个人拥有健康的心理，那么怎么才能知道自己是“健康”的呢?在心理学上主要用三个标准来衡量怎么样才属于健康的心理状态，即包括良好的个性、良好的处世能力、良好的人际关系。

良好的个性包括很多方面，如性格稳定、温和、开朗乐观、意志坚强、感情丰富、胸怀坦荡等。个性虽然是在长期的社会生活中形成的心理特征，但要想拥有良好的个性，只要制定长远的计划，改正自己的弱点，慢慢培养，就能将自己培养成为一个具有良好个性的人，也正是苏格拉底所说的那样的人格和道德。有了良好的个性，才会以积极的态度去面对生活，乐观地充满希望地对待未来，对人生也会充满理想。

而良好的处世能力主要包括良好的适应能力和良好的自控能力。适应能力是指一个人对所处环境的应变能力。无论身处什么样的环境，都要能够快速地调整状态适应当下的环境。正所谓是“适者生存”，这是大自然的规律，同样也是社会生活的规律。否则，就会很快被环境所淘汰。只有适应了，才能找到乐趣，找到自己的价值。

自控能力主要是指一个人对自己情绪的控制力。每个人在生活中都会遇到这样那样的困难和挫折，都会产生悲观、绝望、消沉、萎靡等这样那样的不良情绪。如果不能很好地控制不良情绪，甚至有可能因为冲动、暴躁等不良情绪而做出违反道德或法制的事情。所以，在生活中，要学会控制自己的不良情绪，这样才能够保证自己不做错事，才能理性地解决生活中遇到的各种难题。

最后就是要看你有没有一个良好的交际关系。心理健康，才能拥有健康的性格，健康的处世原则，也才能形成一个健康的人际关系网。心理健康的人会通过助人为乐、与人为善、宽厚待人、珍视友情等方式主动地与周围的人搞好关系，就能够有效地沟通，不断地交流，从而不断完善自己。

02. 病由心生

春秋战国时期的《黄帝内经》是中国最早的医学药典，“养生”这个词最早就出现在《黄帝内经》里。中国的养生学讲的就是和谐，《黄帝内经》中提出养生的三个原则是，分别是人与自然和谐、人的心态和谐和人的身体和谐。正如《黄帝内经》所表述的：“故智者之养生也，必顺四时而适寒暑，和喜怒而安居处，节阴阳而调刚柔。”而其中的“和喜怒而安居处”讲的就是保持不喜不怒心态的境界，可见，心态是多么的重要。

但是随着社会的发展，时间的机器仿佛运转得越来越快，就在这种高速发展的社会生活中，因为不注重心态上的和谐和调整，很多的人都面临着疾病和“亚健康”的困扰。在我们的生活环境中，每个人都知道“病从口入”的医学常识，但是，“病由心生”的道理也应该引起和得到人们的重视。

在《黄帝内经》中早就有所记载，一个人的生气、发怒、伤心等心理反应都会影响身体器官的正常功能。直到现在，科学家研究了植物神经所控制的器官功能与不良情绪的关系之后指出，心理因素之所以会影响身体内脏器官功能，主要原因就是情绪活动的影响。例如，一个人情绪低落的时候，就会引起消化功能紊乱，胃部肌肉就会强烈收缩而引起胃部疼痛，严重时还会发生溃疡。这是一个简单的例子，事实表明，一个人的心态对健康起着至关重要的影响。

当然，病由心生，并不是指一个人的心脏问题，这里的“心”就是指一个人的心理状态、内心情绪。在实际的生活和工作中，我们常常会感到，当一个人处于良好的心理状态和内心情绪时，自己所做的事也就会感到很轻松，会大大地提高体力和脑力劳动的效率，起到事半功倍的效果；相反，当一个人处于不良的心理状态，如消极、焦虑、抑郁、愤怒、恐惧、痛苦等情绪时，他的生活和工作往往会是一团糟，甚至引起神经活动机能失调而导致身体疾病。

不仅如此，一个人的情绪是否稳定也和自己的身体健康有着紧密的联系。我们还是以医学上的发现来说明这一点，研究发现，情绪的不稳定可以引起荨麻疹，还会干扰大脑对皮肤的调节功能，因而引起皮肤阵发性剧痒，皮肤就会出现苔藓状变化，而发生神经性皮炎。除此之外，情绪与心肌、呼吸、血管、泌尿、内分泌、新陈代谢等功能都存在着密切的关系。当一个人生气时，植物神经系统的交感神经就会极度兴奋，就会大量释放肾上腺素而引起血压急速升高，心跳突然加快。一旦遇到这种情况，患有冠心病、高血压的人就容易导致冠状动脉强烈收缩，引起心肌梗塞或者引起脑血管破裂，引起脑溢血的症状，这样的“一怒”，就有可能危及人的生命。

所以很明显，情绪上的不稳定或者是反差很大的波动，都会导致人们心态上失调，从而引起身体上的不适，引发或加重某些疾病的病情。

现代人都在说“身体是革命的本钱”，此话当然是不错，但是由于人们执着于各自的事业、各自的目标，即使是认识到健康的重要性，每天锻炼、吃营养丰富的饭菜，但还是不能有效地控制自己的情绪和心态。现代医学心理学研究证实，现代人的情绪释放受到个方面的影响，例如心理因素、社会环境、人际关系、物质条件等，一旦消极情绪位居上风，就会降低人体的抵抗能力，削弱人体的生理机能，最终导致疾病缠身。如果到了这个时候再去想“革命”，再看看自己的身体，也只能是望洋兴叹了。

在平常的生活中，不要忽视“病由心生”这样的一个常识。正所谓“笑一笑，十年少”，放宽自己的心态，适当地为自己减压，这样对自己的生活和工作都很好，正是两全其美的方法。如果等到心理因素对生理因素起作用，再等到心理障碍引起生理障碍，那时候，你只有百般无奈地求助于医生了。

03.平衡你的心态

正如一些学者所说，有什么样的心态，就会有什么样的人生。文学大师巴尔扎克也说:“苦难是人生最好的老师。”他不是在教导人们都去品尝一下生活中的苦难，而是在提醒人们，当自己遇到生活中苦难的时候，平衡心态，正确对待，自觉保持永远快乐的心境，才能把苦难当成是生活最好的老师。

心态的好坏往往取决于自身的感受，如果你用消极、悲观的眼睛去看世界，那么世界呈现给你的就是一个“悲惨的世界”，是一个“无可奈何花落去”的世界;相反，如果你以一种积极、乐观的心态去看周围的世界，那你的周围就是一片“艳阳天”，永远是晴空万里、碧天如洗的样子。所以，什么样的世界和生活就看你自己的心态了。

平衡心态，处事不惊，是一种理性的平衡，是人格升华和心灵净化后的崇高境界，是宽宏、远见和睿智的结晶，不是要求你麻木不仁，对身边的任何事物都是一种“事不关己，高高挂起”的心态。现代人总是愿意去买各种各样的补品，或者是买各色各样的保健品以安慰自己的心理。但是简单的保健和补品都难以超过心态平衡的作用。有了心态平衡，才有生理平衡，才有了人体器官和机能的正常运行。这样你的健康才有了保障，疾病才会离你而去。

记得在卡耐基的故事里，有这样一个真实的故事。艾尔·汉里被诊断得了严重的胃溃疡，在医院住了很长的时间，都没有什么效果。有一天，艾尔·汉里突然想起来，自己以前最大的梦想就是周游世界，只可惜到了现在还是没有实现自己的愿望。医生告诉艾尔·汉里，他现在只能吃些流质的食物，而且认为他已经无药可救，坚持不了多长时间了。

刚开始，艾尔·汉里整天忧虑重重，难道是只能等死了吗。他想在最后的时间里完成自己的那个愿望。于是，艾尔·汉里买了一副棺材，抛弃了所有后顾之忧，再和轮船公司商量好，万一他在船上去世的话，就把尸体放在棺材里抛进大海。当艾尔·汉里开始旅行的第一天，奇迹就慢慢出现了。首先是汉里感觉自己心情好了很多，不久，他既然能吃任何食物，甚至还可以抽烟、喝酒，好像他从来就没有得病似的，他自己也几乎忘记了自己的病情。周游世界的旅行继续着，可他已经很长时间都不再吃药了。经过几个月的航行，艾尔·汉里竟然奇迹般地健康回来了，而他严重的胃溃疡也已经不治而愈了。

经常让现代人感到不可思议的是，怎么现在生活水平越来越高，而生病的人反而越来越多。一直以来，人们以为引发各种疾病的原因是自己的生理机能出现了问题，因此到处求医问药。其实，心态对人们健康的影响是很大的，不可忽视。

大家都说“人生不如意十有八九”，既然这么多的不如意，如果一个人每天都只是为了这样的事情而愁眉不展、郁郁寡欢，最终影响自己的身心健康，这是一桩最大的“赔本生意”了。所以要想保持美好的心情，平衡自己的心态，这样才能健康生活、快乐生活。其实人最好的医生就是自己，只要保持心态上平衡，重视心理上的调节，保持愉快、稳定的情绪，你就可以获得健康。

卡耐基曾去拜访亚瑟·苏兹柏格，苏兹柏格先生告诉卡耐基，当第二次世界大战愈演愈烈时候，他感到非常震惊，并对未来充满了忧虑，以至于自己几乎无法入睡。最后，苏兹柏格先生找到了自己的座右铭，也终于消除了自己的忧虑和困扰，得到了平安和安宁。这一句话是：指引我，仁慈的灯光，让你常在我脚旁，我并不想看到远方的风景，只要一步就好了。

04. 走出压力的牢笼

当今社会，有的人为了基本的生存，有的人为了事业上的成功，有的人为了自己的学业或者是自己的家庭等等，都在拼命地工作着、寻找着、努力着，然而就是在这样紧张的生活状态下，“压力”便会从天而降，笼罩着整个健康的身心，慢慢的吞噬自己宝贵的健康。有一项调查显示，在现代人的各种病症中，约有 90% 以上都是与工作压力有关的生理紊乱。而“过劳死”已成为一种不容忽视的致命因素，压力正在威胁着人们的身心健康。

生活中的压力，是指人的精神遭遇到外界的影响而带来的心理紧张，或者痛苦，使人因这些因素而感觉精神状态不佳，精神萎靡，心情沉重，或者是痛苦不堪。很多人对压力并不是很了解，大都把压力归结于一种消极的心理状态或者是一种情绪，只要调整好就对身体没有什么影响。其实，压力不是一种想象出来的疾病，而是身体在面对一种外在的因素影响时，出现的一种特殊的生理机能的反应，即当某种情况发生时，大脑分泌出包括肾上腺素等的激素，这种腺素再通过血管流淌到身体的各个部分，当这些荷尔蒙流到心脏、肺和肌肉的时候，也就是压力显现的身体和精神状态。

所以如果我们想消除压力，首先就要正确的认识压力。在现实的生活中，每一个人都无法逃避压力，就像人们不能逃避生活一样。铁人王进喜曾经说过：“井无压力不出油，人无压力轻飘飘。”其实有点压力也不是一件特别怕可怕的坏事，就看我们自己怎样对待压力。生活中毫无压力的话，就会使我们空虚、怠惰、厌倦。一定的压力则会使我们振奋，激发创造力，感受到生活的充实。人有一定的抗压能力是很有必要的，可以锻炼意志，使人不致过于脆弱，正如现在常常被提到的“挫折教育”。

但是，什么事情都要一个度，如果压力过大，就会变成一件坏事，就会让人产生上面谈到反应。另外，人一旦压力过大，就会陷入紧张、焦躁、疲劳的状态，甚至发展到一定程度，还会出现麻木、迟钝、身心崩溃等状况。相应的身体疾病也会出现，譬如脱发、偏头痛、心脏病等。所以，压力本身并非人生的目的，只是工作的附属品，只要我们及时地调节和预防，一种健康、平静、丰富、惬意的生活还是能够真实拥有的。

面对压力，我们就要学会自我减压，使压力保持在我们能够承受的限度内，让自己走出压力的牢笼，避免发生“水压过大涨爆水管”的可怕事情。但是怎么样才能科学减压呢?就像是《围炉夜话》里的一句格言讲得那样:做事不要寻求什么确定的理由，只要做到问心无愧，自己心里通得过就好。事业成就不在大小，只要是自己尽心为之就好。所以减压的最好办法就是保持心态平衡，量力而行。

有一个在大公司工作的人，自称是“睁着眼睛睡觉的人”。他说:“别看我每天上下班‘的’来‘的’去的，吃喝用的都上档次、够水平，可谁又知道，我每天晚上担心，以至得只敢闭着一只眼睛睡觉呢。我在一家外资企业做销售。年初，洋老板给我们每人的销售定额1000万元人民币。能完成的，年终奖励20万元人民币;完不成的，只发一年的生活费。开完会出来，我们好几个人的内衣都被汗水湿透了。”

这个人的工作压力很大。一个季度的时间眼看就要过去了，他的销售成果却不是很好，整天都是忧心忡忡的。他说:“不提工作，两眼一瞄，让人晕得更快。大学同学有的出国，有的开公司，眼看一个个富得冒油，而我们只有工作、工作、再工作。我尽我的一切力量，一定要让我年终时闭着双眼睡个踏实觉呀!”

听了他的叙述，不免替他担心，长期这样“睁着眼睛睡觉”，他能顶得住这沉重的压力吗?他实在是应该减减压了。首先是把心态放平。每个人的能力、机遇不同，成事的大小也自然不同。最好是根据自己的实际情况，一步一步做好力所能及的事。不要自己给自己加压，非要做个“百万富翁”、“超人”不可。制定一个怎么努力都不能完成的目标，其实就是无形之中给自己施压。如果为此“透支”了自己的健康和青春，即使得到了想要的生活也失去了很多的乐趣。

有一句话说得好:“如果你想真正地灰心丧气，就把自己的目标定得高不可攀吧!”所以要减压，就要为自己选择一份力所能及的工作，向上稍跳一下就能够到成果的事情。另外不去攀比，保持一个积极乐观的态度去面对工作、面对生活，这样才能有劳有逸，健康平静地生活。

成功学大师和交际学的鼻祖卡耐基就给自己制定了非常有效的减压方法。他认为压力带给人们最直接的感受就是疲劳，继而影响人们的情绪。所以，减压的一个重要内容就是防止疲劳。卡耐基说，在一个人感到疲倦之前就注意休息是预防疲劳的很好办法。他说："休息并不是绝对什么事都不做，休息就是修补。"短短的一点休息时间，就能有很强的修补能力，即使只打5分钟的瞌睡，也有助于防止疲劳。爱迪生认为他无穷的精力和耐力，都来自他能随时想睡就睡的习惯。80岁的亨利·福特健康的秘诀是："能坐下的时候我绝不站着，能躺下的时候我绝不坐着。"

另外，卡耐基的方法中还要讲求放松情绪。

丹尼尔·何西林说："几乎所有的人都相信愈是困难的工作，愈是要有一种用力的感觉，否则做出来的成绩就不够好。"但正是这种认识上的误区，事实上这对人们的思考没有丝毫的帮助。威廉·詹姆士在《论放松情绪》一文中说："美国人过度紧张、坐立不安、着急以及紧张痛苦的表情……是种坏习惯，不折不扣的坏习惯。"所以即使是在最紧张的工作中也要学会放松，随时随地地放松自己的身心，这样才能有更好的精神和效率。

卡耐基还说到良好的工作习惯，同样有助于消除疲劳，减轻压力。

人们生活的意义就是寻求一种轻松、快乐、幸福感觉，但是一旦你背负上沉重的压力，整日都让自己筋疲力尽，甚至影响到自己身体的健康，这样的生活不正是与人生的意义背道而驰了吗？所以轻松地面对一切，健康、轻松地生活才是生活的根本。

05."Be - Do - Have" 让你更快乐

是什么证明了“快乐”对一个人的健康非常重要呢?从1986年开始，肯塔基大学的神经学教授大卫·斯诺登便对圣母修女学院的678位修女进行了跟踪研究，每年都对这些修女进行体检。研究结果显示，年轻时乐观积极的修女，年老时很少患老年痴呆症，这是由于乐观的人压力小;相反，容易焦虑、经常动怒的人，老年后更容易患中风和心脏病。

另外，斯诺登教授还仔细阅读了180位修女在20多岁时写的日记，结果发现:乐观向上的修女在日记中爱用“幸福”、“快乐”、“爱”、“满意”、“充满希望”等积极的词语，她们比那些悲观的修女平均多活10年。

美国明尼苏达梅奥医院对800多人进行了30年的跟踪研究，发现情绪乐观的人生存率远远高于预期值，而情绪悲观的人实际寿命与预期寿命相比，提前死亡的可能性高19%。观察发现，情绪乐观的人很少产生抑郁情绪，在寻医或接受治疗等方面比较积极，很少出现自怨自艾的倾向或“在劫难逃”等悲观放弃的想法。

马丁·塞利格曼是宾夕法尼亚大学心理学系的一位教授，他说:“悲观情绪早期就能加以确认，也可以改变，所以情绪容易悲观的人可以参加简短的训练计划，永久改变他们对不幸事件的思虑，从而降低罹患疾病乃至死亡的风险。”可见一个人悲观还是乐观并不是天生的，而是可以后天培养的。

心理学家研究发现，一个好的环境能够给人带来好心情。在现实生活中也是这样，乐观、积极、善良的人常会遇见贵人，获得更多的发展机会，拥有更好的财运。譬如，一个有幽默感的人，一般都有令人羡慕的人际关系。这样的人常常都是成功者、值得信赖的人;跟爱好读书的人来往，你可能很快就会受到感染，而从书中获得无穷的乐趣;而喜欢跟赌博的人交往，自己肯定潜在着一种嗜赌性，可能会在不自觉中，这种嗜赌性就会被激发出来……另外除了和人的交际，环境、空气也会影响情绪，因此保持环境通风、明亮，也是获得乐观的好方法。

除了外在的环境，就是一个人的心态了。首先心态要乐观，这样，一个人的心态才能获得平衡。一个人健康的关键，正像是一句健康谚语，“千保健，万保健，心态平衡是关键”，一个人应该有平衡乐观的心态，这是对一个正常人的基本要求，也是一个正常人的基本反应。乐观能够促进健康，美国科学家通过十几年的研究，也进一步证实了这一论断。

只要在大脑中经常保持正面信念，相信自己健康愉快，关爱别人，就会得到别人的关爱，认识到自己的价值，你不想快乐都困难，就像是一个孩子一样，夏天在沙滩上建城堡，冬天在雪地里堆雪人，他们都会感到欣喜万分。对孩子来说，快乐是多样的简单。快乐就是一种感觉，是对生命的美好体验。

在现代社会上，大多数人追寻的成功模式都是“Do－Have－Be”:寄希望于通过自己的努力(Do)来获的一份收获或成就(Have)，最终实现快乐与幸福的目标(Be)。而实际上，这是“千军万马抢过独木桥”，“引无数英雄竞折腰”，只有少数“幸运儿”才能达到这种境界!

正如我们都很熟悉的一个故事，一个富翁和一个渔翁的故事。从健康角度出发，这个成功的模式应该是“Be－Do－Have”:先成为快乐的人(Be)，带着快乐和幸福的感觉去创造(Do)快乐的结果(Have)。运用这种模式，人不仅能够快乐地实现自己的目标，更重要的是能够充分享受整个生命的过程!“过去事已灭，未来事未至，安乐在当下”，这是通往成功快乐之路的重要途径之一。

快乐是人生的选择，快乐其实就在每个人的心中!把工作当成一种理想，为了实现理想，即使遇到困难，你也会感到快乐，因为快乐没有任何附加条件，是上天赋予每个人的权利。平衡自己的心态，把困难当成一种磨炼，也只有这样，人的能力才能提高、才能升华，人也才得到真正意义上的快乐。

06.别让懒惰腐蚀你的心灵

在大多数人的眼中，懒惰首先是一种外在的表现行为，像好吃懒做、无所事事、游手好闲等词，首先考虑到就是一种行为。其实，懒惰不仅只是一个举止行为的词，更是一种心态，一种由内而外的过程。著名牧师、学者、作家伯顿给世人留下了一本内容深奥却十分有趣的书《优郁的剖析》。作者在书中提出了许多特别独到而精辟的论断。其中有关懒惰的，他说:“精神抑郁、沮丧总是与懒惰、无所事事联系在一起的。”

作者在书中说道:“懒惰是一种毒药，它既毒害人们的肉体，也毒害人们的心灵。懒惰是万恶之源，是滋生邪恶的温床;懒惰是七大致命的罪孽之一，它是恶棍们的靠垫和枕头，懒惰是魔鬼们的灵魂……一条懒惰的狗都遭人唾弃，一个懒惰的人当然无法逃脱世人对他的鄙弃和惩罚。再也没有什么事情比懒惰更加不可救药的了，一个聪明然而却十分懒惰的人本身就是一种灾祸，这种人必然成为邪恶的走卒，是一切恶行的役使者，因为他们的心中已经没有劳动和勤劳的地位!所有的心灵空间必然都让恶魔占据了，这正如死水一潭的臭水坑中的各种寄生虫，各种肮脏的爬虫都疯狂地增长一样，各种邪恶的、肮脏的想法也在那些生性懒惰的人们的心中疯狂地生长，这种人的心思灵魂都被各种邪恶的思想腐蚀、毒化了……”

由此可以看出作者是怎样的“痛恨”懒惰。但是作者还是不放心，又在全书的结尾继续诅咒着“懒惰”。伯顿在该书的最后部分说:“你千万要记住这一条——万万不可向懒惰和孤独、寂寞让步，你必须切实地遵循这一原则，无论何时何地也不要违背这一原则，只有遵循这一原则，你的身心才有寄托和依归，你才会得到幸福和快乐;违背了这一原则，你就会跌入万劫不复的深渊。这是必然的结果、绝对的律令。记住这一条:千万不可懒惰，万万不可精神抑郁。”

懒惰虽然是很多人都“梦寐以求”的，谁不想整天无所事事地享受上等的美酒佳肴呢?不论是王侯将相还是普通百姓都具有这样的心理，就是总想尽力享受劳动果实，却不愿从事辛勤的劳作。懒惰、好逸恶劳是一种心理，根深蒂固、普遍存在，以至于人们被这种本性所驱使，而自己又无法驱除，最后导致害人害己，甚至是毁灭整个社会和民族。正如英国哲学家穆勒认为的那样，“无论是对个人还是对一个民族而言，懒惰都是一种堕落的、具有毁灭性的东西。懒惰、懈怠从来没有在世界历史上留下好名声，也永远不会留下好名声。懒惰是一种精神腐蚀剂，因为懒惰，人们不愿意爬过一个小山岗;因为懒惰，人们不愿意去战胜那些完全可以战胜的困难。”

亚历山大征服波斯人之后，他有幸目睹了波斯民族的生活方式。亚历山大注意到，波斯人的生活十分腐朽，他们厌恶辛苦的劳动，却只想舒适地享受一切。亚历山大不禁感慨道:“没有什么东西比懒惰和贪图享受更容易使一个民族奴颜婢膝的了;也没有什么比辛勤劳动的人们更高尚的了。”

懒惰是一种恶劣而卑鄙的精神重负。人们一旦背上了懒惰这个包袱，就只会整天精神沮丧、怨天尤人、无所事事，把懒惰当成是一种无比的高尚。因此，那些生性懒惰的人不可能在社会生活中成为一个成功者，只能是一个失败者。因为成功只会光顾那些辛勤耕耘的人，就像一个老父为了让自己的孩子们辛勤劳作，故意告诉他们自己在土地里埋下了黄金一样。黄金就是自己亲手种下的庄稼，是通过汗水和努力获得的。

一位智者认为劳动是治疗人们身心病症的最好药物。马歇尔·霍尔博士认为:“没有什么比无所事事、空虚无聊更为有害的了。”一位大主教认为:“一个人的身心就像磨盘一样，如果把麦子放进去，它会把麦子磨成面粉;如果你不把麦子放进去，磨盘虽然也在照常运转，却不可能磨出面粉来。”

有些人终日游手好闲、无所事事，无论干什么都舍不得花力气、下功夫，思维也在懒惰中生锈、坏掉。正如肥沃的稻田不生长稻子就会长满茂盛的杂草一样，那些好逸恶劳者的脑子中没有什么有价值的思想，只有各种各样的“思想杂草”。懒惰的人总是把自己的这种生活看做是“天堂”一般，而实际上这是在慢慢腐蚀和吞噬着健康的身体和心灵。

劳动，会消耗一个人的体力和精力，有时候会让他感到精疲力竭，全身无力，但他绝对不会感到精神上空虚。而真正的幸福和快乐绝不会光顾那些五谷不分、四体不勤的人，幸福只在辛勤的劳动和晶莹的汗水中。人们想要取得一件美好的东西或者是完成自己的理想，只有付出相应的劳动和汗水，才能知道什么才是真正意义上的“拥有”，才能从这种“拥有”中享受到快乐和幸福。即使只是一份悠闲，如果是通过自己的努力而得来的，那这份悠闲也会更加甘美。

正如斯坦利勋爵所说：“一个无所事事的人，不管他多么和气、令人尊敬，不管他是一个多么好的人；不管他的名声如何响亮，他过去不可能、现在不可能、将来也不可能得到真正的幸福。生活就是劳动，劳动就是生活。有人认为只有躲在自己的小天地里，两耳不闻窗外事才能避免种种烦恼和不幸。许多人都已经这样试过，但结果总是一样。无论是谁，他既不可能躲避烦恼和忧愁，也不可能避开辛苦的劳动，劳动和烦恼乃是人类无法逃避的命运之神……那些尽力躲避烦恼的人，烦恼却总是找上门来，忧愁也总是光顾他们。”

07. 逐步培养你的健康心态

在你我生活和工作的周围，你会看到和感觉到很多的人都在为各不相同的事情烦心、厌恶、烦躁不安，甚至是歇斯底里的狂笑和哭泣，就像是文学泰斗托尔斯泰在《安娜·卡列尼娜》中说到那样：“幸福的家庭都一样，而不幸的家庭却各有各的的不幸。”现实生活中，似乎每一个人都有自己的“不幸”，至少是自己感觉很不幸，每每遇到一点小小的困难和挫折，有的是杞人忧天，有的人就是怨天尤人。

人们都渴望自己能拥有健康的体魄和心态，辉煌的事业和人生。但是什么才是这几者的根本呢?当然是健康积极的心态了。健康的心态是健康生活的基本保证，是成功人生的起点和本钱。但是怎么样才能培养一个好的心态呢?心态并不是与生俱来的，而是能够后天培养的。它与一个人生活的环境、成长历程、教育背景等都有着非常紧密的联系。

以下就是培养健康心态的几点建议：

(1)先从自己的“口头禅”开始

一个人的口头禅往往总会代表一个人的心情，但是习惯成自然以后，即使你当时是快乐的也会被表达成相反的意思。所以，要常说积极的口头禅，而不是消极的。譬如，把“为什么偏偏找上我，上帝”换成“上帝，真好，继续考验我吧”；把“我真累坏了”换成“忙了一天，现在心情真轻松”；把“他们怎不想想办法”换成“我知道我将怎么办”；把“冬天来了”换成是“春天还会远吗”，这样不是更好吗?

(2)经常练习如何表达自己

卡耐基曾说，交际和沟通就是要表达自己，而表达就是要打破自己的内心封闭、甚至是羞涩、自卑等不良情绪，经常表达自己，就能给自己带来信心，给自己力量。譬如，在你生活中的每一天里，用不同的方式，包括写信、拜访或打电话跟别人交流或是帮助某个人，向他们显示自己的信心，并把你的信心传达给他们。

(3)多与乐观者在一起

在前面，我们说过情绪和心态都会“传染”，尤其是不良情绪，当你和悲观者在一起的时候，没有几分钟的时间，突然发现自己也陷入了“悲观”的泥沼。所以，尽量去寻找比较乐观的人，共享他们的乐观，以培养自己的健康心态。譬如，在开车上学或上班途中，听听电台的音乐或自己喜欢的CD;不要因诱惑而浪费时间去仔细阅读悲惨新闻;和一位乐观者共进早餐或午餐;晚上不光要坐在电视机前，和你所爱的人聊聊天。这都可以让自己更乐观。

(4)从事有益的娱乐活动

在自己休息或空闲的时候，多选择一些有益身心的娱乐活动，这样可以放松自己紧张的身心和神经，例如，观看介绍自然美景、家庭健康以及文化活动的录像带;打球、散步、画画等。

(5)把星期天变做培养“良好信心”的日子

最近对青少年滥服药物所做的研究报告指出，不服用任何药物的正常年轻人，他们生活中的三大支柱就是:宗教信仰、良好的家庭关系以及高度的自尊心。所以，可以在星期天做些有益的事，培养自己的信心。

(6)向龙虾学习

龙虾在某个成长的阶段里，会自行脱掉外面那层具有保护作用的硬壳，因而很容易受到敌人的伤害，这种情形将一直持续到它长出新的外壳为止。生活中的变化是很正常的，每一次变化，总会遭遇到陌生或意外事件。此时，躲起来会使自己变得更懦弱。要敢于去应付危险的状况，对你未曾见过的事物，要培养出信心和自己积极的心态。

(7)适当地转移自己的目光

每天多鼓励自己，对自己说一些积极的“自言自语”。不要老是想着一些小毛病，像头痛、刀伤、伤风、抽筋、擦伤、扭伤等小伤。如果你对这些小毛病太过注意，它们将会成为你最好的“朋友”，经常来向你“问候”，缠绕在你的左右。用人的意志力左右和控制自己的神经，就像是关羽“刮骨疗伤“一样。

(8)珍爱自己的生命

健康的心态最更要的一点就是珍爱自己的生命。遇到苦难不要轻易地说:“只要吞下一口毒药，以为一切就可以获得解脱了。”你完全可以这样想:“我有信心渡过难关。”想想所交往的朋友、所去的地方、看到的事物，要对自己充满信心，即使是在一败涂地、重头开始的时候，最坏的打算也是“至少我还活着!”。

08.自嘲也是一种放松

有时候常能听到这样的一句话:吃不到葡萄，就说葡萄是酸的。当然这句话常被当做“批判”的对象，这是一种自嘲的方式，同时也是一种让自己变轻松的方式。鲁迅先生不是也做过一首《自嘲》的诗吗?而他的经典作品《阿Q正传》不也塑造了一个经常自嘲的人物形象吗?当然，我们现在要谈到的是一种让自己变得积极和轻松的“方式”，就是自嘲。它可以让自己从失败的阴影中摆脱出来，让自己的心情扭转过来，这样不是很好吗?所以，有时候自嘲一下又何妨呢!

相传古代有个姓石的学士，有一次，石学士骑驴不慎摔到地上，一般人一定会不知所措，感觉自己很是没有面子。可这位石学士不慌不忙地站起来说:“亏我是石学士，要是瓦的，还不摔成碎片?”一句妙语，说得在场的人各个都是哈哈大笑，尴尬和难堪也被一扫而光。

有时候自嘲并不是一种自我贬低，自己骂自己，却是遮掩、躲避自己的失误，化尴尬和难堪于无形的最有效的方式之一。幽默一直被人们称为是只有聪明人才能驾驭的语言艺术，而自嘲又被称为幽默的最高境界。其实，真正意义上的自嘲必须是智者中的智者，而不自信者是不敢使用这种语言技术的 。

抗战胜利后，张大千从上海返回四川老家。临行前好友设宴为张大千饯行，并特邀梅兰芳等人作陪。宴会刚刚开始的时候，大家都请张大千坐首座。张大千却说:“梅先生是君子，应坐首座，我是小人，应陪末座。”梅兰芳和众人一听都十分不解，场面立刻显得严肃起来。随后张大千解释说:“不是有句话‘君子动口，小人动手’吗?梅先生唱戏是动口，我作画是动手，我理应该请梅先生首坐。”听到这样的解释，满堂来宾都哈哈大笑，并请他俩并排坐首座。张大千自嘲为“小人”，像是在自贬，然而却是“醉翁之意不在酒”，这既表现了张大千的豁达胸怀，又制造了轻松快乐的氛围。

适时适度的自嘲，不仅能化解尴尬，消除紧张，有时候还能起到意想不到的效果。自嘲需要一种胸襟和雅量，这样自己的生活就会增加许多愉快，也能为别人增加快乐。当然，自嘲不是自我辱骂、作践自己，所以还要把握自嘲的分寸和火候。

林肯总统也经常用自嘲的方式开始谈话，他经常取笑自己，尤其是自己的外表。有一次，他对身边的人说道："有时候我觉自己好像一个丑陋的人，一次在森林里漫步时遇见一位老妇，老妇人对我说：'你是我所见过的最丑的一个人。'我答道：'我是身不由己。''不，我不认为是这样！'那位老妇说，'至少你可以待在家里不出门啊！'"林肯总统以这样一则小故事开始了他与别人的沟通，既缓和了气氛，又可以使对方产生亲和感。

在我们的生活中，十有八九都是不称心的事情，遇到不如意的事情也是经常的，一旦自己遇到，不要老是想着怎么样回击对方或者是让对方难堪，不妨用自嘲的语言艺术来转移大家的注意力，让心情放松，或许就能得到一个朋友。比如有人说"你不愧是属猪的，真能吃"，你不妨接上一句"所以咱们才能聚在一起呀"。这样既保护了自己，又不至于伤害朋友。

歌德是一位著名的文豪和诗人，有一天，歌德在公园散步时，与一位经常抨击他的人"狭路相逢"。那个人表现出十分傲慢的态度，就像是仇人见面分外眼红一样，站在歌德面前毫不让步，并狂妄地说："我是从来不给蠢货让路的！"歌德听到这样无礼的、具有挑衅性的话，没有生气，也没有正面回击他，而是用自嘲的方式笑着说："我倒恰恰相反。"说完便给那人让开了路，等那人走了过后，自己才过去。

歌德的一句话，既没有让矛盾激化，和自己的对手争吵，又消除了彼此间的紧张，让自己心理得到了平衡，这表现了歌德的豁达、乐观、超脱、调侃的心态和胸怀，也是一种智慧的语言艺术的表现。

09. 瓦伦达心态

心理学上有一个“瓦伦达心态”，但是什么才是“瓦伦达心态”，它具体的内容是什么呢?

瓦伦达是美国一名著名的高空走钢索表演者，但他在一次重大的表演中，不幸失足身亡。瓦伦达的妻子事后回忆说，她已经预感到瓦伦达这一次一定要出什么事，因为瓦伦达在上场表演之前一直不停地说，“这次太重要了，不能失败，绝不能失败!”在瓦伦达的表演中，他只想着走钢索这件事本身，而不去管这件事可能带来的一切。后来，人们就把专心致志于做事本身而不去管这件事的意义，没有患得患失的心态，叫作“瓦伦达心态”。这一心理名词也就广泛流行开来。

美国斯坦福大学的一项研究也表明，人大脑里的某一图像会像实际情况那样刺激人的神经系统，譬如说当一个高尔夫球手击球前一再告诉自己“不要把球打进水里”时，他的大脑里往往就会出现“球掉进水里”的情景，而结果往往会事与愿违:球大多数都会掉进水里。这项研究从另一个方面证实了“瓦伦达心态”。

瓦伦达心态就是在强调“行动”，当你全身心地投入到一种行为当中时，就不要再过多地去考虑与这件事本身没有什么联系或没有什么作用的事情。当然这样的一种积极投入的心态也是要在后天中培养的。凡事先行动起来的一个最大好处就在于容易达到“瓦伦达心态”。因为，一旦迅速进入行动状态之后，就来不及多想其他，如果一旦当你全身心地去做的时候，已经是骑虎难下、进退两难的时候，这时候你还犹犹豫豫，优柔寡断，这样只会给自己的行动增加失败的砝码;而大有背水一战的无奈，和“置之死地而后生”的决心，反而容易成功。

正如法兰西帝国的创造者拿破仑说的那样:“先投入战斗，然后再见分晓。”拿破仑说:

“这个世界上爱唱反调的人真是太多了，他们随时随地都可能会列举出千条理由，说你的理想不可能实现。你一定要坚定立场，相信自己的能力，努力实现自己的理想。”其实，投入行动的障碍归根到底还是心理障碍，只有突破心理上的一道障碍，就像是一句格言说的那样:“先下手为强”。最好还是先行动起来，在行动中去调整、去纠正。只有先行动起来，并保持“瓦伦达心态”，才能挣脱舆论的枷锁，挣脱别人的反对，无可后退地去争取胜利和成功。

伟大的诗歌《神曲》讲述了诗人但丁在导师、古罗马诗人维吉尔的引导下，在地狱、炼狱和天堂游历的过程。当但丁和维吉尔从黑暗无望的地狱来到炼狱的时候，一个魂灵呼喊但丁，但丁便转过身去观望。这时导师维吉尔这样告诉他：

“为什么你的精神分散?为什么你的脚步放慢?人家的窃窃私语与你何干?走你的路，让人们去说吧!要像一座卓立的塔，绝不因暴风雨而倾斜。”这就是“走自己的路，让人们去说吧”这句箴言的出处，也正是“瓦伦达心态”的本质意义所在。无论是走在地狱、炼狱还是天堂，一旦自己认定了目标，就要坚定地心无旁骛地前进。这就是“瓦伦达心态”。

10.调整心态，做情绪的主人

一个人的心态和情绪往往都是难以控制的，就像是无形无影的空气，抓不住也摸不到。但是，也不是这样的绝对，一个人的心态和情绪还是能够控制和疏导的，譬如当你愤怒时，可以转移你的注意力，出去散散步，听听音乐等等，都可以转化自己愤怒和不安的情绪。要想拥有一个健康的心态，就要学会做情绪的主人。

从医学上讲，美国得克萨斯州立大学的罗伯特教授，曾经针对受测者情绪的变化及其个人生理心理状态做了一个实验。罗伯特教授在实验报告中指出：一般人在焦虑、愤怒、恐惧的状态下，会有一种来自脑下腺的激素肾上腺皮质激素分泌出来刺激肾上腺，因而影响受测者的生理状态。在这种情况下，受测者极易产生心跳加速、口干、胃部胀痛等生理现象。这种情形如果持续下去，就容易引起心脏病、高血压或胃溃疡等后遗症。

正如中国的一句格言，天有不测风云，人有旦夕祸福。在日常生活中，人们难免会遇到一些挫折、困苦等不愉快的事，所以人不会永远都有好情绪，任何人遇到麻烦和困难，情绪都会受到一定影响。但是如果一味地焦虑、愤怒、怨恨，不但于事无补，对自己的身体健康还会带来严重的危害。这时，面对无法改变的不幸或已成定局的事，就需要及时调整自己的心态，做自己情绪的主人。

随着现代医学的发展，大家都知道，当一个人在愤怒或忧虑的时候，如果用测量仪来检测这个人呼出的空气，其中的二氧化碳会特别的多。这就证明长期处于忧郁中的人，他的生命质量一般不高。

一个初涉歌坛的歌手，曾经意气风发，信心十足，经过一段时间的录制，自己的第一首歌终于诞生了。他满怀信心地把自制的录音带寄给了某位知名制作人。然后，他就日夜守候在电话机旁等候回音。

第一天，这位歌手满怀期望，情绪极好，逢人就大谈抱负。十几天过去之后，仍然是没有音信，这位歌手在长期等待之后，情绪开始起伏，胡乱骂人。又是十几天过去，这位歌手感觉到前程未卜，所以他闷不作声，情绪极其低落。两个月过后，歌手已经是彻底放弃了希望，所以他的情绪坏透了，有一天，电话铃响了，他拿起电话就胡言乱语，可是万万没想到正是那位知名制作人打来的电话。

有时候自己的情绪是一件很可怕的东西，如果不懂得控制，不良情绪就会影响自己的心态，甚至是自毁前程。这位歌手的例子就说明了不良情绪给人带来的危害。当然，也有很多人知道控制，知道怎样去疏导自己的不良情绪，当这样的人遇到生命中的困难时，往往就能渡过难关，迎接另一次新的机遇。

拉莎·贝纳尔，曾经被誉为世界剧坛女王，但是她的生活也并非就是一帆风顺的。在一次旅行时，突然遇到风暴，她不幸从船的甲板上摔落，足部受了重伤。当拉莎·贝纳尔被推进手术室，面临锯腿的厄运时，她没有被这样的打击吓倒，她突然念起自己演过的一段台词，人们都以为她是为了缓解一下自己的紧张情绪，可她说："不是的，我是为了给医生和护士们打气。你瞧，他们不是太正儿八经了吗？"

拉莎·贝纳尔的手术圆满成功后，她虽然再也不能表演了，但她却开始了另一种生活方式，就是以充满生命热情的演讲，继续与自己的歌迷分享表演的乐趣。是什么使拉萨·贝纳尔重新感受到生命的热情呢？其实，正是拉萨·贝纳尔乐观和自信的心态，让她在面对无法抗拒的灾难时，没有怨天尤人，没有抱怨命运的不公；相反，她却勇敢地跳出了恐惧、悲伤、焦虑的情绪，重新燃起生活的激情。拉莎·贝纳尔的成功正是因为她做到了自己情绪的主人，成功的控制住了不良情绪的滋生和危害。由此可见，情绪是可以调适的，只要你操纵好情绪的转换器，随时提醒自己、鼓励自己，你就能让自己常常有好的情绪。当不良情绪突然侵袭你的时候，你大可以耸耸肩，从容地告诉自己："明天仍然还是新的一天！"

11.完美主义是一个美丽的错误

曾经有一部电影《少女穆谢特》，电影诠释了一个残酷的现实，主要讲一个14岁的小女孩，在与当时的社会完全隔离后，在自己最年轻、最美丽的时候选择了自杀，想让自己最美丽的样子永远地留下来。记得一个美国的女明星也说过同样的话，就是不想看到自己老年，只想把最美丽的时候永存。她们想追求一种完美，用一种极端的方式来实现自己的"完美主义"。

在心理学上，"完美主义"是对完美的一种极端追求。心理学上所指的完美主义者是那些把个人的理想标准和道德标准都定得很高，已经脱离了实际，并且带有明显的强迫倾向，要求自己去做不可能做到的事的人。这样的心理也已经不是正常的心理，其实是已经呈现出一种"病态"。而那种想不断地完善自我，追求完美，并且在努力达到高标准的过程中体验到快乐的人并不是完美主义者。

20世纪七八十年代，美国的经济快速发展，而在美国心理治疗界却发现了有这样一类患者:他们都在事业上获得了成功，在社会上获得了应有的地位，包括律师、医生、艺术家、商人和社会活动家等。这样的人物在各自的领域左右逢源，如鱼得水，但他们的努力并没有带给他们所期待的幸福、快乐生活，反而在表面的成功下面隐藏着巨大的精神空洞。

心理治疗家们发现这些人具有一些共性:他们寻找心理治疗就是想寻找自己未来生活的真正意义，并克服精神上的空虚感。这些人意识到成功既没有给他们带来成就感，也没有给他们带来完整、独立的自我感受。

心理治疗家发现这类人的自我系统处于分离状态:一方面，在他们的内心深处隐藏着深层的无价值感和自卑感而;另一方面，当他们获得成功时，他们却又不可以体验欢欣。他们抱怨所有的成功都不能给自己带来快乐，没有人能理解他们，他们也不能理解自己。正是这种内心和精神上的匮乏导致了他们将无所不能的完美主义倾向当做护身的盔甲和法宝。

首先，完美主义者表面上威风凛凛，显得都很自负，但是内心深处却非常自卑。譬如，他们不知足就不快乐，周围的人也一样跟着不快乐，并且他们总是在关注着自己的缺点，而很少看到自己的优点，也很少肯定自己。其实，学会欣赏别人和自己都很重要，它是实现下一个目标的基础，也是完美主义者改变自己的前提。

其次，完美主义者往往不愿意接受自己或他人的不足和缺点，对自己和他人都是一样的挑剔。譬如，他们为自己定了一个过高的理想和标准，让自己既有不俗的气质、文雅的谈吐，又要保持优雅的姿态，并且带有强迫的特征；他们也会为一个自认为不优雅的姿态而紧张焦虑，这也不是一种健康的追求完美的正常心态。

完美主义倾向的形成在很大程度上都是与童年的家庭教育紧密相连的。尤其是在孩子小的时候，他们的父母往往都是“望子成龙”、“望女成凤”，为孩子确立了太高的标准、太完美的目标，甚至都是一些不符实际的愿望。这样的家长总是看到孩子身上的缺点和毛病，而很少能够看到孩子身上的优点，而孩子也就学会了总爱找自己的过错，并以自我挑剔和自责为习惯，认为自己不配得到赞扬和尊重，甚至产生了一种自虐的“快感”。

人生并不是上帝为人类设计的陷阱，好让他谴责人们的失败，正像是一句老话所说的：“人非圣贤，孰能无过”呢，就是一个真正的圣贤也有犯错的时候。所以不要给自己定一些不切实际的目标，那样会让自己因吃不到高处的葡萄而苦闷，对自己失去信心。有人问一位当红的国际女影星是否觉得自己长得完美时，她说：“不，我长得并不完美。我觉得正因为长相上的某些缺陷才让观众更能接受我。”能认识到自己有种种不足并能宽容对待的人，这不仅是一种自信，也是一种健康心态的表现。

所以要改变完美主义的方法就是重新树立评价自己的标准，最重要就是能够切合实际，还要改掉原来那种苛刻的、强制性的、倾向于全面否定的标准，树立一种宽容的、合理的、注重自我肯定和鼓励的标准，既要看到身上的优点，也不能忽视身上的缺点，就是要全方位的认识自己。所以，不要以为只要自己尽心尽力去做事，一定就会达到完美。可以说谁也不能达到完美，而只能无限地去接近完美，这才是一个健康的心态。对于完美主义者来说，首先应该注意以下几个问题：

(1)正确地认识自己

为自己“量身定做”一个切合实际的目标。目标不能太高，否则就形同虚设，反而会欲速则不达;目标也不能太低，轻轻松松过关，自身的潜能发挥不出来，不利于自己水平的提高。目标定位的原则是“跳一跳，够得着”，正因为目标合理，每次总能接近或超过目标，这样才能培养自己的成就感和自信心，才能不断提高自己，逐渐走向成功。

(2)要学会接受“不完美”

在现实生活中，总有很多人想要尽善尽美，把任何事情都做得天衣无缝，但是，现实就是现实，没有十全十美的人，也没有十全十美的事物，这是客观存在的，既不能逃避，也不能苛求。

(3)学会宽以待人

完美主义者总会看到事物的缺点和不足，有时就像是故意的“吹毛求疵”，一不合自己的要求就牢骚满腹地指责，如果总是指出别人的错误，而不知道表扬，就会让别人反感和不安，尤其是自己的孩子。

(4)重新认识“失败”

几乎每一个成功的人都会在风浪中摸爬滚打几年，谁也不是天生的“幸运儿”，一生都是一帆风顺，所以谁都会遇到失败，不同的只是我们如何对待失败而已。失败并不可怕，可怕的是对失败的错误态度。“不经历风雨，怎么见彩虹。”失败是成功之母，应把失败看做是自己前进道路上宝贵的经验，相信每一次的失败都是在为自己走向成功积累经验和财富。

12.笑看生活，给心灵洗个澡

马克思曾说:“一种美好的心情比十副良药更能解除心理上的疲惫和痛楚。”

笑和哭是截然相反的两种表情，也代表两种不同的内心情感，笑是快乐的花朵，它不仅使自己灿烂光彩，也会让他人赏心悦目。笑最容易传染，你对别人微笑，别人也会对你微笑。相反，如果一个人在生活中整日都是愁眉苦脸地生活，那么他的生活也将是愁眉不展，郁郁而终，就像是18世纪法国一位著名作家也说:“每天最大的损失莫过于这一天没有大笑……”

现代生理学研究证明，笑是一种独特的运动方式，是脸部肌体最好的体操。人们大笑时，身体动作很大，呼吸肌使胸廓扩张，支气管也随之扩张，这对哮喘、肺气肿十分有益。对于呼吸不平稳、焦虑不安的人，这种深呼吸动作会使人备感轻松。另外，大笑还能引起腹部肌肉弹跳，起到“腹部体操”的作用，这对克服消化功能紊乱大有益处。同时，放声大笑还是一种吸氧过程，氧气进入血液，促进血液循环，消灭血液中导致肌体功能衰退的毒素，人体内的糖分、脂肪和乳酸也可以很快被分解。笑的时候，注意力被转移，肌肉放松，抗痛激素分泌增加，可以缓解头痛、背痛、肚子痛、肌肉痛等症状。

笑不仅能让人“延年益寿”，身体健康，而且笑口常开还能让自己的心态保持健康，正像是一句格言“笑一笑，十年少”。笑虽然不能称斤论两，但笑却是健康的益友、治病的良药。笑容可以及时地调整自己的心态，可以让人们保持良好的心态、健康快乐的生活，这时候的笑容比吃药更加管用。

一个叫贝特丽丝·伯恩斯坦的老太太说:“我已经过了生命的巅峰，但仍然享受下坡的快乐，做了快9年的寡妇，我为自己创造了一个充实且愉快的生活。我在亚利桑那州立大学一起修课的同学，在我第二任丈夫于1982年被诊断为结肠癌时，成为我的支持团体。”

贝特丽丝 · 伯恩斯坦已经年过70岁了，曾经两次寡居，但她仍能尽情地生活，读书、旅行、探望儿孙、义务演出，她的一生依然很是快乐。贝特丽丝 · 伯恩斯坦说："借助青年旅行的计划，我和同龄人一起环游世界，他们和我有同样的嗜好，也需要伙伴。自退休后，我所进行的最有价值的计划，就是参加为期三个月的节约活动。活动中，我要照顾从18个月到3岁的小孩子。没错，有时工作很烦很累，但是能提供服务，付出爱以及得到爱，这为我带来一种就像照顾自己亲生孩子般的快感。"

在伯恩斯坦太太80岁生日的时候，很多的亲朋好友共同举杯祝福她："祝您活到120岁！" 伯恩斯坦太太微笑着说："我也许刚好可以活到那么老，就剩下40岁了。"

笑声不仅可以解除忧虑、保持心态健康，而且可以治疗各种病痛。例如，微笑能加快肺部呼吸，增加肺活量，能促进血液循环，使血液获得更多的氧，从而更好地抵御各种病菌的入侵。其实，生活说简单也很简单，就像微笑一样！笑是生活和生命的组成部分，也是生活和生命的需要。

两千多年前的《黄帝内经》就已经指出："喜则气和志达，荣卫通利。" 意思是说，精神乐观可使气血和畅，生机旺盛，从而促进身心健康。生理学家巴甫洛夫也曾说过："忧愁悲伤能损坏身体，从而为各种疾病打开方便之门，可是愉快能使你肉体上和精神上的每一现象敏感活跃，能使你的体质增强。最好的药物就是愉快和欢笑。"

不妨多给自己一个笑脸，让自己拥有一份快乐，也让生活充满笑声，这样才能让自己勇敢地面对艰难、失败和生活中的困惑。美国新泽西州大学心理学教授谢弗通过实验发现表明，自发的笑是一种免费的、现成的、无热量的放松方法，能够使人精神愉快。大笑一分钟能振奋情绪，而微笑一分钟可使人产生积极心态。笑容对自己的身心健康是如此的重要，为什么不去多多利用呢？

第二章
合理饮食——健康生活从早晨开始

“民以食为天”，毋庸置疑，没有饮食，就没有生命，更没有健康可言。饮食是生命的基础，是身体各种营养的直接来源，也是健康体魄的根本保证。所以，只有健康、合理、科学的饮食，才能阻止疾病入侵，才能带来健康的生活。几千年前，《黄帝内经》就记载了“五谷为养，五菜为充，五畜为助，五果为益”的营养方案。由此可见，饮食对于健康是多么的重要。

01.营养与健康

中国历史源远流长，自从有了人类的时候，也就有了我国5000多年的饮食文化。中国农业的鼻祖神农氏，也常被称为是中华民族的祖先，他曾经不惜生命，遍尝百草滋味、水泉甘苦，也曾一天受到百毒侵袭，目的就是为了找到能够适合原始人们吃的食物资源。

同时，“五谷为养、五果为助、五畜为荣、五菜为充”的十六字配膳大法，也是我国古代医药学家、营养学家、美食家，经过不断的探索和配置，留下的符合身体素质需求的食物结构模式。我们的祖先最后还是找到了丰美的动植物食物，有的被种植、有的被畜养，随着历史的发展，这些饮食经验和财富不断扩展和丰富，营养而健康的饮食习惯逐渐成为了一门学问。

“民以食为天”，从一个婴儿呱呱坠地开始，也开始了不断地从外界摄取身体所需要的各种营养，这样维持生命和生长发育，这样才能有充沛的精力、强壮的体魄从事各种劳动，健康生活，繁衍后代。

在整个生命循环过程中，营养是维持生命的基本物质，以此提供给细胞所需要的能量，达到各组织器官的协调运作。人的生命就像一棵幼苗，需要不断地给它浇水、施肥、培土，它才能茁壮成长。没有营养也就没有健康和生命，可见营养对于人的生命的重要性。

在营养补充的过程中，如果不是均衡的营养就会使身体阴阳失调，进而导致疾病的发生。还是以一棵幼苗来说，如果没有均衡的水分和养料，那么这样的幼苗就很难健康茁壮地成长为一棵参天大树。若以此看我国部分地区人群的生活状况，由于食物结构不合理，或者是食糖过多，食物中动物蛋白和脂肪比例过大等原因，都会导致或加剧现代社会中出现“文明病”的几率。例如，高血压、糖尿病、动脉硬化、冠心病及肥胖症等，并且这些“文明病”已成为致使人类死亡的重要杀手之一。

最近一次中国营养学会组织的中国居民营养与健康状况调查表明，我国居民膳食营养搭配不均衡加上缺乏体育锻炼是导致高血压、糖尿病等疾病高发的主要原因，而铁缺乏和缺铁性贫血是我国普遍存在的营养问题。随着社会的发展，人们的生活压力越来越大，生活也在逐渐失去规律。目前，营养问题引发的疾病已经成了现代人的无形杀手，而缺乏营养、营养过剩和营养失衡是营养不良的三大主要表现，它们直接影响到人的健康。

因此，科学合理地给人体补充营养，要以“未病先防”作为保证身体健康的首要法则。要知道现代社会，治“已病”防“未病”，以防病为主，积极保健养生才是应对未来健康问题的关键。所以，只有吃得合理，才能靠营养来平衡和调节人体免疫功能，才能生活得更加健康。

《黄帝内经》中说:“以一日分为四时，朝则为春，日中为夏，日入为秋，夜半为冬。”又云:“阳气者，一日而主外，平旦人气生，日中而阳气隆，日西而阳气已虚，气门乃闭。”意思是说人体生命的根本在于阴阳二气的协调，而且人体阴阳之气与自然界阴阳又是相互通应的。所以养生应顺应天地阴阳的变化，保持人与自然的和谐。所以，无论是一个家庭还是一个人，应该根据气候、季节的变化，根据人们的不同性别、年龄，不同的生理阶段，不同的职业、环境进行饮食调配，以满足机体对营养的需要，这样才能合理科学，才能保障身体健康，推迟衰老，增加抗病能力。面对不合理的饮食和营养习惯，就要改善自身的生活方式，提供全面均衡营养保障，从营养中获得健康，从而提升生命的品质。健康需要一生的保养，营养要靠每天来补充。只有如此，才能与健康相伴，拥有健康的身体，才能拥有真正的生命。

02.健康从早晨开始

随着生活节奏的加快，人们面对生存的压力越来越大，很多人都差不多遗忘了早上最重要的事情应该是什么，人们匆匆忙忙地起床、坐车、上班，好像是再正常不过的了。最重要的早餐被很多人干脆直接跳过、忽略了，或是随便对付一下。其实，很多营养专家说过，吃饭也是一种必须的工作和任务。吃早餐和运动一样，应该形成一种习惯和观念，坚定不移地施行下去，让你的健康从早晨开始。

早餐是全天营养和能量的重要来源。营养丰富的早餐可使人精力充沛，提高工作和学习效率。一般的情况下，吃早餐的时间不应吃得过早，过早就会影响胃肠道的休息，科学的时间应该在早晨7－8点之间为好，因为这时人的食欲比较旺盛。

有一句话是这样说的："早餐吃得要像一位公主，午餐吃得要像一位国王，而晚餐吃得就要像一个乞丐。"可见早餐不应该像有些人说的那样，简简单单地凑合一下就可以了，早餐也需要搭配合理科学。在我们的生活中，很多人都喜欢在早餐时喝点牛奶、咖啡等。其实，早餐除了是个人习惯之外，还应注意一些必要的问题。例如，喝咖啡时尤其是喝黑咖啡的时候，应避免空腹饮用，应先吃点东西，否则会伤及肠胃；早餐不宜吃得过多，这是因为肠胃经过一夜的消化，还未恢复过来，如果早上大量进食，就会加重胃的负担，使消化功能下降；早餐也不宜吃煎炸、油腻、干硬以及刺激性大的食物，否则易导致消化不良。

所以吃什么、怎么吃都是一门学问，不能简单对付。每天早晨起来，睡眼朦胧，早餐最好能吃一些容易消化的柔软、温热食物，例如豆浆、牛奶、馄饨、米粥、面条等，或者是新鲜的蔬菜和水果。这样不仅容易消化，也容易吸收，从而给身体提供足够的营养和能量。相反，如果你没有吃早餐的习惯，就很容易引起下面的一些问题：

（1）影响身体发育

如果不吃早餐，就会影响身体机能的正常发育，尤其是对于青少年。养成良好的饮食习惯对身体成长、健康、智力发育都起着至关重要的作用。

（2）易得胃部疾病

人在睡眠中，胃仍在分泌少量胃酸，如果不吃早餐，胃酸没能与食品中和，就会刺激胃粘膜，就会导致胃部不适，久而久之则可能会引起胃炎、溃疡。

（3）易得结石病

长期不吃早餐的人，由于夜间丧失的水分和营养素早上没有得到及时补充，长此以往，人体内血黏稠度增加，容易引发结石病。

（4）加速人体衰老

长期不吃早餐，就不能满足人体平衡膳食的需要，而早上需要的能量就只能以消耗体内的糖和蛋白质加以补充，久而久之会就会导致皮肤干燥、起皱和贫血等，从而加速人体衰老。

（5）导致身体发胖

不吃早餐会使血液中的糖分降低，低血糖会促进生长激素的分泌;在中餐和晚餐摄取大量的食物，会使得生长激素的分泌更旺盛，组织脂肪就会不断增加。如果持续这种生活方式，脂肪就会持续地蓄积，造成肥胖。尤其是人在空腹时，身体内贮存能量的保护机能加强，因而吃进的食物容易被吸收，极易造成脂肪堆积并发胖。

（6）不利于体内的废物排出

如果长期不吃早餐，就可能造成胃结肠反射作用失调，产生便秘，甚至可能导致更严重的病变;相反，合理科学的早餐就会使人体内自然产生胃结肠反射现象，从而易于促进排便。

（7）导致精神不振

早餐是大脑活动的能量之源，如果早晨不吃早餐，体内就无法供应足够的血糖以供身体消耗和吸收。尤其是老年人和血糖不稳定的人，就会导致整个上午身体所需能量不足，增加低血糖反应发生的风险。而最严重的，就是低血糖直接造成脑细胞缺少能量，甚至死亡。

由此可见，早餐对于一个人来说是多么的重要，这也是身体机能的自然规律，就像大自然的规律一样，你一旦违背，就会遭到大自然的“报复”，就会被疾病侵袭、缠身；相反，合理科学的早餐就会让你的身体保持足够的能量、健康的生活，所以，你的健康应该从早晨开始。

03. 饮茶，喝出你的健康

中国自古就有“茶道”，品茶在很早以前就是一种文化，在文人墨客之间甚为盛行。另一方面，茶文化与中医药学又有着十分紧密的关系，而且都与神农氏“尝百草”这一传说有关。

品茶不会无缘无故的成为古代文人雅士的一种习惯，正是由于茶叶有很多的功效，可以防治内外各科的很多病症。茶自古被认为是药，有很好的医疗效用，并且早在唐代就已经有“茶为万病之药”的说法，在唐代宗大历十四年的时候就已经出现了“茶药”一词，在宋代林洪撰的《山家清供》中，也有“茶，即药也”的论断。

随着科学技术的发展，根据现代研究发现，茶叶中具有许多有益人体健康的组成成分，这些成分使得茶叶具有疗疾和保健的功能，这正与古人“茶即药”的论断不谋而合。为了让人们进一步地了解“茶”，我们就对茶的成分进行一下解析，看看到底是什么成分让人体更健康。

（1）矿质元素

茶叶中含有多种矿质元素，如磷、钾、钙、镁、锰、铝、硫等。这些矿质元素中的大多数对人体健康是有益的，茶叶中的氟素含量很高，远高于其他植物，氟素对预防龋齿和防治老年骨质疏松有明显效果。

（2）维生素类

茶叶中含有丰富的维生素类。维生素B族的含量为8－13mg%，可以预防皮肤病，保持神经系统正常。维生素C的含量为150－250mg%，能防治坏血病，增加肌体的抵抗力，促进创口愈合。维生素E的含量为20－80mg%，是一种抗氧化剂，可以阻止人体中脂质的过氧化过程，因此具有抗衰老的效应。茶叶中维生素K的含量为每克成茶300－

500国际单位，维生素K可促进肝脏合成凝血素。每天饮用5杯茶即可满足人体的需要。

(3)咖啡碱

咖啡碱是茶叶中一种含量很高的生物碱，一般含量为2%－4%。每杯150毫升的茶汤中含有3－6毫克左右的咖啡碱。咖啡碱是一种中枢神经的兴奋剂，因此具有提神的作用。在对咖啡碱安全性评估的综合报告中的结论是:在人正常的饮用剂量下，咖啡碱对人无致畸、致癌和致突变危害。

(4)氨基酸

茶叶中的氨基酸种类已发现有25种，其中茶氨酸的含量最高，占氨基酸总量的50%以上。众所周知，氨基酸是人体必需的营养成分。如谷氨酸能降低血氨，治疗肝昏迷;蛋氨酸能调节脂肪代谢。

(5)多酚类化合物

可溶性的多酚类化合物在红茶中的含量为茶叶干重的10%－20%，它主要由儿茶素类、黄酮类化合物、花青素和酚酸组成，以儿茶素类化合物含量最高，约占茶多酚总量的70%。儿茶素类主要包括表儿茶素(简称EC)、表没食子儿茶素(简称EGC)、表儿茶素没食子酸酯(简称ECG)和表没食子儿茶素没食子酸酯(简称EGCG)，这是茶叶药效的主要活性成分。它们具有防止血管硬化、防止动脉粥样硬化、降血脂、消炎抑菌、防辐射、抗癌、抗突变等多种功效。

除了上述这些主要成分外，茶叶中还含有一些次要的活性成分，它们的含量虽然不高，但却具有独特的药效。如茶叶中的脂多糖具有防辐射和增加白细胞数量的功效;茶叶中几种多糖的复合物和茶叶脂质成分中的二苯胺，具有降血糖的功效;茶叶在一定条件下加工形成的氨基丁酸具有降血压的作用。

经过分析，可以知道茶具有很多的有益成分，对人们的日常疗养保健作用巨大。但是，如何才能使茶达到保健、疗养的功效呢?其实方法很简便，只要根据自身体质，选用适宜疗方，就能增进健康、增强体质，下面我们介绍几种常见的茶疗方法。

(1)银耳茶

银耳20克、茶叶5克、冰糖20克。先将银耳洗净加水与冰糖(勿用绵白糖)炖熟;再将茶叶泡5分钟取汁倒入银耳汤，搅拌均匀服用。

有滋阴降火、润肺止咳之功，适用于阴虚咳嗽。银耳是食药两用滋补佳品，内含蛋白质约10%、糖类65%、无机盐4%，还含有维生素以及磷、铁、钙、镁、钾、钠等。药用有滋阴润肺、养胃生津之效。银耳配冰糖可助滋养润肺、止咳化痰之力，配茶叶取其消痰火与利湿之功，兼有消炎之功效。

(2)橘红茶

橘红3－6克、绿茶5克。用开水冲泡再放入锅内隔水蒸20分钟后服用，每日1剂，随时饮用。有润肺消痰、理气止咳之功效，适用于秋令咳嗽痰多、黏而咯痰不爽之症。此茶以橘红宣中理气、消痰止咳。茶叶有抗菌消炎作用，以此二味配制，对咳嗽痰多、黏而难以咯出者疗效较好。

(3)萝卜茶

白萝卜100克、茶叶5克、食盐少量。先将白萝卜洗净切片煮烂，略加食盐调味(勿放味精)，再将茶叶冲泡5分钟后倒入萝卜汁内服用，每天两次不拘时限。有清热化痰、理气开胃之功效，适用于咳嗽痰多、纳食不香等患者。白萝卜营养丰富，含钙且有药用价值，可清热化痰，配茶饮用能清肺热、化痰湿，稍加食盐既可调味，又可清肺消炎。

(4)姜苏茶

生姜、苏叶各3克。将生姜切成细丝，苏叶洗净，用开水冲泡10分钟代茶饮用。每日2剂，上、下午各温服1剂。有疏风散寒、理气和胃之功，适用于风寒感冒、头痛发热或恶心、呕吐、胃痛腹胀等肠胃不适型感冒。此方以药代茶，味少而精，实用简便。

从“茶”字见于我国最早的《神农本草》一书，再到我国“茶圣”——唐代陆羽于公元758年左右写成了世界上最早的茶叶专著《茶经》，都系统而全面地论述了茶在日常生活中的作用。根据陆羽《茶经》推论，我国发现茶树和利用茶叶迄今已有四千七百多年的历史，可见历史悠久。

04.健康生活要注意调“色”

健康饮食中的“色”可谓是至关重要，正如饮食界的一句行话要“色、香、味俱全”。“色”就排在三者的首位，可见“色”的重要性。根据近几年的营养学研究，天然食物的功效和营养价值与它们的颜色有着密切关系。只有多种颜色食物的搭配，才能做到营养均衡，才能保证身体的健康。但是食物中的颜色都有哪些呢?下面就重点介绍几种：

（1）绿色

绿色蔬菜含有丰富的维生素C，大量维生素C有助于增强身体抵抗力和预防疾病。对于工作紧张、长时间操作电脑和吸烟的人来说，每天都应适量摄入维生素C。绿色蔬菜中含有丰富的叶酸，而叶酸已被英美等国优生学家证实为防止胎儿神经管畸形的“灵丹妙药”之一。

同时，叶酸还可以保护心脏，能有效清除血液中过多的同型半胱氨酸而起到保护心脏的作用。所以，营养学家建议每天绿色蔬菜的摄入量应该至少在4种以上。

（2）红色

红色主要源于番茄红素、胡萝卜素、铁、部分氨基酸等，例如，像红豆、红薯等都是优质蛋白质、碳水化合物、膳食纤维、B族维生素和多种无机盐的重要来源，可弥补大米白面中的营养缺失，经常食用可提高人体对主食中营养的利用率，被称为“红色生力军”。并且，番茄红素对男性的前列腺非常有益。

红色食品天然具有促进人体巨噬细胞活力的功能，是促进人体健康的卫士之一。巨噬细胞是感冒病毒等致病生物的“杀手”，增强其活力，感冒病毒就不能再威胁到人体的健康，就会让人远离身体虚弱、感冒等疾病。

（3）黄色

黄色食品是低脂肪、高蛋白食品中的佳品，其最大的特点和优势是富含维生素A、维生素D，以及丰富的胡萝卜素，三者在抗击氧化、提高免疫力、维护皮肤健康等方面更有协同作用，并且还能保护胃肠黏膜，预防胃炎、胃溃疡等疾病的发生以及促进钙、磷两种矿物元素的吸收，进而达到壮骨强筋的作用。

黄豆和玉米是黄色食品的代表。黄豆是优质蛋白、不饱和脂肪酸、钙及维生素B1和烟酸的良好来源，并可为肌体提供大豆卵磷脂、大豆异黄酮等生物活性成分，在调节血胆固醇、防治部分恶性肿瘤方面发挥作用。玉米则提供糖类、膳食纤维和B族维生素等，可刺激胃肠蠕动、加速粪便成形和排出，防治便秘、肠炎和肠癌，还可调节血脂，在一定程度上可以起到预防高血压和冠心病的发生的作用。据专家学者说，中美洲印第安人不易患高血压就是与他们主要食用玉米有关。

（4）黑色

黑色食品含有17种氨基酸及铁、锌、硒、钼等十余种微量元素、维生素和亚油酸等营养素，有通便、补肺、提高免疫力和润泽肌肤、养发美容、抗衰老等作用。黑色食物被现代人所青睐，主要是由于黑色食品具有三大优势：营养成分齐全，质优量多；来自天然，有害成分极少；能在一定程度上降低动脉粥样硬化、冠心病等严重疾病的发生率。整体而言，就是黑色食物既好吃又实用。

以黑芝麻和黑木耳为例。黑芝麻由于富含维牛素E及其他多种营养素．长期以来被人们视为护肤养颜的良方，此外，黑芝麻还有通便等多种保健功效。而黑木耳中含有丰富的纤维素和植物胶质，能促进胃肠蠕动，减少食物脂肪的吸收；黑木耳中的多糖具有一定的抗癌作用，可以作为肿瘤病人的食疗成分。黑木耳内还有一种类核酸物质，可降低血液中的胆固醇和甘油三酯水平，对冠心病、动脉硬化患者颇有益处。

（5）白色

一位医学专家说，蛋白质排列组合的细微差别决定了身体之间的不同，像人们日常生活中经常吃的白米，就是富含碳水化合物的食品代表，它是饮食金字塔最坚实的根基，更是身体不可或缺的能量之源。而白色食品中像牛奶、豆腐制品等都是富含蛋白质的优秀食品代表。

白色食品含有丰富的蛋白质等十多种营养元素，消化吸收后可维持生命和运动，但往往缺少人体所必需的氨基酸。白色食品含纤维素及一些抗氧化物质，具有提高免疫功能、预防溃疡病和胃癌、保护心脏的作用。例如，白色的大蒜是烹饪时不可缺少的调味品，其含有的蒜氨酸、大蒜辣素、大蒜新素等成分，还可以降低血脂，防止冠心病，杀灭多种球菌、杆菌、霉菌、原虫、滴虫;还可以阻止胃内亚硝酸盐与二级胺生成致癌的亚硝胺，降低胃癌的发生。

（6）蓝色

果实的蓝色来自高含量的花青素类物质。花青素是一类可溶性的色素，颜色从蓝色一直到红色。药理研究发现，花色苷成分有促进视红素再合成、改善循环、抗溃疡、抗炎症等多种药理活性，可以明显改善用眼疲劳。

螺旋藻是蓝色食品的代表。它含有 9 种维生素、11 种微量元素以及 18 种氨基酸（包括 8 种人体所必需的氨基酸），可以健体强身，增强免疫力，帮助消化，抗辐射，美容保健。

蓝莓也是蓝色食品的代表。早上世纪 90 年代，蓝莓的保健作用就已被证实并被广泛接受。美国的一项研究证明，蓝莓果实中所含的花青素类和其他具有保健作用的化合物，如细菌抑制叶酸、因子、维生素 A 和维生素 C、鞣花酸、胡萝卜素和纤维素等，在 41 种水果蔬菜中的抗氧化能力最强。蓝莓中的抗氧化能力和有特殊作用的化合物能够防御自由基的氧化作用，同时专家还发现，蓝莓对尿道感染也有预防作用。

在人们的饮食中，一般只是关注到食物本身，而很少注意到食物的颜色，一道营养丰富的饭菜重要的就是“色、香、味”，所以调配五颜六色的食物，就是在搭配食物中的营养搭配。食物的颜色与其中的营养成分密切相关，所以，生活中主要调“色”，也就是在调配我们的人体健康。

05.健康生活来源于科学饮食

“民以食为天”，当人类出现的时候，就开始了这样的自然循环。吃、穿、住、行是人们的基本习性，人的生命只有靠吸取外界的能量和营养才能维持，人体的能量主要来自于饮食。但是，饮食能养身治病，亦能伤身致病。

中医学认为，食物具有寒、热、温、凉四气和酸、苦、甘、辛、咸五味，而且各有其所主的脏腑和归经。如果我们始终关注饮食，科学饮食，那么将与健康人生将永远相伴;反之，如不注意饮食，就会有损于人体健康。饮食之所以对人体健康如此关键，一个很重要的原因就是人体内所需要的微量元素绝大部分是从饮食中获得的。

微量元素是激素或维生素的组成成分和重要的活性部分，如缺少这些微量元素，就不能合成相应的激素或维生素，肌体的生理功能就必然受到影响。另外，某些微量元素在体内还有输送普通元素的作用。如铁是血红蛋白中氧的携带者，没有铁就不能合成血红蛋白，氧就无法输送，组织细胞就不能进行新陈代谢，肌体就不能生存。甚至，有些微量元素还有一定的防癌、抗癌作用。如铁、硒等对胃肠道癌有颉颃作用;镁对恶性淋巴病和慢性白血病有颉颃作用;锌对食管癌、肺癌有颉颃作用;碘对甲状腺癌和乳腺癌有颉颃作用。

微量元素因其在人的体内含量甚微，低于体重的0.01%。它们作为酶、激素、维生素、核酸的成分，参与生命的代谢过程。从某种意义上说，微量元素比维生素对肌体而言更需要。目前已发现的微量元素有二十余种，已知铁、碘、铜、锰、锌、钴、铬、硒、氟、硅、锡、钒等微量元素与肌体的生命活动关系密切。人体内的微量元素虽然含量很少，但对健康却至关重要，不容忽视。

一般来讲，正常合理的饮食就能够为人体提供所需的绝大部分的微量元素。所以，可以说，人的健康是从健康饮食开始的。在饮食方面，具体需要注意有以下几点：

(1) 博食

顾名思义，博食就是对食物原料“不挑不拣”，不偏食，不有所偏好，应品尝食用酸、甜、苦、辣、咸各种味道。现代营养学要求人们博取食物，营养互补，这样才能身体健康。如果生活中长期对食物原料有所偏好，挑食拣食，就会使人体的营养失去平衡，从而导致疾病的发生。

①酸生肝

酸味食物有增强消化功能和保护肝脏的作用，常吃不仅可以助消化，杀灭胃肠道内的病菌，还有防感冒、降血压、软化血管之功效。以酸味为主的乌梅、山萸肉、石榴、西红柿、山楂、橙子，均富含维生素C，可防癌、抗衰老，防治动脉硬化。

②甜入脾

甜食有补养气血、补充热量、解除疲劳、调胃解毒和缓解痉挛等作用，如红糖、桂圆肉、蜂蜜、米面食品等。

③苦生心

中医认为“苦生心”，“苦味入心”。能泄、能燥、能坚阴。泄，有通泄、降泄、清泄之意。苦味具有除湿和利尿的作用，像橘皮、苦杏仁、苦瓜、百合等，均有治病防病功能；如苦瓜，常吃能治疗水肿病。

④辣入肺

食辣有发汗、理气之功效。人们常吃的葱、蒜、姜、辣椒、胡椒等，均是以辣为主的食物，这些食物中所含的“辣素”既能保护血管，又可调理气血、疏通经络，经常食用，可预防风寒感冒，但患有痔疮、便秘、神经衰弱者不宜食用。

⑤咸入肾

中医认为“咸入肾”，有调节人体细胞和血液渗透、保持正常代谢的功效。呕吐、腹泻、大汗之后宜喝适量淡盐水，以保持正常的代谢。咸味有泻下、软坚、散结和补益阴血等作用，如盐、海带、紫菜、海蜇等。

(2) 配食

调配饮食，理应与中药的调配一样，要按规矩、无偏过，方可有益身心。

①细、粗搭配

细粮和粗粮搭配既可提高食物蛋白质的生理价值(利用率)，又可增进食欲，经常进食少量粗粮，还可提高消化系统的功能。

②稀、干搭配

单吃过干的食物，如米饭、硬馍，或单喝稀汤，都不符合营养保健要求，应该稀、干搭配，这样可使蛋白质得到互补。

③素、荤搭配

素食主要是指粗粮、蔬菜等植物性食品，荤食主要指动物性食品；素、荤搭配且以素为主，可使人体获得丰富的维生素、无机盐，且能提高蛋白质的生理利用度，保证人体对各种营养物质的需要。从现代科学的观点来看，单纯吃素对人体可能并无益处。此外，还要注意烹调方法，否则就有可能降低食物的营养价值。

（3）节食

正如上面说到的，饮食能养身治病，亦能伤身致病。如果饮食没有节制，或者是暴饮暴食，都对人体有害，甚至对一些本身就患有疾病的人来说，还有死亡的危险。中国古代医书《黄帝内经·素问》提出“饮食有节”、“无使过之”的观点。节食要求饮食要控制数量，以不过量为宜。

（4）医食

合理地调节饮食，科学地搭配饮食，让饮食中的营养互补，就可以很好地预防和治疗疾病，即“饮食疗法”。早在古代的《本草经集注》中就曾将“果蔬米食”列为药物的一个种类专门加以论述。所以“医食”也是很有效的养生保健的方法之一。

（5）熟食

高温熟食，可以杀菌消毒，利于消化吸收。熟食还可以增进美味，去除恶味；同时，食物内部的有效营养成分释放出来，因而适口可食，利于营养卫生。现今除部分水果可以生食外，其他食物原料一般都须经过火的加工处理，否则将会危及人体的健康。

06. 水是“百药之王”

世界卫生组织于20世纪在《阿拉木图宣言》中指出:“健康不仅是基本人权，而且是自我责任。20世纪90年代的健康观应该是学会自我医疗与自我保健。”这宣言中，我们可以知道在新世纪提出的健康新观念就是要学会预防疾病，即在掌握一定健康知识的基础上，主动养生保健，提高抵御疾病的能力，增进身体的健康，从而得到预防疾病的效果。

在中国的古代，出现了很多的神医、名医，扁鹊就是其中的一位。大家知道扁鹊是我国春秋时期的神医，但还有一个事实大家可能不知道，扁鹊兄弟三人的医术都挺高明，可扁鹊的名气最大。

有一次，魏文王问扁鹊:“你们家兄弟三人，谁的医术最高明?”扁鹊答道:“大哥最好，二哥次之，我最差。”魏文王不解:“那为什么你的名气最大?”扁鹊解释:“我大哥治病，是治于未发之时，一般人不知道他事先就能铲除病根，他的名气也就无法传出去;我二哥治病，是治病于初起之时，一般人以为他只能治些小病，所以他的名气只传于乡里;而我治病是在病情严重之时，所以大家认为我的医术高明，名气因此传遍全国。”

就在这样的一个小故事中，扁鹊就阐述的“良医治未病”的医学哲理，所以治病的关键是防病，是未雨绸缪。但是要想预防疾病，就要在饮食等方面进行合理、科学的调配，已达到营养的互补和充分吸收。民谚有“药补不如食补，食补不如水补”的说法。专家认为，世界上最便宜、最安全、最有效的保健品就是好水，坏水是百病之源，好水是百药之王。正所谓是“成也是水，败也是水”。而这样的提法也正是建立在西方预防医学和健康医学及中国传统医学中“治未病”的科学基础之上的。

明代伟大的医药学家李时珍所著的《本草纲目》是中国古医药学的不朽巨著。李时珍在书中不仅注重药物的记载，而且将水也纳入其中。《本草纲目》的各卷之首为水部，书中对“露水”、“节气水”、“井泉水”、“甘泉”等的释明、气味和主治都有记述。比如“节气水”，李时珍的解释为“此乃天地之气候相感”，就是24个节气的自然水，如立春水、清明水等。他还认为，“井泉水”因来源不同，可以分成几类，其中远从地下泉而来的水质最好。李时珍说:“水为万化之源，土为万物之母。”他认为，人的饮食均源于水土，而饮食又是人的命脉。所以，人们对水的性味，即水的流止寒温、浓淡甘苦等应当潜心了解。

水虽然对人体有着至关重要的作用，但是对于“水是百药之王”的说法，我们应当正确、全面地从其内涵去理解，而不是简单的字面意思。因为水就是水，它毕竟不是药物，也不能完全代替药的作用，但水却能更好地发挥药效，使药物更好的发挥作用。在一些特殊的情况下，水往往比药物更管用，正所谓“是药三分毒”，而水却没有副作用。例如，在身体缺水时，除了会发出“口渴”的信号之外，还会发出各种各样的患病信号，如果一味地用化学药物来医治自身的“口渴”，不仔细地分析原因，始终只是治标不治本，甚至会铸成大错。

随着生活节奏日益加快，工作压力越来越大，尤其是上班族，因为过度疲劳而引起的精力和体力透支现象特别严重，加上饮食结构的不合理，以及运动量少、心理疾患等因素，共同导致了这一群体的亚健康状态日趋严重。因此，各种慢性病逐年增多，而且趋于年轻化，其中，营养障碍代谢病就是因为缺水的缘故而导致一种慢性疾病。

在正常的消化代谢过程中，水是各种物质的溶剂，调节体内的所有生理功能，包括溶解和循环功能。我们每天吃的固体食物要在体内消化，就必须在水存在的情况下才能发生，体内所有的酶解和化学反应也都是在水存在的情况下进行的。水像人体内大大小小的河流，如果干涸了、堵塞了、被污染了，河流就会丧失运载航行的能力。

营养物质的消化和吸收均是在酶的参与下完成的。由蛋白质组成的各种酶是由于各种氨基酸与水提供的氢键组成了三维的空间结构，因此才具有活力。水发生异常后，就会影响各种酶的活力，酶的活力一旦降低或异常，各种营养代谢就会发生异常，从而出现不同症状的营养障碍代谢病。实验证明，饮用健康水，对于营养障碍代谢病具有很好的预防、缓解作用。可以这样说，营养障碍代谢病不但是吃出来的，而且也是喝出来的。

除此之外，水与健脑还密切相关。大脑组织的含水量为85%，占体内总质量的1／50，使用身体血液的1／20。水的数量与质量对大脑的功能和智能表达也起着很重要的作用。智力测验表明，脱水使大脑产生的能量减少。身体仅损失体重2%的水分，就能降低 20% 的算术短期记忆和视觉跟踪物体的能力。

当身体开始脱水时，首先是大脑细胞脱水，然后就会引起人的头晕。例如，在夏天的空调环境中，时间长了人就容易疲劳，思维活动会减慢，记忆也会减退。为什么呢?这是因为空调环境下的空气干燥，因此人体会脱水，而脱水首先表现为大脑细胞脱水，从而使脑细胞活力降低。又如，当人熬夜时，如果用凉水喷洒在头上和眼部，就会马上精神起来，这也是水对神经末梢细胞起到了激活的作用。

在《红楼梦》中，贾宝玉说“女人是水做的”，在现实意义上，一方面表示女人具有像水一样的柔性，另一方面也表明了水对女人的重要性。事实表明，水也影响着女人的美。每一个女性都想拥有美丽而姣好的面容，而女人的美不仅体现为体肤美、外形美，而且水也可以孕育女人的气质美、内在美。

皮肤对营养失调最为敏感，几乎所有营养素的缺乏都可以在皮肤上留下痕迹。女人体内缺乏蛋白质与必需脂肪酸时，皮肤会变得粗糙、灰暗无光;体内缺乏维生素时，皮肤会发干、起鳞屑、长痤疮。所以女人要想保护好自己的外形美，除了良好的心态、快乐的情绪、合理的营养搭配外，更应注意科学的饮水和给皮肤补水。对于女人，水不仅是最廉价的美容剂，而且还是调节身体机能的重要源泉。

我国利用水治病的历史源远流长，距今已有3000年。翻开古籍文献，在郦道元的《水经注》里记载着“鲁山皇女汤，饮之愈百病”;《醴泉铭》载有“醴泉出京师，饮之痼疾皆愈”;《拾遗记》中也有“蓬莱山沸泉，饮者千岁”的记载。可以看出，中国人在很早以前就已经懂得用水的力量强身健体、延年益寿了。

直到现在，从营养学的角度看，水是七大营养物质之一;而在实际生活中，水却是经常被遗忘的营养物质。“药补不如食补，食补不如水补。”在现实生活中，我们要懂得充分利用健康水，不断地促进和提高健康和生命的质量，从而提高抗病的能力，远离疾病。水的保健及辅助治疗功能是大自然的赐予，也是人体的自然需求。

07. “三餐”中的健康学问

衣、食、住、行是人类本性的四大需求，其中“民以食为天”，对于一个人来说，“吃饭”是最重要的问题。每个人拼命工作和奋斗，就是想让自己生活的更好一点，但是首先得是“有口饭吃”，就像人们在把自己的工作比喻成“铁饭碗、金饭碗”那样，首先想到的就是吃饭问题。因为人类要生存就必须从外界吸收足够的营养和能量，以维持自己的生命。

在我们的生活中，还有一句健康谚语，是“早要吃好，午要吃饱，晚要吃巧”，这也是长期生活留下的经验，具有一定的科学依据。但是，随着现代生活速度的加快，人们面临的压力不断增大，而个人的饮食习惯也得到不同程度的“颠覆”或破坏。按照现代很多人吃饭习惯，就是“早饭可有可无，午饭马马虎虎，晚饭尽量丰富”，但是这样的饮食习惯是不甚合理的，与身体的生理机能有所冲突，长此以往就会损害身体健康，有碍健康生活。

一个人早上起床时，一般离上次进餐已有十几个小时，身体器官已经开始“苏醒”，但是，胃会处于空虚状态，血糖水平已降到了进食水平，而人体所需要的能量就主要来自于对糖分的吸收。身体开始活动后，大脑与肌肉消耗血糖的速度加快。这时如果还不进餐或进食低质早餐，体内就没有足够的血糖可供消耗，人就会感到疲劳、倦怠、易怒、暴躁、反应迟钝，还会严重影响脑组织的机能，甚至出现惊厥和昏迷。所以，早餐不但要吃，而且还要吃好，即注重早餐的质量。这样才能保证身体所需的血糖水平，才能不损坏健康，保证工作效率和生活质量。

接下来就是早餐吃什么对身体比较好呢？人刚刚睡醒，身体的消化和吸收功能还没有完全“苏醒”，所以早上的食物不宜过硬，应选择富含水分和营养的食物，比如牛奶、豆浆、米粥以及加含有蛋白质和脂肪的豆制品、鸡蛋、瘦肉、花生等。这些食物不仅易于人体吸收和消化，还能在胃里较久地停留，使人上午精力充沛。另外也可以选择吃一点水果和蔬菜，因为水果和蔬菜是含钙、钾、镁等矿物质，属碱性食物，不仅可以补充水溶性维生素和纤维素，而且还可以中和肉、蛋、谷类等食品在体内氧化后生成的酸根，达到酸碱平衡的作用。

有的人认为不吃早餐有助于减肥，其实这是不符合科学实际的。恰恰相反，不吃早餐的人往往容易变胖，原因就是不吃早餐会使人在午饭时出现强烈的空腹感和饥饿感，就会大量进食高热量的食物，而此时身体对脂肪消耗的能力已不如早晨起来，结果就会造成消耗的热量比吃进的热量少，逐渐变胖也就会成为现实。

经过一上午的脑力和体力的消耗，早餐摄入的热量已基本消耗掉，必须补充新的足够的热能。午餐所摄入的食物应供给全日所需热量的40%才符合要求。所以，一个人的午餐，无论是主食还是副食品种都要丰富，还要有质有量，主要就是要让自己吃得饱，吃得可口舒服，这样才能保证人体机能的继续，也才能保证下午的工作和学习。

经过了一天的工作和消耗，人们往往选择在这个时候休息，所以晚上一般人的活动较少，消耗的热量也比较少。如果在晚饭的时候，经常大鱼大肉，摄入的热量过多，那么消耗不完的热量就会转化为脂肪，沉积在体内，时间久了，身体就会逐渐地肥胖，肥胖又会带来冠心病、心脏病等疾病。另外，晚饭吃得过饱，还会让人感到饱胀，影响人的睡眠质量。所以晚饭需要注意两个问题，一是要吃得清淡些，二是要八成饱。晚饭还要以粗纤维和新鲜蔬菜的食物为主。蔬菜和食物不但可以提供一定的维生素C和微量元素，还可以促进消化，防止便秘，有利于身体健康。

在身体吸收的热量上，晚饭所吸收的热量一般不要超过人体全天所需热量的30%。一旦一个人在晚饭的时候暴饮暴食，吃得过多，不仅无助于身体健康，还会带来各种疾病。譬如，冠心病患者如果晚餐过饱，可能就会导致胃体扩张，加重心脏负担，使冠状动脉发生反射性痉挛，原有病变的狭窄管腔会更加狭窄，导致心肌缺血缺氢，甚至梗塞，猝死的悲剧就很容易发生。

面对现代社会中的无数变革，人们的饮食习惯也在经受着时间的考验。人们只有养成健康的饮食习惯，才能保证你拥有一个健康的“革命的本钱”。“早要吃好，午要吃饱，晚要吃巧”，符合身体的机能的饮食规律，对保持身体健康，提高工作效率都有非常好处的作用。所以，一个人的健康首先还是要从他的“一日三餐”开始。

08."烹"出你的健康人生

现在的"烹饪"似乎已经上升到了一种艺术，但是最简单的烹饪可以说就是普通百姓家的"炒菜做饭"。中国菜由原来的历代宫廷菜、官府菜及各地方菜系所组成，已经历了四五千年的发展历史，所以说中国高超的烹饪技艺和丰富的文化内涵，已经闻名世界。中国的烹饪文化具有独特的民族特色和浓郁的东方魅力，主要表现为以味的享受为核心、以饮食养生为目的的和谐统一。

《黄帝内经》中说:"天食人以五气，地食人以五味"，"是故谨和五味，骨正筋柔，气血以流，腠理以密。如是则骨气以精，谨道如法，长有天命。"这其中就道出了中国自古就有的"五味调和的美食观"。科学调和的"烹饪"既能满足人的生理需要，又能满足人的心理需要，使身心需要能在五味调和中得到统一。随着社会的发展，各具特色的烹饪方法大大丰富了人们的饮食生活，但是，正如《内经》所说，不同的烹饪方法对人体健康的影响也会不同。以下介绍几种常见的烹饪方法：

以油脂为介质来加工的方法，可以获得较高的温度，烹饪出色香味俱佳的食物。热炒，用油量少，大量原料入锅后油温就降下来了，旺火快炒，时间短，营养素的损失也不大。但油煎油炸时，油温高达二三百摄氏度，维生素等营养物质损失极大，过度的加热和很高的含油量使食物不易消化。更为糟糕的是高温油炸时会形成多种杂环胺等胺类化合物。它们在体内转变为致癌、致畸的有害物质，严重影响健康，因此油炸食物不宜过多食用。

烧烤和烟熏的方法会使食物不完全燃烧，以及食物与火焰或灼热的金属接触，能产生致癌物质，有可能诱发消化道的肿瘤。烧烤和烟熏被认为是不良的烹饪方法，尽量不要采用。

蒸煮炖焖的方法是利用水及水蒸气作为热的传导介质，温度一般不会超过100℃，造成营养素的损失较少，而且蛋白质充分变性，碳水化合物完全糊化，有利机体的消化吸收。烹饪过程不会产生有害健康的物质，保持原汁原味，是首选的烹饪方法。

不同的烹调方法会直接影响到人们的健康，现代人也正在经受着“烹饪”给身体带来的种种麻烦。所以选择一种比较科学的方法就是在维护生命的健康。除了在方法上的不同之外，在烹饪过程中的技巧也会直接关系到我们的健康。

例如，炒菜时，蔬菜宜先洗后切，即烹调之前现切，这样可减少维生素的损失。并且，切菜时一般不宜太碎，能用手拉断的，就尽量少用刀，因为铁会加速维生素C的氧化。炒菜时要急火快炒，避免长时间炖煮，而且要盖好锅盖，防止溶于水的维生素随蒸汽跑掉。煮菜时应先将水烧开后再放菜。炖菜时在油中先加盐提高温度，或适当加点醋，既可调味，又可保护维生素C少受损失。做肉菜时适当加一点淀粉，可以保护肉中的蛋白质，不至使其过于变硬，既好吃，又容易消化。

米饭在烹调前淘米时要不宜次数太多，要轻洗，不宜用力搓，这样可以减少维生素和无机盐的丢失，而存放过久的米，则要多淘洗几遍。米的吸水率在浸泡两小时后最大，所以，先将米浸泡两小时，然后再煮饭为好，因为这样不但可以节省40%时间，米中的维生素B也只会损失35%。还要注意的是在煮粥、煮饭、炒菜、煮豆、都不宜放碱，因为碱容易破坏维生素C和维生素B的营养。

最后，在烹调时尽可能的不用铜铲、钢锅。因为这两者都会加速维生素C的氧化，而用铝锅烹调，维生素C的损失就会相对减少。

为什么说烹饪是一门学问和艺术呢?科学调制的食物不仅可以满足生理上的需求，还能满足心理上的需要，让身体达到一种和谐统一。所以，在烹饪的时候，每一个步骤都在影响着烹调的最后效果，烹调的火候也是的重要环节之一。

譬如，烹调畜禽肉最佳时间为畜禽宰杀后的24小时左右。因为这时是乳酸在肉中积蓄量最高的时刻，这时的肉是最有营养的;烹调活鱼最佳时间:鱼剖杀后的2－5小时(天热短些，天冷长些)煎烧，味道最鲜美，营养价值也最高。

放盐最佳时间：根茎类菜质地紧密，需早点放盐，以便入味。瓜果类、叶菜类则要晚些放盐，盐放早了，原料中的水分大量溢出，不但汤多影响菜的味道和形状，而且菜也烂得慢，因此最好等菜快熟时再加盐；放酱油最佳时间：在菜将熟时，甚至将出锅前再放酱油，不但能起调味作用，保持应有的风味，而且还能不损失其中的营养成分；

放味精最佳时间：菜要出锅时。味精应避免高温或长时间炖煮。因为在高温下，味精不但会失去鲜味，而且还会变为有毒的焦谷氨酸。

另外，除了烹饪过程中的方法、技巧、时间火候之外，在烹饪中的用料也是很重要的，例如用油、调料等。在源远流长的烹饪历史中，古人已经总结出了很好的经验，既利于满足身体对营养的需要，也利于调节和增进身体的健康。如果烹饪过程不正确，很容易损害食物中的营养物质，这样不但不能强身健体，反而会危害人体健康。所以，要认真的学习烹饪上的知识，关注烹调的方方面面，这样才能够“烹”出自己的健康人生。

09. 平时多喝水，健康有精神

谁都知道，水是生命之源。没有水就不可能有人类的进化和生存。水是人体的重要组成成分，人体的含水量占体重的70%左右，所以，水在人体中发挥着举足轻重的作用。不仅鱼离不开水，人类同样也离不开水。

从医学上来讲，人体如果缺水，很容易造成对新陈代谢系统的破坏。如果人体失水过多，甚至会威胁人的生命存在。例如，新陈代谢中，一些代谢废物只有溶解在水中，才能够排出体外。如果体内没有足够的水分，一些代谢废物将无法排出，这些代谢物一旦在体内停留过久，将会诱发肾结石，而且，如果含有有毒成分的代谢物不能够及时排出体外，将会有中毒症状发生。面对由于缺水引发的一些身体疾病，及时和时宜的补水才是最重要的。如何正确的补充水分呢?

（1）养成勤喝水的好习惯

要养成及时补充水分的好习惯，不要等口渴的时候才喝水。如果平时不爱喝水，补充的水分少，排尿量和排尿的次数也将会减少，从而会引起体内有毒物质的堆积，严重损害肾脏功能。

水在人体中发挥的作用无法替代，但少饮和饮水过量都会给身体带来坏处，一天之内究竟喝多少水才算合适呢?有关资料表明，成人每天排尿量在2000毫升时，不会对肾脏造成压力。排水量应该与需水量保持相当水平，因此，建议每天补充水分2000毫升左右。特殊情况下，可以适量地增加水分补充量，比如出汗过多。

吸收水分的多少直接影响着人体内环境，肾脏通过调节排尿的多少来调节体内的水分，如果体内水分过多，就会给肾脏带来负担，增加肾脏压力，甚至会让肾脏超负荷运转。如果经常过量饮水，就会危及到心脏，给身体带来种种不适，比如身体乏力、注意力分散、记忆力衰退、血压升高、头晕胸闷等。特别是婴幼儿，更不能够过量补充水分，否则将有可能造成贪睡、神志不清或是昏迷现象。

(2) 不喝带有水垢的水

水垢中除了有上面提到的碳酸钙及亚硝酸盐外，还含有汞、铝、砷等有害金属，这些金属同样会威胁到人体健康。为了杜绝这种情况发生，不要饮用含有水垢的水。另外，还要养成经常清洗烧水或盛水容器的习惯，及时地清除水垢。

(3) 早上起床后，在吃早饭之前可以喝一杯温开水，这是很容易做到的。如果能够坚持下去，会给身体带来很多好处。

首先，可以促进新陈代谢。

晚上睡觉的时候，消化系统仍在不停地工作——将晚饭吃进的食物消化掉，将各种代谢废物留在体内；另外，一些食物在体内被分解后可能会产生一些有毒物质，这些有毒物质在体内已经停留了一个夜晚，如果不及时排除，将会对身体的某些部位造成影响。起床后，喝杯温开水，身体里面的代谢物将会随着尿液排出体外。

其次，可以预防疾病。

夜晚休息的时候，血液浓度比较高，流动比较缓慢。早上起来补充一些水分，能够对血液起到稀释作用，从而促进血液循环。血管不会因血液浓度过高而变得黏稠被堵塞，从而有效地避免了血管受到堵塞而引起的脑血栓、心肌梗塞等疾病。老年人的循环系统功能较弱，血液容易凝固，为了预防各种循环系统疾病，最好养成早上喝一杯温开水的好习惯。

最后，可以使排尿顺畅。

早饭前喝杯水，在空腹的情况下，更容易让尿道变得畅通，非常有利于排尿。如果经常排尿不畅，这种方法将会很有效。

(4) 运动后不宜一次性饮水过多

人在进行剧烈运动或强度较大的体力劳动时，身体会不断地出汗。由于水分的缺失，人们常常会感到口渴，于是，有人会大量补充水分。如果当时的身体素质不是太好，就容易出现“脱水低钠症”。

因为人在出汗的时候，一些盐分会溶在汗水中，然后顺着汗腺排出体外，体内的盐分会丧失一部分。补充水分后，在这种大量消耗体力的情况下，人会继续出汗，继续向外排出盐分。在盐分减少和水分补充过量的情况下，血液浓度降低，渗透压下降，吸水能力减弱。而肾脏不能将刚吸收的水分迅速排出，这些水分将会暂时积压并更多地被浓度较高的组织细胞吸收，组织细胞因为吸水过多出现水肿，让人感到头晕眼花，而且尽管补充了大量水分，还是感到口渴。

其实，口渴并不只是体内缺水造成的，喉咙干燥同样会让人产生口渴的感觉，比如人们在“嗓子冒烟”时会喝水。消耗大量体力后，身体在散热过程中，一些热气会从体内窜到嗓子上，从而导致喉咙干燥，唾液变少，进而感到口渴。为了避免引起脱水低钠症，喝水前可以先用水漱漱口，并滋润一下喉咙，然后每隔一段时间补充一些水分。如果条件允许，可以喝一些浓度比较低的盐水，及时补充一些盐分。

（5）饭后不宜大量饮水

饭后大量饮水，会影响消化。因为胃是体内主要的消化器官，它通过分泌胃液来完成食物消化，一个健康的成人每天要分泌2000毫升左右的胃液。胃酸是胃液的构成成分之一，虽然只有百分之零点几的含量，但是作用却是巨大的。胃酸中的酸性物质为盐酸，它是一种酸性较强的酸，不仅能够帮助消化食物，还能够起到杀菌作用。如果饭后补充了大量水分，补充的水分就会稀释胃中的胃酸，从而造成消化不良，引起腹部胀痛。同时由于盐酸的浓度降低，杀菌作用大大减弱，食物中携带的病菌将会在人体中存活并繁殖，引发各种传染性疾病或炎症。

在给身体补给水分的时候，还要注意一些问题，因为并不是什么水都能维持身体的健康，给身体带来好处的。

（1）饮料不宜多喝

生活水平提高了，一些人开始购买各种各样的饮料，通过喝饮料来补充身体水分和各种营养，其实，这种做法是不妥当的。首先，大部分饮料中都含有一些添加剂及或多或少的糖类，它们不易被身体吸收。这些物质进入胃中后，常常会停留一段时间，从而给胃和肾脏带来额外负担，不利于消化体内的其他食物，同时也影响人的食欲。另外，一些饮料中的糖分较多，且糖分的主要构成为蔗糖，给人带来过多热量，成为了引起肥胖的一个因素。

（2）纯净水不宜常喝

有人认为纯净水既干净又卫生，而且冰冻纯净水又能够消暑、解渴，于是在家中备了很多纯净水。纯净水又称为蒸馏水，它的洁净卫生是毋庸置疑的。因为纯净水在制作过程中，通过多种现代化技术进行消毒、除杂、过滤。纯净水虽然干净，但是在除杂的过程中，也将水中一些营养物质给除掉了，比如人体所需的镁、铁、锌等各种微量元素及一些无机盐。不仅如此，纯净水的溶解能力非常强，它能够很好地溶解体内的各种营养成分。如果经常喝纯净水，好不容易从食物中得到的营养就会顺着尿液排出体外，造成营养流失。另外，人体需要不断补充矿物质，如果经常饮用纯净水，就不能够从水中得到人体所必需的矿物质，而且还会引起各种症状，比如恶心、气短胸闷、情绪烦躁等。

（3）自来水不宜直接喝

夏天天气变得燥热。人们不断流汗，不断向体外排出水分，因而很容易感到炎热和口渴。为了解渴，一些人会抱着水龙头喝个饱。殊不知，自来水中有着多种隐患。

在我国，饮用自来水虽然经过了消毒，但这并不能够保证自来水中没有任何有害微生物。因为，能够造成消毒不彻底的原因有很多，比如用于消毒的漂白粉出现质量问题、漂白粉在自来水中的作用时间不足、水温过低造成漂白粉溶解不良等。另外，如果抽上来的地下水不够澄清，其中的悬浮物将会把一些微生物包藏其中，这些微生物在水中悬浮物的保护下，难以被漂白粉杀死。还有一些微生物在自然界相互选择的过程中，产生了很强的抗药性，不会被漂白粉杀死，在饮水的过程中将会进入人体，影响健康。另外，漂白粉也会给人的身体带来危害。打开水龙头的时候，如果细闻一下，可以从中嗅到一种轻微刺鼻的味道，这种味道是氯气造成的。

10.火锅里的饮食门道

在人们的生活习惯中，越来越多的人都喜欢去吃火锅，因为火锅象征着红红火火和团团圆圆，同时火锅还是一种特色风味。在冬天时候，火锅热气腾腾，能够给人温暖；夏天的时候，让人出汗酣畅，宜于身体健康。另外，火锅的种类繁多，还可以往里面放入的很多其他的食物，所以，火锅的营养比较丰富。

但是，吃火锅也得讲究方法，也要得懂一些吃火锅的门道。如果你不懂得其中的一些常识，就很容易既享受不到火锅的美味，反而还会受到不良的影响，甚至是危害身体健康。譬如，涮火锅讲究搭配，如果搭配不当，就会给身体带来不适。如吃完土豆后不要吃香蕉，否则会使面部出现斑点；萝卜和木耳不宜同吃，否则容易引发皮炎。

另外，涮火锅也讲求“先来后到”。一般而言，吃火锅前可以先喝一些果汁，刺激胃肠分泌消化液，有利于消化。吃火锅的过程中先吃青菜，然后再吃肉片，在这期间还可以选择一些碳酸饮料或乳制品。一方面，牛奶中含有磷脂类化合物，它们能够在胃粘膜表面形成一个薄薄的保护层，避免火锅中的一些刺激性物质刺激或损伤胃部；另一方面，它的低温可以保护口腔、食管黏膜、咽喉等部位不会被较高温度的食物烫伤；这样既可以充分而合理地从火锅中吸收营养，还可以促进消化，保护肠胃，从中得到健康。

随着现代人越来越喜欢吃火锅，在享火锅带来的美味时，也出现了一些问题。吃不仅仅是为了填饱肚子，而且既要吃得舒适，也要吃出健康。为了更加健康地享受火锅，你应该注意下面的问题：

（1）涮火锅前要保证清洁卫生

注意清洁卫生，包括两个方面，一是注意整家饭店的卫生问题。如果发现某家饭店的卫生不好，最好换一家。因为一些饭店为了获得更多利润，不顾顾客身体健康，将一些锅底回收“循环利用”，这就会伤害到人们的身体健康；二是注意火锅餐具的问题。因为火锅停用后，尤其是铜火锅，会与空气中的氧气、水分等物质发生一系列化学反应，在锅内会生成一种绿色物质，就是铜锈。铜锈是一种具有较强毒性的物质，会严重危害身体。所以，吃火锅前要特别注意用具的清洁卫生。

（2）不要吃生的青菜和肉片

人体在冬季容易缺乏维生素，而青菜中则含有丰富的维生素，火锅中多放些青菜，可以补充维生素。但不宜吃还没有煮熟的青菜，因为青菜的叶子表面往往带有一些肉眼无法看见的致病细菌或寄生虫卵，如果青菜未煮熟，这些病菌或虫卵就有可能继续存活，这些未被杀死的病菌或虫卵就会进入人体，引起细菌性疾病或寄生虫病等。

附红体是各种肉片中比较常见的一种寄生性微生物，如果肉片没有涮熟，它会进入人体，从血液中的红细胞里不断吸收营养，不断繁殖，从而造成红细胞的快速消亡，导致人体的免疫力下降。如果受附红体严重感染，就会有一系列症状发生，比如头晕、恶心、精神不振、面色不好、浑身乏力、腹泻、腹痛等，还有可能导致贫血、淋巴重大等疾病。在吃火锅时，肉片要越薄越好，不仅有利于杀死肉片中携带的细菌或寄生虫卵，还能减少肉片中营养的流失。

（3）食物煮的时间不宜过长

吃火锅的时候，不要把食物放在锅里久煮，一旦肉片或蔬菜熟了，就应该捞起来。因为，如果食物煮的时间过长，其中的营养将会受到很大程度的流失。而且，一些食物中含有比较丰富的维生素 C，它能够抑制火锅汤中的亚硝酸盐与肉片释放的胺类化合物发生反应，不会让火锅中存在能够引发癌症的有毒物质亚硝胺；如果长时间煮食物，维生素 C 也将会受到破坏，从而无法阻止亚硝胺的生成。

（4）吃火锅时不宜喝啤酒

火锅的配料中含有卟啉类化合物，在涮火锅的过程中，这些化合物会分散在火锅内。吃火锅的时候，这些物质经过一系列的消化过程，最后转化成为尿酸。如果此时喝了啤酒，一部分尿酸将不会顺着尿道排出体外，而会在啤酒的作用下停留在体内的一些关节部位或软组织内，使排泄系统变得紊乱，甚至有可能引起严重疾病，比如尿毒症、肾结石等等。

（5）不宜多喝汤

火锅汤中含有浓度较高的卟啉类化合物和嘌呤类化合物，它们最后被分解成尿酸，容易诱发痛风病。因此在吃火锅的时候，不要多喝汤。另外，这些尿酸还会给痛风和结石带来负面影响，从而使病情恶化。患有痛风或结石病的人一定要注意，吃火锅的时候千万不要喝汤。

（6）不宜加入太多辣椒

辣椒是一种刺激性食物，如果在火锅中放入了大量辣椒，食用后必然会使口腔黏膜、食管黏膜以及肠道黏膜和胃黏膜遭到强烈刺激，引起胃溃疡和十二指肠溃疡。患有痔疮、肺结核、胆囊炎、慢性胰腺炎、胃溃疡及十二指肠溃疡的人更应该注意，一定要将胃黏膜保护好。

（7）吃火锅的时间不宜过长

由于受火锅自身特点的影响，一些人吃起火锅来，一吃就是两三个小时，甚至会更长。表面上看似悠闲和享受的事情，实际上却是不宜的。因为如果长时间地进食，消化系统就没有休息的时间，它需要不停地工作，不断地分泌各种消化液来消化不断送人口中的食物，从而引起消化系统混乱，不能够正常工作，从而引起呕吐、腹泻、腹痛，甚至还会患上胃炎、肠炎、急性胰腺炎等各种炎症。

另外，大多数食物里面都含有或多或少的亚硝酸盐。亚硝酸盐有着很好的溶解性，吃火锅的时间越长，汤中的亚硝酸盐含量就会越高。同时，肉片在高温条件下会释放出胺类化合物。胺类化合物与亚硝酸盐发生反应后生成亚硝胺，亚硝胺是一种致癌物质，对人体健康不利。

（8）不宜经常吃火锅

火锅中的食物虽然丰富，但是太杂，经常吃火锅会给消化系统增加负担，而且，由于火锅汤在反复加热的过程中越来越热，加上大部分肉片都偏于温性，经常吃火锅容易让人上火。另外，火锅中的鱼丸、虾丸等含有比较多的油脂，这些高油脂食物会恶化高血压、高血脂、糖尿病等病情；火锅中含有丰富的钠、钾等矿物质元素，也不利于患有高血压或肾脏病的人过多食用。

（9）吃火锅要注意安全问题

尤其是在冬天的时候，由于怕冷，吃火锅常常关着门，使室内温度升高，如果人比较多，就会出现轻微的缺氧。如果用木炭来煮火锅，木炭会用掉很多的氧气，时间一长，就会产生很多的一氧化碳。人们吸收了这些停留在屋子里面的有毒气体，便会中毒。并且一氧化碳的作用是缓慢的，还难以察觉。所以吃火锅时，要注意不时透透气，保持屋子的良好通风。

第三章
改善习惯——时间是天下最管用的药物

是不是健康，主要看他的生活习惯。《黄帝内经》有云："食饮有节，起居有常，不妄作劳，故能形与神俱，而尽终其天年，度百岁乃去。"相反"起居无常，起居无节，故半百而衰也。"所以健康的生活习惯就是最好的养生方式。医学上讲人体内的生理循环、新陈代谢是有规律的，其实就是自古而生的生活习惯，一旦"阴阳相错"，就会"变由生也"，酝酿成疾病。

01.注意你的用餐习惯

现代人随着生活节奏的加快，许多人都面临着生存的挑战。因为工作，因为学习，人们的用餐习惯也面临着严重的问题和挑战。例如，生活用餐没有规律，不是忘了早餐，就是晚餐，其实这是一个非常严重的问题，也是一个非常不好的习惯。这个不良习惯会给身体带来很大麻烦。所以，要想拥有一个健康的体魄，就要注意你的用餐习惯：

（1）早餐中的“两宜两不宜”

一是宜少不宜多：饮食过量会超过胃肠的消化能力，食物便不能被充分的消化吸收，久而久之，会使消化功能下降，胃肠功能发生障碍而引起胃肠疾病。另外，大量的食物残渣储存于大肠中，被大肠中的细菌分解，其中蛋白质的分解物——苯酚等会经肠壁进入人体血液中，对人体十分有害，并容易患血管疾病。因此，早餐不可不吃，但也不可吃得过饱。

二是宜软不宜硬：在清晨，人体的脾脏困顿呆滞，常使人胃口不开、食欲不佳，老年人更是如此。故早餐不宜进食油腻、煎炸、干硬以及刺激性大的食物，否则容易导致消化不良。早餐宜吃容易消化的温热、柔软食物，如牛奶、豆浆、面条、馄饨等，最好能吃点粥。如能在粥中加些莲子、红枣、山药、桂圆、薏米等保健食品，则效果更佳。

（2）每日饮食以午餐为主

每日饮食中最主要的一餐就是午餐。如果午餐不吃饱吃好，人往往会在繁重工作数小时后(特别是下午3－5点钟)出现明显的低血糖反应，表现为头晕、嗜睡、工作效率降低，甚至心慌、出虚汗等，严重的还会导致昏迷。所以午餐的作用可想而知，午餐的作用可归结为“承上启下”四个字：既要补偿早餐后至午餐前4－5个小时的能量消耗，又要为下午3－4个小时的工作和学习做好必要的营养储备。

所以在午餐的食物挑选上也要动一番心思，不能或有或无地凑合，午餐食物的选择大有学问。午餐所提供的能量应占全天总能量的40%，这些能量来自足够的主食、适量的肉类、油脂和蔬菜。这里向大家推荐几种午餐的理想食品：

①最佳的蛋白质来源——鱼肉

推荐理由：鱼肉可提供大量的优质蛋白质，并且消化吸收率极高，是补充优质蛋白质的最佳选择。同时，鱼肉中的胆固醇含量很低，在摄入优质蛋白质的同时，不会带入更多的胆固醇。有研究表明，多吃鲜鱼还有助于预防心血管疾病。

②降脂食品——洋葱

推荐理由：洋葱可清血，有助于降低胆固醇。

③抗衰老抗癌食品——西兰花

推荐理由：西兰花富含抗氧化物维生素C及胡萝卜素。科学研究证明，十字花科的蔬菜是最好的抗衰老和抗癌食物。

④保持活力食物 - - 圆白菜

推荐理由：圆白菜也是开十字花的蔬菜，维生素C含量很丰富，同时富含纤维，能促进肠胃蠕动，让消化系统保持年轻活力。

⑤抗氧化食品——豆腐

推荐理由：除了瘦肉和鱼虾类食物外，豆腐也是良好的蛋白质来源。同时，豆类食品含有一种被称为异黄酮的化学物质，是一种有效的抗氧化剂。请大家记住，“氧化”意味着“衰老”。

⑥养颜食物——新鲜果蔬

推荐理由：新鲜果蔬中含有丰富的胡萝卜素、维生素C和维生素E。胡萝卜素是抗衰老的最佳元素。胡萝卜素能保持人体组织或器官外层组织的健康，而维生素C和维生素E则可延缓细胞因氧化所产生的老化。此外，这些富含膳食纤维的新鲜蔬果还能促进大肠与直肠健康，帮助排毒。

（3）晚餐不科学的病症

晚餐吃得过饱或者过晚，都会导致身体的不适，长期下去，甚至会导致多中疾病。以下是晚餐不科学容易导致的几种病症：

①结石

人体排尿高峰一般在饭后4－5小时，而晚餐吃得过晚，晚餐后产生的尿液就会全部堵在尿路中，不能及时排出体外。这样，尿路中尿液的钙含量就会不断增加，久而久之就会形成尿路结石。

②肠痛

如果一日的副食品大部分由晚餐吃下，这些物质在大肠内受到厌氧菌的作用，就会产生有害物质。这些物质可增加肝肾的负担和对大脑的毒性刺激，加之睡眠时蠕动减少，又会相对延长这些物质在肠腔内停留的时间，从而易导致大肠癌。

③胰腺炎

晚餐吃得过好过饱，加上饮酒过多，很容易诱发急性胰腺炎，使人在睡眠中休克。如果胆道壶腹部原有结石嵌顿、蛔虫梗塞以及慢性胆道感染，则更容易诱发急性胰腺炎。

④肥胖

晚餐吃得过饱时，多余的热量合成脂肪在体内储存，可使人发胖。因此，晚餐摄入的热量不应超过全天摄入总热量的 30%，这对于防止和控制发胖来说至关重要。

⑤冠心病

晚餐摄入过多的热量，可引起血胆固醇增高。而过多的胆固醇运载到动脉壁堆积起来，就会成为诱发动脉硬化和冠心病的一大原因。

⑥高血压

晚餐过多进食肉类，不但会增加胃肠负担，而且会使血压猛然上升，加上人在睡觉时血流速度大大减慢，大量血脂就会沉积在血管壁上，从而引起动脉粥样硬化。据科学实验证明，晚餐经常进食荤食的人比经常进食素食的人血脂一般要高 2－3 倍，而患高血压、肥胖症的人如果晚餐爱吃荤食，害处就更大。

⑦多梦

晚餐过饱，鼓胀的胃肠会对周围的器官造成压迫，使大脑相应部位的细胞活跃起来，诱发各种各样的梦。噩梦常使人疲劳，久而久之，会引起神经衰弱等疾病。

⑧糖尿病

如果中年人长期晚餐过饱，反复刺激胰岛素大量分泌，往往会诱发糖尿病。

所以一个人的用餐习惯很重要，直接关系到人体的健康和生活质量。科学合理的调配一天三餐，养成一种很好的生活习惯，不仅可以提高身体的抵抗力，减少疾病的侵袭，更能让自己拥有一个健康的人生。

02.何时睡觉也是一门学问

人们常说，一个人的睡眠时间基本上占到整个生命的1/3，并且会根据自己的生物钟和生活习惯，会定时定地的睡觉。研究发现，除了夜间睡眠外，在白天还有三个需要睡眠的睡眠高峰点:上午9点、中午1点和下午5点。特别是午饭之后，睡意会更浓。

一般情况下，在上午9点和下午5点的睡眠点上，由于人们忙着上班、工作，很容易被转移睡眠注意力而度过去。可是中午那个睡眠点就很难被转移，因为中午人们会停下工作，休息一下。事实证明，午睡能使大脑和身体各个系统都得到放松与休息，更有利于下午、晚上的工作和学习，而且也是夏秋季节预防暑热的积极措施。有资料证明，在一些有午睡习惯的国家和地区，冠心病的发病率要比不午睡的国家或地区低得多。

午睡在昼长夜短的夏天尤其重要。夏天天气炎热，即使到了晚上，气温仍然很高，难以入睡，要等到下半夜气温稍稍降低之后才能睡着。而第二天四五点钟天已大亮，气温又逐渐升高，又睡不着了，从而导致睡眠不足。所以在白天的几个睡眠点要充分的利用。

在人的第二个睡眠点，即中午1点左右，这时候大脑反应迟钝，人会感到疲劳，肝脏也需要休息。所以许多人一到中午就昏昏沉沉、没有精神。同时，一天中温度最高的时候在中午2点左右，这时候工作过于劳累，就容易中暑。特别是那些在户外工作的建筑工人、农民，所以，要在这个睡眠点上稍事休息，让大脑和身体其他器官都休息一下，这样不但有利于提高下午工作效率，也有利于身体健康。

但是睡觉也并不是任意而为的事情，睡觉也要讲求一个度，不能太少，也不能太多。美国科学家调查研究表明:每晚7个小时的睡眠是最安全的，每晚睡眠时间超过8小时的人的死亡率要高于每晚只睡6-7小时的人。这一研究的人员解释说:目前还没有足够的科学依据支持这一研究结果，但是有一点是可以肯定的:睡眠时间的长短会影响细胞因子，而细胞因子会诱发炎症，这是导致死亡的原因。而且，睡眠时间越长，发生睡眠呼吸暂停综合征的危险就越大。除了导致死亡，“睡懒觉”还有以下几点不利于身体健康：

（1）睡懒觉会导致肌肉疏松

那些赖床的人，肌肉组织长时间处于松弛状态，肌肉修复能力差，代谢物不能及时排出，起床后会感到双腿酸软无力，腰部不适；睡醒后起床活动活动，能够加快血液循环速度，增加血液供应量，加粗肌肉纤维。

（2）睡懒觉会影响胃肠道功能

一般人的早饭是7点钟左右，这时候前一天晚上吃的东西已经基本消化完了，胃肠会因饥饿而收缩。睡懒觉的人宁愿饿肚子也不起床吃早饭，长此以往，容易得慢性胃炎、溃疡等病。

（3）睡懒觉会打乱生物钟

正常人体的内分泌及各种器官的活动，都有一定的昼夜规律。绝大多数人习惯白天工作，晚上休息，就是受人体生物钟的调节和支配。如果平时生活比较规律，可是一到假期就睡懒觉，就会扰乱体内生物钟的节律，使内分泌激素出现异常。长此以往可能出现萎靡不振、情绪低落等一系列不良反应。

（4）睡懒觉对小孩子也有影响

研究发现，爱睡懒觉的孩子记忆力不如早起的孩子，学习效率也比较低。

因此，如果没有特殊情况，“黎明即起”最好了。这是一种良好的生活习惯，即使是节假日，也要保持正常的生活规律，按时睡觉，按时起床，这样才有利于身心健康。

一个人体内白天消耗的能量要靠晚上的睡眠来补充，内分泌激素有25%－35%是在睡眠时产生的。如果睡眠不足，必然会破坏体内新陈代谢平衡，使身体的消耗不能及时得到补充。而且激素合成不足，会造成体内环境不协调。长此以往，想要有一个健康的身体是不可能的。

心理学家指出：睡眠不足会造成心理疲惫感，产生不良情绪，如焦虑、忧郁、急躁等。甚至会直接对生理造成损害，如食欲不振、消化不良、免疫功能低下，引发或加重失眠症，造成神经官能症、溃疡病、糖尿病、脑血管病等。

因此，养成一个规律的睡觉习惯，既不多睡又不少睡，不仅有利于自己的身体健康，也有利于自己的工作和学习。为了到达一个良好的睡眠质量，最自然、最根本的办法就是采用自我训练、调节饮食、改善作息时间等。

（1）下午运动帮助睡眠

希望晚上睡得好，下午适量运动是很有帮助的。美国一位医学家曾进行过研究。他将一些人随意分为两组，在同一天的上、下午分别进行相同种类的等量运动，活动的疲劳程度也相同，而且，两组人都按规定在晚上同一时间上床睡觉，并且用电脑扫描记录仪检测他们每一个人的睡眠情况。结果发现，早晨和上午运动的人，他们晚间睡眠的情形跟平常差不多。而下午运动的那一组人，晚上睡眠情形则比平常好得多。这是由于大脑兴奋及肌体疲劳程度不同的结果。

（2）养成良好习惯

尽力营造高质量的睡眠环境。睡觉时要关灯，保持安静。尽量避免太冷或太热的环境；尽量避免每天下午以后饮用刺激性饮料，比如酒、咖啡、茶、可乐等，睡前最好不要吃大餐；避免临睡前观看紧张、刺激、恐怖的电视、电影，比如鬼怪片、凶杀片等，以免造成心理不安而影响入睡。

尽量养成睡眠的好习惯。每天同一时间上床睡觉，上床后除了睡觉之外，不要想其他的事情。如果在床上翻来覆去难以入睡，就会让人更加紧张，更难入睡。遇到这种情况，最好起床离开房间做些轻松活动，比如看书、听音乐、静坐等，直到疲倦了再进房间睡觉。

（3）自我放松训练

如果躺在床上无法控制思绪，可以按照以下方法做：

不垫枕头平躺，将双手双脚尽量打开呈“大”字形，手心朝上，眼睛自然闭上，下巴往内收，注意力集中在腹部，开始用腹部呼吸，每次吸气、吐气的时间一次一次拉长变慢，一般五六个回合。

除了进行呼吸训练之外，还要默想着身体的每一个部位，顺序从脚趾、脚板、脚踝、小腿渐渐往上，不漏掉身上任何一个部位，慢慢地在意念中默念，让这些部位尽量放松，慢慢地，连腰部都可以平贴在床面上，渐渐地，心中的杂念就可以甩掉了。

实践证明，这是一个不错的方法，即使只有几个小时的睡眠也可以让身体各器官获得足够的休息。

03.睡眠是最好的天然补品

当今社会，竞争愈演愈烈，大多数人的生活节奏加快，生活规律被打乱，并且健康也能保证，常被各种各样的疾病侵扰。所以，努力改变不良的生活习惯，保持充足睡眠，积极治疗失眠，成为了现代人的一种共识。

健康专家认为，充足的睡眠、均衡的饮食和适量的运动是健康生活的三个重要支柱。而在人们的健康理念中，人们往往只注重饮食和运动，却忽略了睡眠这个重要因素。专家呼吁，要想得到健康，就必须重视睡眠对健康的意义，重视睡眠习惯。

医学研究人员根据近年来对睡眠研究的最新结果所提出的新观点就是“健康来自睡眠”。睡眠才是健康最好的天然补品。一个人睡眠不足或是过多，对身体的健康都很不利。一个人如果三天三夜不睡觉，就会产生幻觉，思考判断力、记忆力都会明显减退，甚至出现心悸、血压增高等反应。因此，科学地安排睡眠十分重要。

但是在怎么样才能得到科学的睡眠呢?一个人是否能够得到健康，睡眠是关键，只有睡眠好了，才能拥有健康的身体。要保证良好的睡眠必须注意以下三点：

（1）做好睡前的清洁工作

科学研究法发现，人体在15－24℃温度下，才能获得较好的睡眠质量。如果过冷或是过热，都会使人辗转反侧，久不成寐。所以要在睡前给自己“降降温”，应在睡前养成洗澡、洗脚、梳头、刷牙等清洁卫生的好习惯，这不仅是良好的养生之道，而且更是促进良好睡眠的最佳方法。

（2）入睡前保持轻松平和的心情

专家提出，睡眠要先睡心，后睡眼。讲的就是在睡前必须保持心平气和、愉快的心情，先让自己的心静下来，这样才能保证安静入眠。在现实生活中，很多人都体验过，当自己的心情不好或者愤怒的时候入睡，就达不到很好的睡眠状态。如果临睡前听一段好听的轻音乐，或者喝一杯牛奶，都有助于睡眠。

（3）营造安静清洁的睡眠环境

良好的睡眠要注意保持环境的安静和清洁。如果外面总是吵吵闹闹，就会让人烦躁不安。睡眠并不需豪华的别墅，“纵有良屋千万间，睡觉只需几尺宽”。但睡觉的环境要清洁卫生，并保持一定的室温和清新的空气，这样才有助于提高睡眠质量，有利于身体健康。

现代竞争压力加大，许多人常常熬夜工作，以期提高工作效率，其实这样的效果往往是适得其反，既不能达到想要的效果，还不利于身体健康，但是，人们并未把缺乏睡眠看成是一种危险，事实上，这就低估睡眠不足的潜在危险性。

近来一些时间，研究人员把睡眠不足和酒精的毒性进行了比较，发现经过17－19个小时不睡后，人的行为与血液酒精浓度为0．05%时相当甚至更差，所以许多国家的交通规则明确规定禁止疲劳驾驶。这个原则也适用于需要注意力高度集中的医疗工作。德国的医生们在工作两个小时后一般休息一段时间再继续工作，其目的是保持自己旺盛的精力，防止在大脑疲劳状态下出现医疗差错。

当然睡觉太多也会“物极必反”，也同样不利于身体健康。一些心理学家也解释说，睡得过多就像是吃得太饱一样，对健康是有害的。在医疗实践中，医生对患偏头痛的病人进行“节制睡眠”疗法，每天让病人只睡6个小时，结果得到很好的治疗效果。

要保证充分的睡眠时间，提高睡眠质量，并不是要大量地延长睡眠时间或者是减少睡眠时间，而是要适度、充足的睡眠，更重要的是要提高睡眠的质量。所以，从个人安全健康的角度看，应当改变忽视睡眠和休息不足的观念，因为只有保证了充足的睡眠，才能保证工作和学习的高效率，才能拥有快乐、健康的人生和生活。

04. 小心患上“电视病”

上世纪，电视的发明和发展可以说对家庭生活的影响是巨大的。直到现在，电视的普及率更是越来越广了，几乎家家户户都有电视，甚至一个家庭不止一台电视，电视已经不足为奇了。

电视作为娱乐、休闲的媒介和工具深受人们的喜爱，可以说无论是老年人，还是成年人都喜欢看电视，儿童更不必说了。老年人喜欢看些戏曲、新闻、养生保健之类的节目；成年人大都钟情于一些恋爱方面的情感节目；而儿童大都热衷于看动画片等儿童节目……

当一个人在家的时候，相信他肯定会不自觉地打开电视，哪怕只是让它发出声音。可以说，电视除了作为一种休闲娱乐的工具之外，已经成为了一些人生活中的朋友或“伴侣”。也正因为如此，有些人一看电视便是很长时间，甚至是整天不动地盯着电视。其实，这样的习惯一旦形成，对身体健康是非常不好的。有些医生和专家说，不间断地看电视，最好不要超过三个小时；否则，就容易引起一些“电视病”，例如：

(1)倘若让 3－7 岁的儿童看电视的时间过长，就容易使儿童养成一种非常孤独与难以和人沟通的性格。

(2)由于长久看电视的人，坐在电视机前的时间多，户外活动时间就少，从而缺乏阳光沐浴，呼吸不到新鲜空气，使人血液运行不畅，躯体活动不灵，不能适应室内外环境，肌体抗病免疫力降低诱发感冒等疾病。

(3)电视荧屏表面存有大量静电荷，其聚积的灰尘借光束的传递落到人们的面部，如不及时清洗面部，就会生出难看的斑疹。

(4)看电视时，长时间的久坐会使下肢血液回流受阻，产生胀、麻、疼等症状。另外，因静脉血管壁薄，易受压，导致血流受阻，使下肢静脉血栓形成，形成“电视腿”。

(5)一些人喜欢躺着看电视。当人们被故事情节所吸引，头部长时间保持一种姿势，就会使颈部肌肉疲劳僵硬。当头部转动时，肌肉“应答”能力就会减弱，容易导致关节错缝、肌肉扭伤，诱发颈椎病，严重的甚至还会出现关节脱位。

(6)长久的看电视使人体力消耗减少，户外运动也会相应地减少，所以就会引起皮下脂肪堆积，如果有看电视时喜欢吃高能量零食的习惯，会使人不知不觉地变胖。

(7)倘若一个人长时间的盯着荧屏，会使眼球充血，使眼球视网膜的感光功能失调。同时，还会出现眼球干涩，引起视觉障碍，造成植物神经紊乱。

由此可见，长时间地盯着电视，并不能很好地让人得到休息、放松；相反，却会带来很多意想不到的“麻烦”。可以说，看电视超过三个小时，就容易引发上面的疾病，因此，不要长久的看电视，应该有一段“中场休息”时间，活动一下身体，呼吸一下户外的新鲜空气，这才是正确看电视的方法，也利于身体健康。

不过，除了长时间看电视和不正确的姿势以外，不正确地看电视的习惯也是引发“电视病”的主要原因之一，其中边看电视边吃饭就是一个。很多人有边吃饭边看电视的习惯，其实这样的习惯有碍于身体健康。

边吃饭边看电视有多种坏处：

首先，人在吃饭时，需要有消化液和血液帮助胃肠消化食物，吃饭时看电视，大脑也需要大量的血液，这样，相互争夺血液的供应，结果，两方面都不能得到充分的血液，就会既吃不好饭，也看不好电视。时间长了，还会发生头晕、眼花，影响食物的消化与营养的吸收。

其次，容易影响食欲。除了生理因素可以引起食欲外，外部因素也可以通过条件反射来影响食欲。边吃饭边看电视时人们往往以电视为主，忽视了食物的味道，使本来已经出现的食欲因受到电视的抑制而降低或消失。时间久了，就会出现营养不良现象。

所以，最好不要一边吃饭一边看电视，最好是饭后20－30分钟再看电视。如果一定要看电视，在选择电视节目时，以少看或不看紧张刺激情绪的节目为宜，这样更有利于身体健康。

05.睡眠习惯影响你的健康

“日出而作，日落而息”是符合人类生活习惯的作息时间。多少年来，这样的一个作息时间表从来都没有更改过。可是现在，随着电灯、电视、电脑等高科技产品的发明和发展，使得人类越来越意识到晚上时间的重要性，随之夜生活就愈来愈丰富，睡觉的时间也就愈来愈晚。

逐渐，人们的生活规律发生着潜移默化的改变，现在很多人的一天都是从晚上开始，而也有很多人的早餐从中午开始，就像是路遥一本书的名字“早晨从中午开始”。但不可否认的是，现代人的身体健康却受到各种因素的影响，甚至是以前从不在意的事情都成为了威胁人们身体健康的“隐形”杀手。其中，多少年睡眠规律的被打破就是一个重要的原因。

所以，养成一个良好的睡眠习惯，一个科学的作息时间，对人体的健康，心态的平衡以及提高工作和学习方面的效率，都有很好的作用。当然，一个良好的睡眠习惯要注意多方面的事项，例如，以前总是说“早睡早起”身体棒，但是随着科学的发展，越来越多的专家学者发现，其实这样的作息时间并不是很科学，而“晚睡晚起”才会让人更加的精神，有利于身体健康。

另外，选择什么样的睡姿也很重要。每个人都有自己习惯的睡姿，仰睡、趴睡、左侧睡、右侧睡，但是，究竟哪一种更健康呢?人体内脏各有其固定的位置，只有在最适当的位置时，才能发挥最大的功能。左侧睡时，肝脏及胆囊受到拉扯，难以发挥正常的功能，而且容易使心脏受到压迫，给心脏造成负担;而右侧睡时，位于左胸腔的心脏被拉向右方，影响心脏发挥最大的功效，另外，还可能造成消化不良，增加肠的负担;趴着睡，不但压迫心脏，而且对呼吸非常不利，严重者还可能导致窒息;而仰睡会增加腰椎的负担，这便是腰痛的原因，特别是剧烈腰痛者，绝对严禁仰睡。由此可见，想要选择一个最健康的睡姿也不是很容易的。

除此之外，我们在选择正确、科学的睡眠习惯的时候，还要注意一些在睡眠时不宜做的一些“坏习惯”。即使是一些非常细小的细节问题，但往往细节决定成败，所以不可不小心。以下是需要注意的几点：

（1）睡觉前不宜做剧烈运动

睡眠的过程是一个人体由动入静的过程。人体在正常的睡眠下，许多生理活动都会逐渐减弱，换句话说，整个人体包括其内部结构和功能都要慢慢进入休息状态。如果睡前过于兴奋，上床后迟迟不能入睡，许多生理活动要重新由旺盛状态过渡到安静状态，需要很长的时间。这样一来，便耽误了正常的休息时间。

（2）睡觉不宜“高枕”

中国有句成语叫“高枕无忧”，其实，高枕并非无忧。研究表明，用10厘米高的枕头最有利于长寿，而用12厘米高的枕头睡得最舒服、踏实。另外，喜欢侧卧睡觉的人，适合使用高一些的枕头；喜欢仰卧睡觉的人，则适合用低一些的枕头。如果长期使用过高的枕头，颈部被固定在前屈位，就会使颈椎发生变形，出现肩背酸痛，甚至引起脑血管循环障碍，脑血流量降低，出现脑供血不足的现象。

（3）伏案不宜睡觉

在工作之余伏案睡觉，其实这是很不健康的。因为当头部枕在手臂上时，手臂的血液循环受阻，神经传导也受影响，极易出现手臂麻木、酸疼等症状，并且，人在睡熟之后，全身代谢减慢，体温调节功能亦会下降，机体抵抗力也会随之降低，伏案睡觉时即使盖有衣物，醒来后往往也会有鼻塞、头晕等症状。同时，伏案睡觉还会危害大脑，因为此时头部的位置过高，入睡时流经脑部的血液减少，容易引起脑缺血。长此以往，就会因大脑的氧和其他营养物质减少而造成对大脑功能的影响。

（4）睡觉不宜“蒙头”

睡觉的时候不宜把头蒙住，这样对于健康十分不利。人睡着的时候，体内各个器官仍在不停地活动，需要吸进氧气，呼出二氧化碳，而被子里的空间有限，时间久了，氧气越来越少，二氧化碳越来越多，人在这样的环境里就会感觉眩晕、头痛、气闷、精神萎靡不振等。对于患有心血管病的人来说，蒙头睡觉由于呼吸不畅，还容易诱发猝死等。

（5）睡觉不宜开灯

人和大多数动物一样，身体会以一种“悄无声息”的方式利用着自然光线，而灯光却会扰乱生物体内的自然平衡。人如果长期生活在灯光下，就会扰乱身体内控制新陈代谢的生物钟，从而使人体产生一种“光压力”，使人体生物、化学系统发生改变，使本来循环有序的心跳、脉搏、体温升降、血压等变得不协调，最后有可能导致疾病发生。睡觉开灯，这不仅是一种浪费，而且对身体健康有害。

（6）湿头发不宜睡觉

有些人总是在头发还是湿的时候上床睡觉，其实这对身体健康很不好。因为，湿头发在蒸发水分的过程中，会使肌体受凉，因而反射性地使上呼吸道毛细血管收缩，局部的血流量减少，上呼吸道抵抗力降低，这就使局部早已存在的病毒或细菌得以乘虚而入，造成上呼吸道感染，出现感冒症状，如鼻塞、流鼻涕、头疼甚至发烧等。同时由于洗头后头发是湿的，有大量水分需要蒸发出去，也要带走很多热量。

（7）睡觉前不宜吃得太饱

日本医学专家在对30－50岁年龄组的人进行饮食状况研究发现，在胃癌患者中，晚餐时间不规律的竟然占到40%。晚上吃得太饱，食物会较长时间停留在胃里，会促进胃液大量分泌，时间久了，就可能导致胃溃疡。另外，食物主要靠一种叫胃黏膜的分泌器官分泌物质进行消化，但胃黏膜上皮细胞的寿命很短，约2－3天就要更新再生一次，而修复、再生的过程一般是在夜间胃肠道休息的时间进行。如果夜间进食，胃肠道就不能得到很好的休息和调整，胃黏膜的修复和再生也就不能很好进行，这样对胃很不利。此外，如果食物中含有致癌物质，如烧烤、煎制、油炸等食品，在胃中长时间的滞留得不到消化，就容易导致胃癌。

（8）戴乳罩睡觉不利于健康

晚上睡觉时，不少女性也喜欢戴着胸罩，以为这样就能保持胸部健美，其实这种做法是很不好的。因为现在大多数的胸罩都有一个钢托，这虽然能让胸部挺起来，但长时间穿戴就会对乳房形成压迫，使本来就脆弱的乳房组织发生病变。研究表明，每天戴胸罩的时间超过12小时，乳腺癌的诱发率高达70%。另外，长期穿戴束身内衣，还会影响局部的血液和淋巴循环，容易诱发各种乳腺疾病。

06.不要养成有害健康的坏习惯

健康的生活来源于良好的生活习惯，一个人如果不重视生活中的习惯和细节，就很难获得健健康康的人生，正如一句话“细节决定成败”。在我们的生活中，或许一个不经意间的细小习惯都会“酿成大祸”，甚至会危及我们的生命。在生活中却总有一些不良习惯影响着人们的健康，有的是人们已经习惯了，有的是把它们的危害忽略了，或者是人们从来没有意识到这些习惯的危害。这对人体健康是极为不利的。在这里，我们简单列举一些不利于身心健康的习惯，以引起大家的注意：

（1）睡前不洗脸

这是一个容易被忽略的细节习惯。早晨起来要洗脸，晚上睡前也要洗脸，如果睡前不洗脸，那么白天附着在脸上的污垢和面部皮肤上的化妆品就会刺激皮肤、堵塞腺体或毛孔，损害皮肤的健康。

（2）睡前不刷牙

很多人认为，早晨起来刷牙就可以了，但是专家指出，睡前不刷牙，危害性是非常大的。比如特别容易患感冒和肺炎，同时也容易对牙齿造成损害，出现牙齿腐坏、牙龈出血、牙周病，甚至牙齿过早脱落等现象。

（3）用滚水泡茶

生活中，很多人都喜欢喝茶，并且都形成了用滚开水泡茶的习惯，但是，正是这样的习惯才让茶叶失去了原来的“营养”。因为滚开水会破坏茶叶中的维生素C。正常的泡茶水温应该在70℃－80℃，这样的茶水才最有益于人体的健康。

（4）空腹跑步

有人喜欢早晨起来不吃饭就去跑步，其实，这种行为是不科学的。因为空腹的时候，体内能量不足，此时跑步会加重心脏和肝的负担，并且极容易引发心律紊乱，甚至还可能有猝死的危险。特别是对于50岁以上的人来说，发生意外的可能性更大。

（5）起床先叠被

人在睡觉的过程中，皮肤会排出大量的水蒸气，这样被子就会不同程度地受潮。研究发现，人的汗液中蒸发的化学物质有一百多种。如果被子吸收的水分和化学物质不及时散发出去，就很易受潮及受化学物质污染，时间久了，就会影响身体的健康。

（6）服用掰开的药片

有的人很不愿意吃药，所以在吃药片的时候，总喜欢掰开再吃，因为这样比较小，容易下咽。但是他却忘了药片会出现棱角而不利于吞咽，并且很容易损伤食管和肠胃等。

（7）空腹吃糖

科学的研究证据表明，空腹吃糖对人体是非常不利的，一旦形成了习惯，对吸收的各种蛋白质的损伤程度就越重。蛋白质是生命活动赖以存在的基础，所以，如果长期空腹吃糖，就会破坏人体各种正常的生理机能活动，降低人体的免疫力以致缩短生命的周期。

（8）鱼刺卡喉喝醋

在鱼刺卡在喉咙中时，很多人都有一种意识，就是以为喝醋能够解决鱼刺卡喉的问题。其实，这是一种错误的认识，这不仅不能排除鱼刺，相反还会引起黏膜蚀伤、食管发生水肿等症状，极易伤害身体。

（9）餐桌上铺塑料布

在日常生活中，人们往往会忽视餐桌上的塑料布。有些塑料布虽然好看，但它是由含毒的游离体聚氯乙烯树脂制成的，餐具如果长期接触这种有毒物质，就会使人产生慢性中毒的危险。

（10）强忍大小便

生活中，有些人在便意明显时才去厕所，有时候，甚至宁愿憋着也不去。这样对健康的损害是非常大的。如果大小便在体内长时间地停留，非常容易引起便秘或者膀胱过度充盈，在这种形势下，粪便和尿液中的有毒物质就会被人体再次吸收，如此，就形成了“自身中毒”的危险。所以，为了身体的健康，必须养成按时排便的习惯，这样既可以维持身体的正常生理活动，而且还可以减少痔疮、便秘、大肠癌的发病率。

（11）跷二郎腿

很多人在坐着的时候，尤其是在工作的时候，都喜欢跷“二郎腿”，认为这种姿势更加的舒服。实际上，这是不利于健康的，它会阻碍腿部血流，导致血液运行不畅。如果患有静脉瘤、关节炎、神经痛等症，会促使病情更加严重。

（12）吃太咸的食物

在生活中，有的人口味重，有的人口味轻。口味重的人就喜欢在饭菜中加入过量的盐，这样对身体也是不利的。因为盐中的钠如果被人体摄入过多，就很容易形成高血压或者心脏病。

（13）眯眼看东西、揉擦眼睛

喜欢眯眼看东西的人要改变这种习惯，因为那样会使眼角出现鱼尾状皱纹，影响脸部的美容；同时还会出现眼肌疲劳、眼花头疼等症状。如果揉眼，病菌就会随手传染给眼睛，这样就有可能导致眼睛部位发炎。

（14）留胡子

很多人喜欢留胡子，认为那样才能显示出自己是个男子汉。事实上，胡子与人是否有男子汉气概毫无关系，相反，留有胡子还有很大的害处。因为胡子具有吸附有害物质的性能。当人吸气时，附着在胡子上的有害物质就被吸入呼吸道内。有关研究分析显示，留胡子的人吸入的空气中含有几十种有害物质，其中包括甲苯、丙酮等多种致癌物。

（15）赌博

赌博具有一种强烈的刺激性，长期进行赌博，对于一个人的身心健康是非常有害的。因为在赌博的过程中，中枢神经系统处于高度紧张状态，这样就会引起激素分泌增加、血管收缩、血压升高、心跳和呼吸加快等症状，使心血管疾病的发病率明显提高。

（16）在厕所看报、看书

在古代，看一个人是不是充分地利用了时间，主要有三点：枕上、马上、厕上。其实，上厕所喜欢看报纸或书，这是一种很不好的生活习惯，偶尔一次也许还可以，但是若形成了习惯，对健康则会产生不良影响。专家指出，50%左右的痔疮患者发病原因就是因为在厕所读书、看报时间过长。人久蹲不起，就会使腹压增高，容易导致静脉回流不畅。时间长了，引起直肠上静脉丛的扩张，致使静脉瓣关闭受到影响，静脉丛壁则会变薄、膨出，从而形成痔疮。

07.饭后不宜做的“七件事”

一个良好生活习惯的养成非常有利于身体的健康，不仅能让自己的生活更加的有规律、平静和舒适，也能让自己的工作和学习更加的有效率;相反，不良的生活习惯，只会给自己的身体增加超额的负担，不利于身体的健康。为了养成良好的习惯，就要想办法“杜绝”那些不良习惯。其中，很多人都没有注意到饭后一些无意间的习惯，也正是这些习惯在“悄悄”地影响着我们的健康。所以，我们要切忌饭后“七件事”:

（1）切忌马上睡觉

饭后，由于消化器官血流量增加，脑部血液供应相对减少，人就会感到疲倦，甚至昏昏欲睡。这种现象在午饭后表现得更为明显。如果饭后马上睡觉，则胃肠道的蠕动减慢，消化液分泌减少，食物就不能得以充分消化。特别是孩子，可能引起消化功能紊乱、消化吸收不良、营养缺乏症。再者，食物停滞在胃里，还会促使大脑兴奋性提高，使人不易入睡，即使是睡着了也会发生咬牙、说梦话、做噩梦等“胃不和则卧不安”的现象，因此，饭后要稍微等一段时间再睡觉。

（2）切忌剧烈运动

生活中常常能听到“饭后百步走，能活九十九”的谚语，就是说饭后适当运动能帮助消化，有益于人体健康，但饭后如果立即进行剧烈活动，如跑步、打球、从事重体力劳动等，则会影响食物的消化吸收，于健康不利。因为剧烈运动或劳动时四肢肌肉需要有较多的血液供应，胃肠道的血液供应就会相对减少，消化吸收必然会受到影响。另外，饭后胃里食物较多，重量也较大，如果运动或劳动过度，容易造成腹痛、胃下垂等病变，所以运动或劳动应安排在饭后 1 小时之后进行为宜。

（3）切忌立即吃冷饮

饭后立即吃冷饮，对消化道产生很强的冷刺激，会引起消化道强烈的蠕动，这样就可能引起腹痛腹泻。另外，胃部血管对冷热强烈的变化会不适应，突然收缩，如果长时间如此，就会导致胃的消化机能失调，最后导致消化不良或其他病症。

（4）切忌马上游泳、洗澡

饭后，人体的消化系统即开始紧张的消化吸收工作，所需要的血液大大增加。如果此时马上游泳或洗澡，皮肤血管就会扩张，血流量就会增加，消化道的血液供应就会减少，消化能力就会减弱。而洗澡、游泳时的全身运动，也促使各运动器官血流量增加，进一步削弱胃肠的消化活动。另外，游泳时人体浸没在水里，一方面，腹部血管受到冷水刺激会引起收缩，导致胃部供血不足，易产生胃痉挛，发生呕吐或消化不良；另一方面由于水的压力影响了胃的蠕动，妨碍胃对食物的消化。所以，最好的习惯就是饭后15分钟后再去洗澡，半小时后再去游泳。

（5）切忌立即吸烟

一些爱好吸烟的人常说："饭后一支烟，赛过活神仙。"他们感觉饭后吸烟就是一种享受。其实，饭后立即吸烟，对健康祸害无穷。因为人在吃饭以后，胃肠蠕动加强，血液循环加快，全身的毛细血管全处于舒张状态，此时人体吸收烟雾的能力"最佳"，烟中的有毒物质比平常更易进入人体，从而加重对人体的危害。所以有些专家就说，身体在饭后吸1支烟所吸收的毒物，比平时吸10支烟的毒物还多。

（6）切忌立即喝茶

吃完饭后立即喝茶，看起来很是休闲、悠哉，但事实上，这是一个弊多利少的不良习惯。尽管喝茶能增加胃液的分泌，促进食物尤其是肉类的消化吸收，但是茶叶中含有大量的单宁，它进入胃肠道后，能使食物中的蛋白质变成不易消化的凝固物质，妨碍人体对蛋白质、铁质及其他营养素的吸收，时间长了就会导致人体营养不良。有饭后饮茶习惯的人，应该注意这是一个不良习惯，但是可以改为饭后用茶水漱口，这样既可以去油解腻、爽口洁齿，又可因茶水中含氟元素而预防龋齿。

（7）切忌立即大便

许多人有饭后立即大便的习惯，这对人体健康十分不利。因为吃饭后胃酸、消化酶分泌增多，胃的蠕动功能增强，若在胃内装满未消化的食物时排解大便，腹内压力会骤然加大，胃酸、消化酶有可能返流至食道，久之可形成返流性食道溃疡。如果吃进硬质食物后用力大便，腹内压力很高，硬质食物易损伤胃黏膜，久之可形成糜烂性慢性胃炎。饭后马上大便还可促使幽门平滑肌功能紊乱、胆汁返流，导致胃黏膜充血、水肿、发炎。故有饭后立即排便习惯的人应逐渐改正过来。

08.爱酒但不要贪杯

古代一些文人墨客非常喜爱饮酒，所以在源远流长的中国历史和文化上就增加了一道“酒文化”的亮丽风景。他们不仅只是为了饮酒，而常常是“醉翁之意不在酒”，只是借酒表达一种情怀。如“酒逢知己千杯少”、“劝君更进一杯酒”、“我有一樽酒，欲以赠远人”等等，不是用来表示结识好朋友的喜悦，就是表示对朋友的依依不舍和离别时的伤感，面对种种情景，文人借酒抒情，其代表人物就是被称为“酒仙”的李白。

直到现代，酒风依然很是盛行。爱酒之人更是数不胜数，甚至有的人天天喝酒，嗜酒如命，已经到了一种病态的“爱酒”。例如，现在说要请某某人吃饭，不再说是吃饭，而是说成去“吃酒”，有的更是“无酒不成席”。

有的人说“酒是穿肠毒药”。酒喝多了对身体有非常大的伤害。其实，酒对人来说并无好坏之分，关键在于喝酒的人怎样去把握，就像是一句古诗:“酒不醉人人自醉。”还有的人说:“淹死的都是会游泳的，醉死的都是会喝酒的。”这话也有一定的道理，但是这句话的目的是为了劝诫那些认为自己有些酒量的人，不要不顾身体的健康而大饮、特饮，最终伤害到自己的身体。

研究表明，科学饮酒的人比不喝酒的人要健康，而且寿命也会长于不喝酒的人。因为，酒在酿造过程中，可以说好酒都是“含谷物之精华，吸天地之灵气”，从而有其很好的健身功能，所以，适量饮酒也有益身心。

(1）适量饮酒有助于消化

饮食中，人们会从食物中吸收各种各样的营养物质。其中，有些物质具有脂溶性而不具有水溶性，在水中无法溶解。此时，酒精便可以作为溶质，快速地将这些物质溶解在其中，从而促进消化。适量饮酒还可以促进消化系统内消化液的分泌，同样能够起到促进消化的作用。

（2）适量饮酒促进人体血液循环

医学研究表明，适量饮酒可以帮助人疏通经脉，使血液畅通，防止血管堵塞，从而避免缺血性中风的发生。

（3）适量饮酒能够防止有些疾病

适量饮酒可以有效地防止老年痴呆，减少肝脏硬化的发生，还能够提高体内良性胆固醇的含量，防止心脏病发作，另外，适量饮酒还可以消暑。

当然，喝酒的关键就是能否把握住“火候”。过量饮酒对人体就会造成不利影响，严重危害肠胃和身体其他器官。例如，如果喝酒过多，为了分解掉体内存积的大量酒精，必须消耗掉体内大量的维生素B,从而引起人体中维生素B的缺乏，引发各种各样的疾病，包括心肝硬化、脂肪肝、血管病、冠心病等等。

另外，饮酒过程中，酒会顺着食道进入执行消化功能的肠胃。如果饮酒过量，大量酒精就会在肠胃中停留，严重刺激肠胃黏膜，造成胃和十二指肠充血。在大量酒精的影响下，肠胃在消化过程中必需的消化酶会减少，胃酸和胰液的分泌量会大大增加，从而引起一系列疾病，比如胃炎、肠炎、急性胰腺炎、胃出血等等。并且，过量饮酒会抑制食欲，会出现营养不良的状况。

过量饮酒还会给人带来其他不适，例如，伤害大脑、肥胖、银屑病、骨质疏松症等。所以，在这里还是劝诫爱酒之人，在充分享受美酒之时，最好要把握喝酒的度，让酒成为生活中不可或缺的保健品。那么究竟喝多少酒才能算是适量呢？

饮酒的多少与肝脏对酒精的消化分解功能有关，最好不要对肝脏造成任何负面影响。一般来说，体重为60公斤的人，他的肝脏每小时能够氧化分解掉10毫升酒精。为了避免引发疾病，一个60公斤左右的人，每天的酒精摄入量不要超过50毫升。

如果感觉自已喝酒过多该怎么办呢，你可以采取一系列措施加速体内酒精的分解，从而达到保护肝脏的目的，就是要“解酒”。比如酒后可以吃一些水果，因为水果中含有丰富的果糖，能够加速酒精的分解。另外，醉酒后还可以根据酒的不同性质选择不同的解酒方法。但是要注意不要用醋解酒，因为醋的主要成分是醋酸，醋酸是酸性物质，有刺激作用。大量饮酒会造成体内胃酸含量大大增加，如果此时再喝醋，在胃酸、醋酸和酒精的三重刺激下，更容易导致疾病发生。

另外，也不要用浓茶来解酒，因为浓茶不仅起不到解酒作用，反而会给肾脏增添负担，有损肾脏功能。因为，酒精在体内的分解并不是一步完成的，它先被分解为乙醛，乙醛经过进一步分解才会变成二氧化碳和水。如果酒后饮茶，还未被分解的乙醛就会顺着茶水沿着肾脏排出，损伤肾脏。同时如果饮茶过多，心脏和肾脏就会因体内水分过多而承受额外负担，加重身体危害。

常常听到人们说，有些人是“海量”，千杯不醉。其实，这样的喝酒习惯是不科学的，过量饮酒对身体极其不利，严重危害身体健康，所以，为了自己的身体，也为了自己的家人，还是要学会控制自己的“酒欲”，不能想喝多少就是多少，适量饮酒才会更有利于健康，有利于自己的生活。

09.“戒烟限酒”是健康的基石之一

1992年，世界卫生组织在《维多利亚宣言》中指出，身体健康需要四大基石，即合理膳食、适量运动、心态平衡和戒烟限酒。其中，要指出的是为什么要把“戒烟限酒”也列入到四大基石之中呢?

现代医学研究表明，人在吸烟时，人体血管易发生痉挛，造成局部器官血液供应减少，营养素和氧气供给减少，特别是呼吸道黏膜得不到氧气和养料供给，抗病能力也就随之下降。并且，还指出，少量饮酒可以促进纤维蛋白溶解，减少血小板凝集，促进血液循环通畅，提高胆固醇含量，防止动脉硬化，进而减少血栓产生。每天适量喝酒，可以预防心肌梗塞、脑中风等病发生。

正如李时珍在《本草纲目》中所说:“酒，天之美禄也，面曲之酒，少饮则活血行气、壮神御寒、消愁遣兴。痛饮则伤神耗血、损胃亡精、生痰动火。”这说明“少饮”还是“痛饮”才是喝酒的区别。李时珍还说:“若夫沉酒无度，醉以无常者，轻则致疾败行，重则丧躯殒命，其害不胜言哉。”

可见，那个时候的李时珍就已经看到酒中利与弊。现在，很多人都在追逐着“酒中舞步，腾云驾雾”的生活，但是我们要认识到任何事物都是具有两面性的，少量的烟酒对身体无害，但过量就会损害身体健康。虽然那些古老的谚语和劝诫都已经很长时间，但是事物的本质没有改变，李时珍的忠告依然受用。

但具体来说，如果养成吸烟和过量喝酒的生活习惯，对身体都有什么样的危害呢?

（1）如果长时间的过量饮酒，就会降低食欲，使人体所需的蛋白质、矿物质、维生素营养素供给不足，就会阻碍各组织器官生长发育和生理功能的协调，从而损害人体健康。

（2）过量饮酒，时间久了，就很可能造成酒精中毒，会引起动脉硬化，诱发食道癌、胃癌等疾病的发生。

（3）过量饮酒，就会损害肝脏。酒精要通过肝脏分解和处理，在分解过程中，有相当数量的酒精转化为对人体有害的乙醛。这种物质会使肝细胞变性，纤维组织增生，严重损害肝脏功能，最终诱发中毒性肝炎和肝硬变。

（4）李时珍所说的“痛饮”或许就是现在所理解的经常酗酒，如果长期酗酒，便会使脑神经不断遭到破坏，从而使大脑各容积逐渐缩小，影响大脑功能，智力减退，降低记忆力，甚至是直接伤害大脑。美国医学家对酗酒者的大脑研究发现，经常大量饮酒的人中，有90%的人有大脑体积缩小的现象。这些研究专家推测，这可能是酒精导致大脑神经细胞死亡所引起的生理功能上的变化。

（5）吸烟有害健康。在《维多利亚宣言》中，明确地指出要“戒烟”，可见烟和酒比较起来，就没有那样的好处了。可以想象一个人，叼着一支烟，悠闲自得地弥漫在烟雾缭绕之中。这样的人好像对烟包上印着的“吸烟有害健康”几个字已经毫无感觉了。

然而，医学研究表明，人们长期吸烟，或者是在进食后立即吸烟，对人体健康危害极大。这是因为烟草主要是由碳水化合物羧酸、色素、尼古丁、链烷烃、类脂物质等组成。当人吸烟时，烟草在不完全燃烧的过程中发生一系列的热分解与热合成的化学反应，能够形成大量其他的新的有害物质，这样的物质可达几千种，其中最主要有毒物质就是尼古丁、烟焦油和一氧化碳。

尼古丁是一种味苦、难闻、无色透明的油质液体，挥发性强，在空气中极易氧化成暗灰色，能迅速溶于水及酒精中，通过口鼻支气管黏膜很容易被机体吸收。当人吸烟时，香烟中的20%的尼古丁会被人体吸入，最终会对神经系统发生作用，导致心跳加快、血压升高。

焦油是由好几种物质混合成的物质，在肺中会浓缩成一种黏性物质，粘在人的肺中，如果一个长期吸烟，焦油就像是一块“阴影”，厚厚地盖在肺叶上，严重危害人的肺功能。

尼古丁和烟焦油是致癌物质，所以吸烟较多的人易喉癌、患肺癌、食道癌、口腔癌和膀胱癌，还会导致慢性支气管炎、肺炎及心脏病，增加高血压的危险。而一氧化碳能够促使动脉粥样化累积，降低红血球将氧输送到全身的能力，这是造成心脏许多疾病的原因。

由此可见，长期吸烟和过量饮酒，虽然在当时感觉到了一时之快，但同时也为自己的身体埋下了健康隐患。吸烟对身体有百弊而无一利，过量饮酒也会严重的危害身体。所以，如果想拥有一份健康，就要拒绝吸烟，限制喝酒，就像民间流传的一句话：“戒烟限酒，健康长久。”

第四章

适度运动——让心跳倾听内心的宁静

古人云："流水不腐，户枢不蠹。"运动是大自然的规律，是世界万物蓬勃发展的法则。几乎每个人都知道"生命在于运动"的格言，但是，很多人却未必知道怎样运动才能强身健体，抵御疾病。卡耐基曾说："我发现祛除烦恼的最佳'解毒剂'就是运动。当你烦恼时，多用肌肉少用脑筋，其结果将会令你惊讶不已。这种方法对我极为有效——当我开始运动时，烦恼就消失了。"

01.运动让你更加快乐

几乎每个人都知道这样一句话:“生命在于运动。”但是并不是谁都知道怎么样运动才能更有利于身体健康。运动并不是一件一蹴而就的事情，需要日积月累，“冰冻三尺，非一日之寒”，只要坚持，无论是多么简单的运动，都会让一个人快乐，也更健康。正如美国佛顿依博士说的那样:“笑是一种原地踏步的运动，能使人延年益寿。”而微笑着运动，运动使人快乐，这是一条人人需要懂得的规则。

人的身体中含有很多的“快乐因子”，但是有些因子需要通过运动才能充分地发挥它的效用，从而让运动的人心态更加乐观、自信和快乐。人的大脑中会分泌出一些能够支配人的心理和行为的啡肽类物质。这类物质既具有变化性，又具有振奋人心的作用，也被很多的专家称为“脑内吗啡”。

或许还有很多人对这个词感到陌生，刚刚听到这样的一个词，可能会觉得这是一种对身体有害的物质。事实上并不是，因为在“脑内吗啡”这些啡肽类物质的家族中，有一种叫做“内啡肽”的物质能使人产生愉悦和快乐的感觉，因而常被科学家称为“快乐素”。

但是，经科学家研究发现，这种神奇的“内啡肽”物质只能在人的大脑中存活2-3天，也就是说它只能带给人们享受2-3天的快乐时光。这样看来，好像即使发现了这种物质也并不是那样令人高兴。不过，有一个延长这种“快乐素”寿命的方法，那就是经常运动，进行体育锻炼，使大脑不断地分泌这种神奇的“内啡肽”。

科学研究发现，如果人们天天坚持运动，锻炼身体，持续半年之后，人的大脑中就会逐渐地开始分泌内啡肽，可是一旦停止运动，这种物质的分泌量就会逐渐减少，大约6天之后就会停止分泌。所以，运动锻炼必须长期坚持，否则就会前功尽弃。

可见，运动不仅能促进全身血液循环，提高心肺功能，增强人体免疫力，运动更能让大脑持续不断地分泌这种神奇的“快乐素”，促进人的心理健康和身体健康，让人们“快乐起来”。

除此以外，科学研究还发现了另一种人体内分泌的“快乐素”，这是一种叫做LHD-2的物质，它是一种“血管清洁剂”，能清除血管壁上的附着物，使血管保持弹性，确保大脑充满青春活力。

其实，现代医学研究发现，大脑会产生出各种“快乐”物质，而能够让人感到快乐并不仅限于上述两种物质。在医学上与情绪有关的物质都叫做“荷尔蒙”，而人体分泌的“荷尔蒙”又有很多种，例如脑磷酸、去甲肾上腺素、肾上腺素、卜内啡呔等，而这些能够控制人的情绪的物质就被统称为“脑内吗啡”。

经过医学界的不断研究和努力，迄今为止已经发现能够引起人的快感的“荷尔蒙”物质有20多种。这些物质虽然在作用方式和程度的强弱上有所差异，但是功能却是大致相同的。其中最能引起强烈快乐感的荷尔蒙是卜内啡呔，使人获得的快感效力竟然是毒品吗啡的好几倍，真实让人难以想象。

运动，坚持长期的运动，人的脑内就能够分泌出活跃大脑细胞、增强生理机能的多种荷尔蒙，这就有利于使人保持一种舒畅、平衡的心情，会让人在不经意间面带微笑，在遇到困难的时候总会往好的方面想。

运动不仅可以让人健康，强壮体魄，还能让人放松身体，产生快乐。运动和一个人的“微笑”是联系在一起的。人的身体内分泌出来的“快乐素”对于人们的生理和心理健康是十分有益的，而人也只有通过体育锻炼，坚持运动，才能让“脑内吗啡”源源不断地分泌出来，使人的情绪越来越好，心态越来越健康，大脑越来越聪明。

02.在散步中享受你的恬静人生

在中国，自古就有用散步来预防疾病的传统。《黄帝内经》曾指出:“夜卧早起，广步于庭。”这里的“广步”就是散步的意思。唐代的大医学家孙思邈也曾提倡说“行三里二里，及三百二百步为佳”，“令人能饮食无百病”。而在中国民间有句谚语说:“最好的医生是自己，最好的运动是步行。”这都说明了用散步健身的方法在我国已有了悠久的历史，是一种人们所喜爱而又简便易行的健身方法。

外国也有句名言:“腾不出时间运动的人，早晚要腾出时间生病。”而WHO(世界卫生组织)在1992年也正式提出:最好的运动是步行。这么说主要是根据现代医学研究发现的成果，因为医学专家们通过研究发现:人类的生理与解剖结构最适合步行。所以，不要忽视散步，因为它能让你拥有一个健康的身体。

散步是日常生活中最简单易行的运动方法，运动量虽然不大，但健身效果却很明显，并且也不受年龄、体质、性别、场地等条件限制。但人在散步时必须要掌握科学要领——坚持、有序、适度，只有这样，才能对人的身心健康有益无弊。散步的益处具体表现为:运动强度不大，适合各类人群;集运动与休闲为一体，对身心两方面都有益处;成本最低，对器材、场地等无任何要求。

但是，也有很多人并不这样认为，他们觉得散步与身体健康的关系并不大，而且很无聊，所以专家特别提出“花样散步”，这样一来，不但可以消除人们的无聊心理，又提高了散步的效果。那么“花样散步”是什么呢?其实，花样散步就是“反常散步”。这种散步方法很简单，就是在散步的基础上，加上一些没有任何规则的动作。这些动作完全没有规定，没有任何限制，也可因人而异。

上肢方面:走路时，可将双臂用力上举、前后大幅度交叉摆动，如果再配上掌心拍肩背、手指伸曲就比较完美了;下肢方面:走路时，可轮换使用外八字和内八字，如果再配上一些腿部的弯曲、上提、抖踝等动作就相当理想了。这样的散步方式，可以随意伸展动作，做出各种花样，既可以使颈部、腰部以一定幅度随之活动，又可以锻炼相应部位的脊骨、肌肉，从而改善身体的健康状况。

另外，经常散步的好处很多，非常有利于身体健康:

（1）有利于心脏健康

心血管系统专家指出:一个人如果能够坚持散步，对改善心血管系统和呼吸系统功能有很明显的效果。因为，散步能够增加高密度脂蛋白的含量，而这种高脂蛋白可以降低人们患心脏病或其他心血管疾病的风险。那么，怎样的散步速度和频率对这种疾病的预防效果最佳呢?下面我们用心搏率来计算人体每天需要运动的强度。

心搏率的计算:我们以30岁的女性为例，用220减去年龄即30，然后分别乘以0.6和0.8，得出目标心搏率的上限和下限。具体的计算方法是:220 - 30=190,(得出的是心搏率的最大估算值)190 × 0.6=114次(得出的是目标心搏率的下限);190 × 0.8=152次(得出的是目标心搏率的上限)。专家指出:每分钟心搏率低于114，说明运动偏低，需要加大强度。而每分钟的心搏率超过152次，说明运动强度过大，应该降低运动强度。专家还经过实验证明，一个人每天要散步20分钟左右对身体最好。

（2）有利于增强骨骼和肌肉力量

运动医学专家指出:一个人坚持每周5次，每次5公里的高强度散步运动(又称抗衰老运动)，对人体的骨骼和肌肉力量的增长有至关重要的作用。它不但能够延缓人体骨骼老化进程，还能够减少自由基的活动(自由基是氧在新陈代谢过程中产生的副产品，它被认为是引起心脏病、白内障和癌症的重要元素之一)，从而降低心脏病、癌症的几率。所以，人们如果坚持这项运动，就会发现，公益广告上说的:50岁的人20岁的心脏和体格，这是完全可以通过散步来做到的。

古今中外，有很多把散步作为主要运动方式的长寿老人，如革命老人徐特立，在80岁时，还坚持每日500步运动;而革命老前辈朱德同志，在暮年时候，依然坚持每天散步3次，每次散步3里路。这些例子，都很有力的证明了散步对于人体健康的重要性，但是，还是上面说到的问题:散步不在于形式，那样的话，谁都可以，也就失去了散步的意义，主要还是持之以恒，只有坚持才能得到健康。

（3）有利于消除压力

医学专家指出:散步越多，身体消除应激素的能力越强，人的腹、臀肌得到放松，还能够使人睡得更加香甜。如此看来，每一次运动就给自己的身体增加一层保护，增强身体的抵抗力，让人远离疾病的困扰。

如果一个人能够坚持每周3次，每次3公里的散步运动。并且在散步时，听听轻松的音乐，看着身边和周围的事物和景色，转移自己的注意力，就可以消除紧张情绪。而且还能够消除人体内的一种名为儿茶酚胺的应激素，这种激素使人在紧张时有恶心呕吐的现象产生，还会阻碍人体内T细胞的生成，从而降低人对感染性病毒的抵抗力。

（4）有利于控制体重

有医学专家研究表明：散步可以有效减肥。肥胖者，可以坚持每周4次，每次4公里的散步运动（速度以最大心搏率的55%－65%为准）。为了更快减轻体重，可以在速度不变的情况下，增加1倍的散步路程。其实，减肥的“秘诀”很简单，不用人们绞尽脑汁，想尽各种办法去尝试就能见效。

对于一些身体过重、不宜做快节奏运动的人，就可以常常散步，尝试一些上面的方法。此外，坚持做这项运动，除了减肥还有其他益处：坚持3－5周散步运动后，人体新陈代谢活动开始增加，能够有效地抑制高血压、糖尿病、胆囊炎、心脏病等病症的发生。

其实，想要寻找一种适合自己的运动方式，并不是非常难的事情，散步就是一种简单而有效的运动方式。只要你去坚持，持之以恒，一个“小小”的散步就会让你拥有一份宝贵的健康。

03. 让运动放松你的精神压力

面对越来越紧张和快速的生活和工作环境，有的人能够快速地调整自己很好地适应当前的环境，有的人却无法改变自己，继续与身边的环境“对抗”。但是，无论是你适应还是对抗，你总要面对各种压力。人们又该如何面对压力呢?有的人说有了压力就有了动力，而有时侯，压力过大就会让自己无法适应，就会带来心理上或身体上的疾病。

而运动就是让你放松精神、减轻压力的最好方法之一，也是最有效的方法之一。1837年，由于过度工作使马克思的身体垮了下来，但他每天仍从住处步行到柏林大学，步行使他心情舒畅，不久便恢复了健康。马克思曾回忆说:“我没有想到虚弱的我能恢复得十分健康和强壮。”从那时起，他把散步作为健康和休息的最重要的手段，并长期坚持了下来。当然，散步只是运动中的一种，运动的最终结果都是给你一个健康的身体和心态。

恩格斯也是一个积极的体育爱好者，击剑、游泳、骑马都是他擅长的体育运动，他把运动几乎成了他生活中的一个重要组成部分。1870年，恩格斯从曼彻斯特迁到伦敦，住在马克思家的附近，从那时起他们除了一起工作之外，还会一起散步、一起运动。恩格斯曾在文章中记述，每次习惯性的运动之后，总能以充沛的精力投入到工作中。

运动不仅能给你一个健康的身体，还能给你一个健康、快乐的心态和心情。运动也是最平民化的，无论你是一个普通的工作者，还是一个世界著名的科学家，都可以尽情地享受运动带来的乐趣。

爱因斯坦是世界著名的科学家，他惜时如金，但他仍然每天抽出时间从事体育活动。有一次，爱因斯坦去比利时访问，国王和王后准备隆重地欢迎这位杰出的科学家。官员们身着礼服列队在车站迎接，可是一直等到旅客都走光了，爱因斯坦还没有出现。原来，爱因斯坦提着皮箱，拿着小提琴，已经从前一个小站下车，一路走到了王宫。

国王问："为什么不乘火车到终点站，而偏偏徒步受累呢？"

爱因斯坦笑着说："陛下，请不要见怪，我生平喜欢运动，运动常给我无穷的乐趣。"

人们常说"生命在于运动"，运动让你的生命更加健康，更加光彩。面对紧张的工作、生活等多方面的精神压力，很多人长期处于亚健康状态，甚至体内正"潜伏"着疾病的隐患。为了缓解和消除精神压力对身心健康带来的不利影响，还是多做运动，选择最适合自己的运动方式，哪怕只是一个小小的"动作"，也不要忽视。以下几点主要是针对忙碌的人们在工作之余，减轻压力的最简便的运动方式，值得参考：

（1）弯腰扶地

身体端坐在椅子上，然后，向前弯腰，双腿屈膝平直，双手臂在双腿外侧，向下直伸，五指自然伸开，手指扶地。然后，身体再坐正。抬起时吸气，弯腰时呼气，扶地时稍停10秒钟，抬起时停5秒钟。进行5－10次。同样动作，重复做3－5遍。要求呼吸与动作协调一致，弯腰时尽量使胸腹贴紧大腿，弯腿屈膝成直角，双手臂伸直，手指一定要扶地。

（2）转身展臂

身体端坐在椅子上，右腿叠压在左腿上，上身向右转，眼睛看身后。右手臂屈肘，手扶椅背，左手屈肘，五指并拢伸直。左手臂向左伸展，尽量伸至身后，上身保持不动，配合呼吸，保持均匀，左手臂伸展10－20次。然后，双腿、双手臂交换位置，上身向左转，眼睛看身后，同样动作，右手臂伸展10－20次。重复3－5遍。要求上身保持平直不动，双腿叠压坐稳，不要落下，展背要有力。

（3）俯身按腰

身体直立，双腿并拢，然后，向前弯腰俯身，目视下方，双腿和后背保持挺直。双手臂屈肘向后，双手按腰，向下至臀，配合呼吸，保持均匀，由腰至臀往复上下按压10－20次，也可以适当拍打或轻捶。同样动作，重复做3－5遍。每遍间隔1分钟，要求身体直立，稍加放松，背腿挺直，按拍动作要轻柔。

（4）倾身呼吸

身体直立，双腿并拢，距离墙半步。双手臂屈肘，五指自然伸张，双手稍向上，扶墙，肩臂展平，身体前倾，闭目宁心，深呼吸10－20次。然后，站立，再做，重复做3－5遍。做这一节时，要求身体倾斜挺直，收腹挺胸，呼吸均匀，有节奏。

（5）站立呼吸

身体直立，双腿并拢，稍微抬头，闭目宁神。右手臂屈肘，五指自然伸开，轻微抚胸。左手臂屈肘，五指自然伸开，轻微按腹，深呼吸10－20次，双手掌心随之起伏。然后，双手交换位置，左手抚胸，右手按腹，再深呼吸10－20次。如此重复做3－5遍。做这一节时，要求呼吸均匀，有节奏。

身在紧张的工作环境中，每一个人都会面对工作上的压力，所以，适当、及时地给自己的减压，让自己放松，是保证继续以高效率投入工作的有效方式。当然，这样的放松办法有很多种，例如，站到窗前，极目远眺，尽量遥望目力可能达到的最远距离的物体，或者是双手手指交叉，两臂尽量高举等等，动作非常简单，它可以让你不知不觉地放松紧绷的肌肉，减少压力、紧张和疲劳，更有利于身体健康。

04. 晨跑让你远离疾病的困扰

其实，选择什么样的运动方式，并没有一个苛刻的条件，只要是适合自己的就好。有的人喜欢打球，有的人喜欢骑马，有的人就喜欢晨跑。而晨跑是比较简单易行的，没有地点的限制，可以在河边小路上、公园或校园跑道，也可以在生活区的周围慢跑。在凉爽又干净的早晨，跑步会使人体的各个器官功能都达到最高水平，从而精神饱满、情绪高涨，轻松地迎接一天的工作、学习生活。

据专家研究证明，早上运动比其他任何时间运动都更能锻炼意志，更能调整心情，有益健康。晨跑是一种非常有益的有氧运动，例如，坚持晨跑可以减少患心脏疾病、糖尿病、癌症、中风的危险；帮助减脂、保持体重；减轻日常疲劳、缓解背部疼痛、抑制便秘、保证良好睡眠；提高肌肉质量、强壮骨骼、防治骨质疏松；缓解压力和焦躁，培养乐观、坚韧、平和的心态；降低血压，提升高密度胆固醇的含量；保持良好形体，提升身体形象。

所以，很多人用晨跑作为一种养生的手段，既达到了锻炼的目的，又能帮助自己养成良好的生活习惯，对身体健康更是有利而无弊。这可谓是两全其美的运动方式。

一些专家研究发现：在跑步开始的5分钟内，心脏为了适应机体的运动而进行调整，心跳显著增快，心脏泵血加剧，但其程度是不均匀的，被称为“心脏适应期”。跑步持续5分钟后，心脏已经适应，心搏有力，泵血均匀，并随时根据运动量的大小作出相应的调整。

在跑步15分钟以内，提供运动能量的主要是体内贮存的糖原，特别是肌糖原和肝糖原，因为糖在有氧条件下能分解为二氧化碳和水，释放出大量的能量。

跑步15分钟以后，糖原大部分被耗尽，供能的主要来源转变为体内的脂肪。脂肪被动用时先分解为甘油和脂肪酸，甘油可直接氧化供能，而脂肪酸则变为乙酰辅酶A，再经过代谢，一部分转变为糖以提供能量。由于脂肪供能需氧量多，因而在跑步强度达到缺氧程度时，就不能靠氧化脂肪来提供能量。

所以，晨跑的时间不应少于5分钟，否则对心肺功能的提高没有太大的好处。而超过5分钟的跑步，持续的时间越长，心肺功能的锻炼也就越好。但是，晨跑也要根据自己的体能去调节，也要注意在跑步中的有关事项，这样才能更加有利于自己的健康和身体，也才能更加充分的利用早上的运动。下面就是科学晨跑需要注意的事项：

（1）时间

晨跑最好坚持一周3次或3次以上，每次40分钟到1小时为最佳。

（2）地点的选择

晨跑时，要尽量选择安静的地方，比如通风、人流车流少、空气好的公园小径、学校操场等，如果有泥地、草地等有弹性的地面就更理想了。

（3）初次锻炼的人要循序渐进

刚刚开始晨跑的人，第一周散步15－20分钟即可，第二周增加到25分钟；第三周再增加到半小时；而在第四、第五周时可以适当加点快步走、慢跑等快节奏的运动；第六周就可以跑起来了。这样循序渐进才是最佳的运动方法，才不会因为最初运动过量而腰腿疼痛，而且对健康的效果才会有利。

（4）跑前的热身

跑步前热身很重要，一般人们在跑步前，都要做轻压腿、下蹲，或者做做健身操，这样才可以让心脏和肌肉更快进入运动状态。

（5）晨跑的强度

运动强度一定要掌握好，一般跑步5分钟后脉搏跳动不超过120次／分，10分钟后不超过100次／分的范围内。如果心率过速，必须减少运动量；如果在锻炼的同时还能同别人交谈，说明锻炼强度适中。

（6）动作要领

晨跑要做到挺胸、收腹、目视前方、上半身略向前倾，双臂自然在身体两侧摆动，步幅略大，并且还要保持高度的注意力，自然均匀地呼吸。

在晨跑时，我们经常看见许多人，无论春夏秋冬，都穿得非常少，这样的做法是不可取的，春夏两季还可以，但是秋冬两季，即使跑步时感觉不到冷，但在跑完步放松的时候却非常容易着凉，而导致感冒，很可能因此中断晨跑，所以注意保暖还是很有必要的。跑步可以调动体内抗氧化酶的积极性，是最好的抗衰老运动。所以，坚持晨跑，就是在坚持健康，也就是在坚持自己的生命。

05．古典太极“打”出健康人生

“太极”源自于我国古代哲学论著《易经》中的阴阳八卦学说，始见于陈搏、周敦颐的“太极图”。太极图表示宇宙及万物都是由对立而又统一的阴阳两个方面的物质组成，是矛盾的统一体。中国的“太极”寓有无限大和无限小的意义，具有浑然一体和辽阔无边的特点，讲求阴阳二气平衡，无休无止，不断运动。

所谓“太极拳”，就是以“太极”哲理为依据，以太极图形组编动作的一种拳法。其形在“太极”，意在“太极”，故而得名。太极拳讲求动静、阴阳。形体外动，意识内静。形动于外，则分虚实，运阴阳，拳路整体以浑圆为本，一招一式均由各种圆弧动作组成，按太极图形组成各种动作；意守于内，以静御动，用意识引导气血运于周身，如环无端，周而复始。

太极拳的创立和发展，包含了很多人的智慧，是我国宝贵的民族文化遗产。太极拳动作柔和，姿势优美，男女老幼皆宜，并不受时间和季节的限制。太极拳巧妙地融合了气功与拳术的长处，动静结合，在全身运动的基础上，尤侧重腰脊及下肢的锻炼。既适用于强健者增强体质，又适用于多病者康复锻炼，尤其适用于中老年人强身抗衰。此外，太极拳还是一种有利于后天养生的保健运动，能够加速神经系统和内分泌系统的循环。并且随着太极拳的发展和普及，外国的人们也都非常喜欢太极拳。

据医学专家经研究表明：长期练习太极拳，不仅对骨关节、肌肉、神经、血管等运动系统有益，而且对内脏，尤其是心血管系统有积极作用，是一项非常好的益寿延年的运动项目。具体表现为以下几点：

（1）太极拳与呼吸系统

人的生命不可以没有氧，但是人体内氧的贮存量仅为1.5升，而成人每分钟耗氧量至少为0．25升，那么，生命活动所需的氧气就只有靠呼吸空气中的氧获得。

太极拳对人呼吸系统的循环过程有非常大的帮助，观察表明，凡是长期坚持练太极拳的人，其氧气吸收量要高出不练太极拳的人很多，因此，能够使氧在人体内参与生物氧化的生理过程更加顺畅，从而维护人体生长发育和新陈代谢过程。

（2）太极拳可陶冶情操

经常练太极拳的人，不但可以让自己活动筋骨，有益于身心健康，还能够陶冶人的情操，让人的整体素质有所提高。这样的人能够证实“七十古稀不古稀，八十还是小弟弟，九十赛场去比武，百岁摆设寿星宴”不是一句空话。太极拳陶冶了人的情操，让人的心态更加的趋向平和、宁静，也就会阻止许多老人的口头禅“老了，腿脚不灵便了”情况的发生。太极拳可以让长期练习的人走得更远，更健康。

（3）太极拳有益于神经中枢系统

练太极拳时，要求全身放松，这里所说的全身放松不但包括肢体放松，思想、意识也要放松。而思想、意识放松的意思，不是让人不思、不想，而是要求人的注意力集中，以意行气、以气运身。这样就会把兴奋点集中于大脑皮层内一个区域，而根据负诱导现象，大脑皮层内一区域兴奋的加强，其他区域的兴奋必然要减弱，这样一来，就起到了对精神的抑制作用。

（4）太极拳可预防高血压、动脉硬化

医学界权威人士研究论证:大约90%的高血压患者致病原因跟长期精神紧张或情绪激动有关，因为这种类型的高血压患者查不出病因，医学上叫原发性高血压。

据医学专家分析，原发性高血压是由于长期的精神紧张刺激和情绪激动，导致大脑皮层功能减退，造成皮层下神经中枢功能紊乱，使全身小动脉收缩，血压升高。如果不幸患上了这种原发性高血压疾病，在遵照医嘱服药的同时，经常打太极拳，对恢复神经中枢系统的功能非常有效。因为打太极拳可以放松精神，缓解神经中枢系统功能紊乱，避免小动脉痉挛。

这里有一组北京运动医学研究院长期观察得出的数据:

常练太极拳的老人，平均血压为134.1 / 80.8mmHg，动脉硬化率为39.5%；

不练太极拳的老人，平均血压为154.5 / 82.7mmHg，动脉硬化率为46.4%。

得出的数据表明:常练太极拳的老人要比不练太极拳的老人血压低20mmHg，而动脉硬化率要比不练太极拳的老人低7个百分点。

既然打太极拳有如此大的作用，那么我们是不是可以随意而为呢?答案是否定的。因为太极拳毕竟是一种要求颇为严格的运动项目，所以打太极拳仍然需要掌握一些基本的要领，具体有下述几点：

动中求静，动静结合：即肢体动而脑子静，思想要集中于打拳，所谓形动于外，心静于内。

式式均匀，连绵不断：指每一招一式的动作快慢均匀，而各式之间又是连绵不断，全身各部位肌肉舒松协调而紧密衔接。

意体相随，用意不用力：切不可片面理解不用力。如果打拳时软绵绵的，打完一套拳身体不发热，不出汗，心率没有什么变化，这就失去打拳的作用。正确的理解应该是用意念引出肢体动作来，随意念而用力，劲虽使得很大，外表却看不出来，即随着意而暗用劲的意思。

意气相合，气沉丹田：就是用意与呼吸相配合，呼吸要用腹式呼吸，一吸一呼正好与动作一开一合相配。

手眼相应，以腰为轴，移步似猫行，虚实分清：指打拳时必须上下呼应，融为一体，要求动作出于意，发于腰，动于手，眼随手转，两下肢弓步和虚步分清而交替，练到腿上有劲，轻移慢放没有声音。

虚领顶颈：头颈似向上提升，并保持正直，要松而不僵可转动，颈正直了，身体的重心就能保持稳定。

含胸拔背、沉肩垂肘：指胸、背、肩、肘的姿势，胸要含不能挺，肩不能耸而要沉，肘不能抬而要下垂，全身要自然放松。

所以，太极不仅蕴涵了我国古代阴阳变化的哲理，还能让经常练习的人身体健康。当你随着太极拳的动静结合，一吸一呼向前推进的时候，你就可以尽情的享受太极拳给你带来的好处，随着动作的伸展与收缩，气沉丹田，两眼似睁似闭，沉浸在梦幻中，好像进入了世外桃源一般。这就是太极拳的作用，长期坚持，就能打出你的健康人生。

06.让心跳倾听内在的声音

五千年前，在古老的印度，高僧们为进入心神合一的最高境界，逐步地去感应身体内部的微妙变化，于是懂得了和自己的身体对话，又经过几千年的钻研归纳，他们逐步衍化出一套理论完整、确切实用的养身健身体系，这就是瑜伽。

近年在世界各地兴起和大热的瑜伽，是一种非常古老的能量知识修炼方法，集哲学、科学和艺术于一身。瑜伽的基础建筑在古印度哲学上，数千年来，心理、生理和精神上的戒律已经成为印度文化中的一个重要组成部分。

瑜伽是一种协调身体和精神的健身运动，其中就注重“和谐”的元素和力量，合乎科学运动观念，具有很强的实践意义。从医学角度上讲，瑜伽是一味强身健体的良药。它不但可以帮助肥胖者减肥，还能帮助瘦弱者增重；不但能够维持饮食平衡，还能够有效防治糖尿病、甲亢等内分泌疾病；不但可以消除烦恼、平静心境，还能够净化血液、调节体重、净化肉体，可谓是一种不可多得的有益身心健康的良药。

修炼瑜伽，是一项适合所有人锻炼的健身运动，而不只是青春女人的专利。很多人都误以为瑜伽主要作用就是帮助青年女性瘦身减肥、保持苗条身材，其实这只是瑜伽的部分功能，长期修炼瑜伽的人不但能够强身健体，还能修身养性，陶冶情操。

具体而言，瑜伽有益身心、修身养性的作用主要有以下几方面：

(1) 瑜伽对视力、听力有益

经常做瑜伽，可以改善人的视力与听力。因为瑜伽的颈部运动，可以增加人的颈部和脊椎的弹性，从而使血液循环和神经传送更加通畅，能够正常供应眼睛和耳朵的需要量。这样一来，眼睛和耳朵就能够更顺畅的传送视力与听力，从而使视力和听力都有所提高。

（2）有益锻炼脊柱、内部器官

经常做瑜伽，对人体的脊柱和内部器官具有非常积极的作用，可以减少产生疾病的诱因，起到延缓衰老的效果。

（3）增强人体的免疫力

经常做瑜伽，可以使人的体格更加健壮，从而增加人体的免疫力，能有效预防很多种疾病，比如：传染性感冒、心血管病等。

（4）陶冶人的心智

经常做瑜伽，可以使人的心智、情绪更加高涨，原因是瑜伽对人的脑部神经系统及其他腺体有明显的回春效果。长期锻炼可以让人的身体和心情呈现积极状态，让人们对生活充满热情，更加自信。

但是，任何健身运动都不可能有立竿见影的效果，瑜伽也不例外。一般来说，做瑜伽4－5个礼拜后，你就会觉得注意力更加集中，内心较以前平静，精力更加旺盛；几个月后，人体的部分器官与腺体的回春开始发生，感觉身体轻快、精神愉悦，心智与情绪也开始处于良好的状态。

做瑜伽有很多好处，但是如果做得不正确或者不到位也很难起到效果。人们应该根据自己的身体状况选择适合自己的瑜伽方法，做针对性的锻炼。

（1）保持正确的瑜伽姿势

正确的瑜伽姿势，会使人更加健壮，而且能够降低人体内的胆固醇，释放人体内的大量毒素，使人体的血压和心脏恢复正常。改善了整体健康状况，自然会使人的身心更有活力。经常练习瑜伽的人，每一个正确的瑜伽姿势都会让其通体舒畅、精神抖擞、情绪稳定，心胸变得豁达起来，能够更加勇敢、自信地面对生活中的挫折和压力。

（2）洁净身心法

很多人因为生活、工作、人际关系等方面的压力，终日精神紧张、身体疲惫。长此以往，人的抵抗力就会慢慢减弱，疾病自然有机可乘。瑜伽的一些姿势，对于洁净身心有很好的效果，有利于放松人的精神和心理，是绝好的静心方法，对排解紧张心情非常有益。而且，如果能够延续到生活、工作当中，将会使人有更和谐的人际关系，能够轻松自在地面对生活。

（3）自我调息法

这种瑜伽调息法，可以使人的大脑在最短的时间内得到最好的休息，也就是说这种调息方法能够有效地起到提神醒脑的作用。之所以会有如此功效，是因为瑜伽调息法是一种很科学的呼吸技巧，能够为脑部提供更多的氧气，调节体内的能量，从而使人的头脑更加清晰和稳定，还避免了用胸部呼吸的不健康习惯，从而起到事半功倍的效果。

但是，瑜伽也是一项非常消耗体力的运动。所以，人们要量力而行，不可急于求成，以免肌肉拉伤，给自己的身体健康带来麻烦。时下，有很多20－50岁的女性参加瑜伽训练，但是她们之中大多数都是为了减肥，而且恨不得一时半刻就能达到这一目的。殊不知，这种急于求成的心态恰恰和瑜伽的本质背道而驰，很难达到预期的效果，甚至还会适得其反，导致“瑜伽病”的产生。

所以，修炼瑜伽要循序渐进、持之以恒，不要急于求成。例如，最初锻炼瑜伽的人，每周三次即可，坚持锻炼三个月以后才能感觉到效果。并且练习瑜伽，还要量力而行，不可盲目跟风。锻炼身体应该按照自己的身体状况制定相应的计划，不能因为别人怎样自己也跟着学。例如，有一种热瑜伽最近非常盛行，它要在40摄氏度左右的高温下进行练习，如果身体素质不好，很可能会在锻炼过程中造成很严重的后果。所以，练习瑜伽还是要根据自己的体质、能力等，选择适合自己的瑜伽，这样才能强身健体，心平气和，让自己的内心在复杂纷乱的环境中安静下来。

07.生命在于运动

或许有人说“生命在于运动”已经是老生常谈了，但是在现实生活中，并不是每一个人都知道怎么运动才能得到有益健康的。在生活中，人们经常能看到这样的情景:天微亮，城市中的街道边上、大大小小的公园里已经满是晨练的人群，有的散步、有的打太极拳、有的跳舞、有的练剑……这充分说明人们已经意识到运动对健康的重要作用。一个人没有健康的体魄，就没有足够的“本钱”和精力去开展工作，去完成自己的目标，更无法享受幸福的人生。

根据世界卫生组织的一项危及人体健康因素研究的初步结果，缺乏运动或长期久坐的生活方式是全球范围导致疾病或死亡的十大原因之一。据有关的学者专家研究发现，在成年人中，竟有60%－80%的人的运动量不足，这也是肥胖、心血管疾病、糖尿病等病症大增的原因之一。而经常性的适度运动，是增进健康和维持健康的简易方法之一。

所以，无论多么忙碌，每天都应抽时间进行诸如散步、打球、跳舞、爬楼梯等等运动，这些都可以使你在体力上、精神上感觉更好，并使你体力充沛、增强自信，最重要的是能使自己身体更健康。

俗话说:“铁不冶炼不成刚，人不锻炼不健康。”运动既然对人体健康意义如此重大，不仅关乎身体健康，更影响人们生命，那么，何不多做运动，让自己的生命更加健康呢?生命在于运动，水要是不流动会腐臭，人若不运动，在自然界各种病菌的侵害下也会百病缠身。

但需要注意的是:运动必须合乎科学，按照科学规律去运动，才能达到健身的目的。如果不管自己的身体状况，急于求成，盲目地做一些不适合自己身心健康的运动，那样不仅起不到健身的效果，反而会损害健康，违背了运动的初衷。

美国学者巴芬勃格尔在研究运动学和死亡危机率的关系中得出如下结论:时常做适量

运动的人死亡率要远远低于不运动的人，其中经常运动的男性比没有参加运动的男性低30%，而在女性群体中，这个数字会达到惊人的50%。由此不难看出，适量运动不但有益于身体健康，更能延年益寿。

“运动是健身的法宝。”在很早以前，体育运动就被认定是健身延年、预防疾病的重要手段。养成良好运动习惯的人，不但寿命要高出不运动的人，死亡率也比没有运动习惯的人低很多。运动对于人体健康的作用不容质疑，而且人类社会中所有的美和激情都是运动的衍生物，那么应该如何去选择一项适合自己的运动呢?

每个人的实际情况不同，只能在自身条件允许的情况下，选择一项适合自己的运动项目。对一般人来讲，运动的目的是为了强身健体，而不是为了夺冠，所以，选择一项适合于自己的运动项目是没有什么困难的，也可以根据自己的实际情况自行设计适合自己的运动项目。

选择了一项体育运动项目后，就要持之以恒地去完成，相信坚持下去就会见到效果。开始时，许多人或许会把运动当成负担，但长期坚持下来后，运动便成了一种习惯，成了生活中不可缺少的一部分，这样不仅提高了自己的身体素质，而且也培养了意志和毅力，可谓一举两得。

随着社会的发展与进步，越来越多的人开始从事脑力劳动，相反，去运动的时间就会相应地减少。而用脑的过程是消耗体内营养物质的过程，随着体内营养物质的消耗，代谢产物会逐渐增加，包括一些毒素，当这种毒素积累到一定程度，便会对人的大脑产生影响，这时候，注意力难以集中，反应逐渐迟钝，思维也开始出现混乱，同时伴有头晕头痛的症状。

如果得不到改善，随之而来的常常是精神疲劳、神经系统的活动能力减退等不良反应。如果长期从事脑力劳动而缺少体育锻炼，会使人易患冠心病，这主要是由于平时活动太少，使心血管功能发生退行性衰变并伴随高血压等因素引起的。

加强体育锻炼可防止或改变头昏脑胀、食欲减退、全身乏力、嗜睡或失眠、易怒、肌肉松弛等现象。运动还能够让大脑保持清醒，加快身体的新陈代谢循环，清除身体里的有害物质。这样不仅有利于减少疾病的发生，还可使人的思维更加活跃。

古代的格言中，就有“劳心者治人，劳力者治于人”的说法，但是在现代的生活中，在另一个意义上，也不全然就是如此。相反，城市里的“劳心”一族要经常去“劳力”，这样才能有益于自己的身体健康，才能更好地去“劳心”。健康的身体绝不是一朝一夕就能锻炼成的，运动也不是一时半会儿就能见成效的，必须长期坚持，持之以恒。因此，运动要成为一种良好的习惯，对健康和生命而言都是必需的，也是至关重要的。

08.饭后百步走，活到九十九

在中国的民间谚语中，关于运动有益身心健康的的健康谚语很多，例如“饭后百步走，活到九十九”、“饭后百步，延年益寿”等等，这些说的都是饭后走步有助于消化，有利于身体健康的。

当然这“饭后百步走，活到九十九”是有讲究的，并不是谁饭后百步走都能活到99的，对不同的人还会有不同的要求，还要看你怎么走。饭后百步走主要适合于运动较少的人，尤其是长时间伏案工作的人，以及身体比较胖或胃酸过多的人。这些人要是能在饭后散步20分钟，动静结合，就能减少胃酸分泌和脂肪堆积，促进身体健康。

早在《黄帝内经》里就有足部经络学说和足部按摩的详细记载。其实走路不只是一种简单的运动方式，它与脚上的穴位也有密切的关系。几千年来，这种简便、安全、疗效显著的方法一直为人们所钟爱。近年来，随着医学的发展，人们又发现了人体各器官都在足部有反射区。通过进一步研究，医学家们能够利用这些反射区预测和诊治一个人的全身疾病。这种方法迅速得到推广和赢得人们的青睐，联合国卫生组织也肯定这种疗法为“自我疗法”。

所以，两者的结合才是一种最佳的运动效果。“饭后百步走”并不是指一定要走一百步，而是在饭后漫步一段时间。要是吃得饱饱的，急匆匆地大步走，不仅对肠胃无益，还会“走”出病来。所以，这“百步走”的走法很重要，不是快速地猛走，而应该是“慢步走”。一般人可在饭后选择空气清新的地方，心情轻松地踱步慢行30分钟左右。消化不良的人，在散步时双手轻轻按摩腹部，这样能增进肠胃蠕动；患有呼吸系统疾病的人，在散步时让两臂有节奏地前后摆动，以增进肩带胸廓的活动。

其次，这“饭后”是指哪一顿饭后也是不固定的，早饭、午饭、晚饭都可以，还是要选择一个适合自己的时间段。可是除了老年人或病人、小孩，一般人在早餐和午餐后都是没有时间“慢步”的，只有晚餐后，忙碌了一天的人们才能放松自己，轻松漫步。而且，晚餐后如果一卧不起，时间长了就会造成体内杂物、废气的积存，引发疾病。

同时要注意的是，“百步走”是“饭后”一段时间，而不是“立即就走”。饭后适当休息一下，能够减少其他身体部位的血液流量，保证胃肠道得到更多的血液，从而使胃内食物得以充分消化。根据人体消化生理功能，饭后胃相对充盈，需要分泌更多的消化酶与食物充分混合，才能进行初步消化，这时必须保证胃肠道提供足够的血液。如果饭后立即散步，人体内的血液就会分流到躯干、四肢等部位，使胃肠道血液供应量相应减少，消化酶的分泌也随之减少，因而胃内食物就不能得到充分消化。

如果长期这样，不但不利益身体健康，还可能造成胃病等多种疾病的产生。一般来讲，饭后百步走的“后”应该是饭后20－30分钟以后，特别是对于年老体弱者，心脏和血管的供血功能已经降低，饭后百步走会加重供血负担，给健康带来不利影响。除此之外，患有以下疾病的人更是不能在饭后立即散步：

（1）肝炎患者，特别是肝炎活动期的病人，切不可饭后立即运动。为了保证肝脏的血流和减轻肝脏的负担，以利于受损的肝细胞能得到很好的修复，肝炎病人饭后最好先卧床休息1－2小时，再适当散步较为适宜。

（2）高血压、脑动脉硬化和糖尿病患者不宜饭后立即散步。这样容易出现体位性低血压，导致头晕、乏力，甚至昏厥等现象。

（3）冠心病、心绞痛患者不宜饭后立即散步。这样体内血液处于高凝性，容易形成血栓，诱发心绞痛，甚至心肌梗死。

（4）胃病患者不宜饭后立即散步。因为这样会增加胃肠的震动，吃进去的食物对胃壁产生刺激，加重胃黏膜病变，造成溃疡面难以愈合。在散步时，由于重力的作用，还可使病人胃下垂加重。

“饭后百步走，活到九十九”是有其科学道理的，但是更加重要还是你如何去“饭后走”以及什么时间去走，还有就是什么样的人不能“急于走”，这都是需要注意的问题。只有把这些问题都弄清楚了，才能更好地利用这一运动方式，也才能得到最佳的运动效果。

09. 一年四季中的养生运动

运动可以让身体健康、强壮，也可以让心态平衡、安静，但是运动的另一个益处就是“养生”。其实，在中国古代，无论是《黄帝内经》中散步，还是孙思邈的医书，都是从养生出发的，都是为了更好地生存和生活，所以，运动和养生一样，要随着一年四季的变化而变化，与人身体的机能相协调，这样才能享受运动带来的快乐，享受运动带来的健康生命。

（1）春天与养肝

春天来的时候，人的活动量日渐增加，新陈代谢日趋旺盛，因而在人体内，无论是血液循环，还是营养供给，都要相应地增加一些，以适应人体的需要。现代医学研究认为，血液循环的加快，主要在于血量的调节；增加营养供给，则重在消化、吸收。这些机能的作用，中医认为均与肝脏有关。

在医学上有“肝藏血”一说，所谓“肝藏血”，是指肝脏是储藏血液、调节血量的重要脏器。另外，肝又主管情志，情绪的好坏，直接影响着人体对营养物的消化和吸收。人体的新陈代谢与肝脏关系极大，只有保持肝脏旺盛的生理机能，才能适应自然界生机勃发的变化。一些肝病患者，往往在春季有不适感，或复发肝病。这是季节对肌体影响的一种特殊反应。中医所说的“春宜养肝”及“春应在肝”的科学道理就在于此。

所以，在春季日常生活中要想“养肝”也并非就要“兴师动众”，大动干戈，其实一些非常简单的运动就能得到意想不到的养肝效果。例如：

①伸臂翻掌

端坐，两手相握，屈肘置于胸前，用力向左右方向拉，做3－5次。然后，两手在胸前前后翻掌5－6次。用力拉时，宜吸气；放松时要呼气。在翻掌时，两手掌也要左右用力。其作用同样是行气血，益肝脏。

②按掌转腰

端坐，两腿分开，两手掌重叠向两腿间下按，两臂伸直，略用力，身体缓缓向左右转动3－5次。这种转动，要注意幅度不宜过大，只是略转，身体转动与手掌下按有一种颉颃的力量，在转动时，以感觉到这种颉颃力为度。这种动作的作用与伸懒腰相同：均是肢体，腰背用力，可行气血，动关节，通经络，且肝经循环于两侧胁部，有助于肝经气血畅通。

③伸懒腰

春季清晨，刚刚睡醒之时，伸一伸懒腰，有说不出的惬意，这是人所共知的，但是，说它对人体有益，恐怕知者不多。经过一夜睡眠，人体松软懈怠，气血周流缓慢，在睡醒之时，总觉懒散无力，此时，如果四肢舒展，伸腰展腹，全身肌肉用力，并配以深吸深呼，则有吐故纳新、行气活血、通畅经络关节、振奋精神的作用，可以解乏、醒神、增气力、动肢节。中医早有“人卧血归肝，人动则血运于诸经”之说。春季，一伸懒腰后，血液循环加快，全身肢体关节、筋骨得到了活动，睡意皆无，这样就激发了肝脏机能。

在春季到来之时，如果我们能够顺应自然界的变化，注意情志保养及饮食起居的调整，同时练一练养肝功法，对人体是十分有益的。

（2）夏天与养心

夏季是人体的新陈代谢最活跃的时候，室外活动多，活动量也相对增大。加之夏季昼长夜短，天气炎热，所以，睡眠时间也较其他季节少一些。因而，体内消耗的能量多，血液循环加快，出汗亦多。显而易见，在这个季节心脏的负担是很重的，倘若不注意对心脏的保养，很容易使心脏受到伤害。因此，在中医的养生理论中，早就有夏季宜养心的说法。

《素问·四气调神论》中指出：夏季的3个月，是万物繁茂秀美的时刻，也是重点保护心脏的季节。夏季养心的方法很多。主要从日常起居、衣着服饰、饮食和运动锻炼等几个方面。在练习时宜选择安静、凉爽、空气流通的地方。清晨或夜晚都是锻炼的好时间。年老体弱及心脏功能较弱的人，在夏季尤应多练养心功法。方法如下：

①闭目吞津

端坐，两臂自然下垂，置于股上，双目微闭，调匀呼吸，口微闭，如此静坐片刻，待口中津液较多时，便将其吞咽，连续吞咽3次。然后，上下牙叩动，叩齿10－15次。这种功法，即养生功中的吞津叩齿及静坐方法，可以养心安神、固齿、健脾。

②双手握拳

端坐，两臂自然放于两股之间，调匀呼吸，然后两手用力握拳。吸气时放松，呼气时紧握，连续做6次。这种功法具有调节气血的作用，随呼吸而用力，对于调气息及血液循环均有好处。而且当用力握拳时，可以起到按摩掌心劳宫穴的作用，具有养心的功效。如在练习时手握住健身环，则效果更佳。

③手足争力

端坐，双手十指交叉相握，右腿屈膝，置于两手掌中，手、脚稍稍用力相争。然后放松，换左腿，动作如前，可交替做6次。这种动作可以祛心胸间风邪诸疾，宽胸理气，亦有活动四肢筋骨的作用。

④双手上举

端坐，以左手按于右腕上，两手同时举过头顶，调匀呼吸。呼气时双手用力上举，如托重物，吸气时放松。如此做10－15次后，左右手交换，以右手按于左腕，再做1遍，动作如前。这种动作可以疏通经络，行气活血，活动上肢肌肉关节。

（3）秋天与养肺

中医根据季节的变化对人体影响的规律，总结出了秋季易损肺气的理论，提示人们，在秋季应注意适应天气的变化，好好保护肺气，避免发生感冒、咳嗽等疾病。为此，宜练养肺功，具体方法如下：

①按天突

用拇指按压天突穴10－15次，具有止咳平喘的功效。

②捶背

端坐，腰背自然直立，双目微闭，放松，两手握成空拳，反捶脊背中央及两侧，各捶3－5遍。捶背时，要闭气不吸。同时，叩齿5－10次，并缓缓吞咽津液数次。捶背时，要从下向上，再从上到下，沿背捶打，如此算1遍，先捶脊背中央，再捶左右两侧。这种方法可以畅胸中之气，通脊背经络，预防感冒着凉，同时具有健胃养肺的功效。

③摩鼻、浴鼻

不少人鼻腔黏膜对冷空气过敏，秋季一到，便伤风、流涕。除必要的治疗外，在夏秋交季之时，经常按摩鼻部很有好处。将两手拇指外侧相互摩擦，有热感后，用双手拇指外侧对鼻梁、鼻翼两侧上下按摩30次左右，然后，按摩鼻翼两侧的迎香穴15－20次（迎香穴位于鼻唇沟与鼻翼交界处）。每天摩鼻1－2遍，可增强鼻的耐寒能力，亦可治伤风、鼻塞不通。如果每日清晨或傍晚，用冷水浴鼻则效果更好。方法是将鼻浸在冷水中，闭气不息，少顷，抬头换气后，再浸入水中，如此反复3－5遍。亦可用毛巾浸冷水后敷于鼻上。

④冷水浴

冷水浴对提高身体耐寒能力、促进周身血液循环是十分有益的，它可以预防感冒、支气管炎，也可以改善心血管及神经系统的功能。进行这种锻炼可在夏末开始，先用温水，逐渐改用冷水，同时用毛巾擦身。长期进行这种锻炼，精神清爽，皮肤润泽，不易感冒。

⑤躬身撑体

端坐，全身放松，调匀呼吸，然后，两腿自然交叉，躬身弯腰，两手用力支撑，使身体上抬，3－5次为1组。可根据个人体力，反复做3－5组。注意:两臂支撑要用力，用力时，宜闭息、不呼吸。身体上抬时，要尽量躬身;双腿自然交叉，是为了避免借下肢的力量支撑身体。所以，要用臂力，腿不要用力。这种方法可以通达肺气，疏通肺的经络，具有调养肺气的作用，对风邪伤肺及肺气虚损均有调养的功效。

⑥摩喉

上身端直，坐立均可，仰头，颈部伸直，用手沿咽喉部向下按搓，直至胸部。双手交替按搓，20次为1组，连续做2－3组。按搓时，拇指与其他四指张开，虎口对准咽喉部，自颌下向下按搓，可适当用力。这种方法可以利咽喉，具有止咳化痰的功效。

（4）冬天与养肾

隆冬时节，天寒地冻，草木凋零，人们的室外活动量也大大减少。中医学认为，人体内的阳气发源于肾。因为，肾是主管生殖机能的，新一代生命的产生是肾的生理机能活动的结果，肾是生命活力的原动力，同时，肾又是储藏营养精华的脏器，所谓“肾藏精”，就是说肾是肌体营养的供给者。从这个意义上讲，肾是生命的根本，一个人身体是否健壮，与肾的生理机能强弱有很大关系。所以，在身体锻炼方面，宜多做一些有助于养肾的功法。

①摩腰

端坐，宽衣，将腰带松开，双手相搓，以略觉发热为度。然后，将双手置于腰间，上下搓摩腰部，直到腰部感觉发热为止。从经络走行来看，腰部有督脉的命门穴，以及足太阳膀胱经的肾腧、气海腧、大肠腧等穴位。搓摩腰部，实际上是对上述经穴的一种自我按摩。这些穴位大多与肾脏有关，待搓至发热时，则可疏通经络、行气活血，具有温肾壮腰、调理气血的作用。

②屈肘上举

端坐，两腿自然分开，与肩同宽，双手屈肘侧举，手指伸直向上，与两耳平。然后，双手上举，以两胁部感觉有所牵动为度，随即复原。这一动作连续做3－5次为1遍，每日可酌情做3－5遍。

在做动作之前，全身要放松，调匀呼吸。双手上举时吸气，复原时呼气。上举时用力不宜过大、过猛。这种动作可以活动筋骨，畅达经络。同时，由于双手上举与吸气同时进行会增大吸气的力量，有助于进行腹式呼吸，使气归于丹田。这对老年气短、呼吸困难者有缓解的作用，于增强肾气十分有益。

③荡腿

端坐，两腿自然下垂，先缓缓左右转动身体3－5次，然后两脚悬空，前后摆动10多次，可根据个人体力情况，酌情增减次数。在做这一动作时，全身要放松，动作要自然、和缓。特别是摆动两腿时，不可僵硬，要自由摆动。转动身体时，躯干要保持正直，不宜前后俯仰。这种动作可以活动腰、膝，具有益肾强腰的功效。中医认为“腰为肾之府”、“肾主腰膝”，经常练这一动作，不仅膝、腰部得到锻炼，于肾也十分有益。

④抛空

端坐，左臂自然屈肘，放于腿上，右臂屈肘，手掌向上，做抛物动作3－5次。然后，右臂放于腿上，左手做抛空动作，与右手动作相同。如此为1遍，每日做3－5遍。在做抛空动作时，手向上空抛，动作可略快，但要与呼吸配合，手向上抛时吸气，复原时呼气。这种动作的作用与第一种动作相同，都有助于增强肾气。

10．吐纳，身心平静的运动疗法

很多人看到“吐纳”两个字可能是不知所云，不认为吐纳也是一种运动，更不认为这种方式对身体健康有益。其实，吐纳之法在我国有着悠久的历史，是古人养生保健的一种主要方法。直到现在，也有很多人在采用这种方法来健身。

南北朝时梁代陶弘景，是道教茅山派代表人物之一，同时也是著名的中医学家。“吐纳”这一名称最早就见于他所著的《养性延命录》中。《养性延命录·服气疗病篇》中记载：“纳气有一，吐气有六。纳气一者，谓吸也；吐气六者，谓吹、呼、唏、呵、嘘、嘶，皆出气也。……委曲治病。吹以去热，呼以去风，唏以去烦，呵以下气，嘘以散寒，嘶以解极。”

陶弘景同时指出：“心脏病者，体有冷热，吹呼二气出之；肺脏病者，胸膈胀满，嘘气出之；脾脏病者，体上游风习习，身痒痛闷，唏气出之；肝脏病者，眼疼愁忧不乐，呵气出之。”吐纳之法在古代通常被称为导引、行气、服气、炼丹、修道、坐禅等等名称。

陶弘景的说法便形成了吐纳方法的“六字诀”，简而言之，吐纳就是通过人体内一种叫“气”的物质在人体内部以及人体与外界之间的运动实现保养人们身体的目的的养生方法。所以，吐纳是一种带有中国民族文化特色的自我心身调节的运动疗法。

现实生活中，引起疾病的因素有许多种，其中物理、化学、生物等因素则直接伤害机体的功能或形态造成疾病。而精神刺激因素则直接影响人的心理，心理紧张通过神经和内分泌途径影响机体，使生理功能失调形成病变，包括免疫功能降低。严重的功能失调也可进一步造成机体形态损伤。

而中国的吐纳锻炼主要体现在对人体内部自调机制的开发和利用上。这种利用人体自身内部条件健身治疗的方法，其治疗疾病的作用主要是通过影响人体内部的心理，再影响到人体的生理机能形态的反应。吐纳锻炼中，尤其是在人平静的状态时，可使人体验到一种极其愉快的舒适感，这种美好的情绪状态，以及在这种形态下的自我主动调整，会使失调的生理功能向着协调的方向发展，甚至引起修复健康、抵抗疾病的作用。

当你切身练习吐纳疗法的时候，就会感觉到这种方法与物理疗法、化学疗法、生物疗法等物质治疗手段的不同，吐纳疗法主要是人通过调整自我心理来发挥其独特的作用。这种利用人体自身内部条件来防治疾病的方法，是具有重要理论意义与实践意义的自养身心的方法。具体而言，吐纳这项运动的作用重要有以下几点：

（1）吐纳能畅通经络排病气

不少吐纳者都有过气冲病灶的反应，例如有头痛的患者，吐纳中气通经络时会感到病灶处有胀、跳等感觉，待经络通时有人会明显感到一股暖流沿经络走向通过，从此头痛症消失了。这说明有病的人许多经络不畅通，通过练吐纳可以逐步使经络通开，这样人的病就会痊愈。

在人体经络逐渐畅通的同时也会放出一些病气，如：从病位或与病位有关的经络循行部位会放出冷气、热气、麻气等。患者在放出病气的过程中，病情会不断好转。例如胃寒者胃脘冷痛，在做吐纳过程中或接受他人发功时才能从胃脘处放出冷气或从下肢放出冷气，过一段时间胃脘处暖了，胃也不痛了。这说明吐纳可以帮助人排病气。

（2）吐纳能延缓人体脏器的衰老

人到中年，脏器则开始衰老，人到老年脏器老化或发生病变，其中一个主要原因是血液循环受阻。例如胆固醇高、血脂高、血液黏稠、血管粥样硬化等均可造成动脉硬化、血循环不畅等。吐纳可以降低人的血液黏稠度、降低胆固醇和血脂；可以增强人体内脏的功能，延缓人体脏器的衰老。

（3）吐纳能提高人的免疫能力

吐纳到一定程度，口中津液增加，唾液中含多种免疫细胞，能增强人的免疫力。吐纳的人与不吐纳的人相比，血液中各种免疫细胞增加，人体免疫能力增强。人通过练气功能减少感冒、减少感染、减少老年疾病发生是有科学根据的。

（4）吐纳能改善人体血液循环。

吐纳前后，人的甲皱微血管管袢增加而且管袢开放的数量增加，这表明吐纳有利于人体的血液循环。人的血液循环的改善可以预防很多疾病，例如冠心病、脑血栓、脑供血不足等。同时练气功也能改善已经形成瘀血的脏器的生理状态，例如心肌梗死、脑血栓形成、早期肝硬化等等。

吐纳的自我身心锻炼方法主要是发挥人的意识能动性，对自身的精神、形体进行锻炼的一类方法。吐纳运动含有丰富的心理锻炼内容，《黄帝内经》在谈到吐纳时说道："恬淡虚无，真气从之：精神内守，病安从来；呼吸精气，独立守神，肌肉若一。"这里的"精神内守"与"独立守神"，就表达了古人对精神的要求，也正是吐纳这种内心运动的作用。

吐纳不仅能调节人体的内心状态，趋于和谐和宁静，还能调节人体的生理状态，使人体各部分趋于正常。为了预防各种疾病发生、防止脏器老化，为了在避免药物毒副作用的条件下治好病，现代人已经开始重视吐纳，并且通过练习吐纳，治好了许多顽症，这些都证明了吐纳在养生中的神奇作用。

第五章
职场生涯——快乐工作打开健康另一道门

商场如战场，职场也如战场，现代社会的激烈竞争，工作压力，使得人们的生活疲惫不堪，筋疲力尽。可以说，职场已是现代生活中健康的最大隐患，也有无数的人群正处于真正的“亚健康”状态。但是，生存的压力是有增无减。这样职场生涯就必须有健康的维护，健康的理念。如此，人们才能拥有真正的健康人生。

01. 笑对工作，让健康打开另一道门

法国作家拉伯雷说过这样的话:“生活是一面镜子，你对它笑，它就对你笑;你对它哭，它就对你哭。”其实，生活和工作就是这样，既然你难以改变身边的环境，何不变换一种的视角和心态去适应它呢?现实中总是有很多人都无法这样转变自己，从而生活在自己为自己编织的禁锢里。

一个的人心态就像是山谷中的回声，如果整日愁眉苦脸地面对你的工作和生活，那么你的工作和生活也肯定会愁眉不展地回应你;相反，如果你能自信乐观地看工作，你的工作也肯定会一片灿烂，阳光无限。

有句话说，痛并快乐着。其实，一个人的工作作为生活中重要的一部分，在所难免都会遇到不如意的事情，例如，同伴晋升、涨薪水，而你一样努力却没有;上司不欣赏你的工作方式;你和同事的关系不是很融洽等等，都会让一个人心里沮丧、无奈。但是，工作毕竟是工作，你一旦陷入恶性循环的“怪圈”，那你的工作将会更加的难做，你的成功也将会更加遥远。

人总是避苦求乐的，都希望快乐地度过每一天，都希望拥有一个很满意的工作，但生活本身就充满了酸甜苦辣，快乐和痛苦本是同根生。当你痛苦时，不妨想到往昔的快乐;当你快乐时，不妨留一片空间，以接纳苦难。所以，快乐和困难，还要看你是怎样对待的。

面对工作，只有心往好处想，才能帮助自己冲破工作环境的黑暗，打开光明的出路，才能获得更多更大的事业上的成功和人生上的乐趣。在困顿、苦难面前，一味哭丧着脸，除了磨掉自己的锐气外，不会赚到任何同情的眼泪。只有颤抖于寒冷中的人，才最能感受到太阳的温暖;也只有从痛苦的环境中摆脱出来，才会深深感觉到这个世界的美好。就

像火车过隧道，即使在黑暗中，也要看到前方的光明。也只有这样，才能让自己保持健康的心态，再让健康打开生活中的另一扇门。

就像是一个故事：曾经有两个囚犯，从监狱的窗口仰望外面的夜空，一个看到的是漆黑的苍穹，另一个看到的是万点的闪闪星光。面对同样的遭遇，前者心中充满了悲观，看到的自然是满目苍凉、了无生气；而后者心中充满希望，看到的自然是星光满天，一片光明。其实，对待自己的工作也是一样。一样的工作环境，一样的上司和同事，不一样就只有自己的态度。窗外有黑暗也有光明，有快乐也有痛苦，就看你怎么样去对待和选择了。

西方哲学家蓝姆·达斯讲过这样一个故事：

一个病入膏肓、仅剩几天生命的妇人，整天思考着死亡的恐怖，心情坏到了极点。蓝姆·达斯去安慰她说："你是不是可以不要花那么多的时间去想死，而把这些时间用来考虑如何快乐地度过仅剩下的时间呢？"

蓝姆·达斯刚对妇人说这些话时，妇人显得十分恼火，但当她看出蓝姆·达斯眼中的真诚时，便慢慢地领悟了他话中的诚意。她好像明白了什么似的说："说得对，我一直都在想着怎么死，完全忘了该怎么活了。"

几天之后，那位妇人去世了，她在死前充满感激地对蓝姆·达斯说："这最后的几天，我活得比前一阵子幸福多了。"

正如一句古诗："苦乐无二境，迷悟非两心。"妇人就是学会了转变自己的心态，所以便能在离开人世前感受到最后的生活的幸福，快乐地合上双眼。如果她仍像以前一样，一味想着死亡，那她最后的几天也只能是痛苦的地离开人世。

面对工作亦是如此，人们常说职场生涯，身不由已，有很多事情都由不得自己做主，但是，自己的态度和心态是自己能够做主的，是自己能选择的。所以，面对一样的工作，何不笑看你的工作，让自己拥有健康、快乐的心态，从而让自己尽情地享受身边的一切呢？

02. 小心网络带来的健康隐患

随着电子时代的快速发展，电脑和网络给现代人的生活和工作带来了翻天覆地的变革，原来的大地球也已经变成了今天的“地球村”。毋庸置疑，电脑和网络给人们带来了无法想象的便捷，但同时也给人们带来了健康上的隐患。

随之而来的是一些“电脑疾病”，例如鼠标手、电脑综合症等。有些职业，如网络管理员、计算机程序员、软件工程师等，他们的工作性质使得他们每天都要盯着电脑屏幕，在网络中游走，人们称这种人为“网虫”。电脑成为他们每天必须面对的“交谈伴侣”。有些人甚至成为了电脑互联网的“奴隶”。一天不上网、一天不动电脑，就像是“丢了魂”，神经恍惚。

首先，作为每天与电脑打交道的网虫们，如果不注意饮食的话，日久天长就会有出现一张“电脑脸”。提起比尔·盖茨，恐怕没有人不知道他，作为IT时代的宠儿，可以说是电脑造就了比尔·盖茨的帝国。可惜，盖茨的脸就是一张典型的“电脑脸”，引用盖茨身边人的话形容，是时常目光呆滞、神情木讷、缺少笑容的脸。

心理学专家研究发现，经常与电脑打交道的人，由于长时间面对没有生命的电脑屏幕，而与人的交流越来越少，会在不知不觉中生出一张表情淡漠、冷峻的“电脑脸”，而且会影响日常的人际交往，进而产生心理和精神上的障碍，最后导致影响人们的身体和心理健康。

其次，有的网虫还长出一双“鼠标手”。“鼠标手”，医学上称为腕管综合症，是指人体的正中神经在进入手掌部的经络中，受到压迫所产生的症候，主要会导致食指中指疼痛、麻木和拇指肌肉无力。手外科专家认为鼠标比键盘更容易造成手的伤害，因为人们使用鼠标时，总是反复集中机械地活动一两个手指，而配合这种单调轻微的活动，还会拉伤手腕的韧带。

这种“鼠标手”的早期表现是手指和手关节疲惫麻木，有的关节活动的时候还会发出轻微的响声，类似于平常所说的“缩窄性腱鞘炎”的症状，但其累及的关节却比腱鞘炎要多。原因就是现代越来越多的人每天长时间地接触、使用电脑，每天重复着在键盘上打字和移动鼠标，手腕关节因长期密集、反复和过度的活动，以至逐渐形成腕关节的麻痹和疼痛，使这种病症迅速成为一种日渐普遍的现代文明病。

与电脑接触频繁的女孩子更应该注意了，因为女性是腕管综合征的最大受害者，其发病几率比男性高 3 倍，其中以 30 岁至 60 岁者居多。这是因为女性手腕管通常比男性小，腕部正中神经容易受到压迫。

腕管综合症属于“累积性创伤失调”症，病情较轻者可采用药物或使用腕背屈位夹板法治疗，病情较重者甚至还要施行腕管切开手术。

但是，电脑又是现在工作中不可或缺的工具，长期面对电脑的工作者应该如何让克服在人际交往中产生的心理障碍以及身体上的损害呢?研究专家们指出:一是学会处理好复杂的人际关系，勿将与电脑交流的准则引入人际交往中;二是要注意身体上的锻炼;三是使用电脑期间要注意丰富自己的日常生活，注意自我心理调整。

除此之外，专家还建议用饮食治疗“网络综合征”，以下几点可供参考:

（1）食物治疗

研究资料显示，电脑一族大都缺铁，因而变成了不苟言笑的“电脑脸”。所以，要想治疗“电脑脸”，必须补铁。人们都知道菠菜富含铁，其实，黄花菜中所含的铁是菠菜中的几十倍。所以，黄花菜是“网虫”的首选食品。除了黄花菜外，葱头、蒜头也是网虫们要常吃的。

人们可能都知道，蒜头、葱头具有杀毒作用，但人们可能不知道的是，蒜头、葱头对紫外线还可产生称做“有丝分裂辐射”的反应，并且在身体内能释放出古氏射线。这种射线尽管微弱，但能够使某些堆积在身体内的废物、毒素脱落而被排出体外，同时刺激细胞再生。网虫们每天对着电脑屏幕散发出的射线，很需要排毒。

长时间上网和做网络工作的人视力普遍不好，经常会出现视物模糊、眼干眼痒，甚至眼痛、结膜充血等眼部不适症状。中医理论认为:“肝开窍于目”、“久视伤血”、“日久伤肝”。所以，注意养目很重要。下面几种食品要多吃:芥菜、荠菜、胡萝卜、苦瓜、无花果、香榧子、动物肝脏、白鱼、青鱼、蚌肉等。

（2）饮料治疗

一般情况下，长期使用电脑的人会时常熬夜，导致第二天早上起床时眼睛的浮肿。民间有一方法可以有效解除，就是用棉花蘸上菊花茶的茶汁，涂在眼睛四周，很快就能消除浮肿现象。中国自古就知道菊花能保护眼睛的健康，除了涂抹眼睛周围可消除浮肿之外，平常就可以泡一杯菊花茶来喝，能使眼睛疲劳症状消除，如果每天喝二到五杯菊花茶，对恢复视力很有帮助。

菊花的种类很多，菊杞茶也是上好的护眼饮料。菊花茶中加入枸杞，两种都是中药中护眼的药材，泡出来的茶就是有名的“菊杞茶”，还有一种像黑色米粒的决明子，煮成茶汁来喝，也是很好的护眼饮料。

蜂蜜也是长期使用电脑者必不可少的饮品。因为蜂蜜性味甘、平，具有润肺止咳、益气补中、润肠通便、解毒等功效。所以，作为电脑一族，每天早晚冲上一杯蜂蜜水，既可润肠通便、又可预防感冒，还有清除体内毒素的作用。使用时注意冲服，不需煎煮。

(3) 除了饮食之外，还有一个方法可以防止电脑的“副作用”，就是每天要在电脑桌前放一杯热水。一般电脑工作者，在专注屏幕时眨眼次数会由每分钟20次降至8次，不知不觉使得眼球表面泪水蒸发过多，因此干眼症会更加恶化。而在电脑旁边放一杯热水，可以增加周边湿度，以减轻眼睛不适的情形。

电脑时代，既给我们的工作带来了以前难以想象的方便和快捷，也给我们的身体健康埋下了随时爆发的隐患。所以，在正确适当地的使用电脑的同时，还要注意电脑和网络带来的“副作用”，不能盲目地和无节制的使用。这样才能预防电脑网络给身体健康带来的隐患，才能保证人们身体的健康。

03.注意身边不良的办公方式

现在人们在办公室中的时间是越来越长，即使有休息的时间，也大都是在办公室中度过的。久坐办公室，并不是让自己引以自豪的事情，或许一些人已经注意到，这些常坐办公室的人，身上的“毛病”越来越多了。所以，在享受办公室安静的工作环境时，还要小心你身边的工作环境，以防疾病的入侵。

以下几点就是常见的不良办公方式：

(1)“坐”出来的疾病

你是否经常感到臀部尾骨隐隐作痛，有时接连两三天都令你坐立难安?请别忽视这样的症状，这是女性易患的疾病——尾骨受伤。尾骨疼痛的症状包括臀部尾骨附近有压痛点或腿痛现象，范围包括尾骨、提肛肌及周围的软组织等。长久坐姿不正确，压迫尾骨神经，即可造成尾骨受伤而疼痛。其实，这只是常见的疾病之一。

有的人常说，能坐着就不站着，所以现实中很多的人都喜欢选择“坐着”的工作。当然，与站柜台的人相比，可能更多的人都青睐于坐在办公室里工作。坐着工作虽然舒服，但不利于身体健康。

研究表明，由于长期久坐，或者有的坐姿不良，或总是固定一个姿势而使得腰部软组织长久处于张力状态，软组织缺血，而产生腰肌劳损，或者演变为腰椎病。除此之外，久坐可引起多种病症，例如，颈椎病、腰椎病、食欲不振……

当人采取坐位姿势时，坐骨结节恰好与凳面接触。长时间地伏案工作或有盘腿久坐的习惯，容易使坐骨与坐凳“硬碰硬”，久而久之就会容易让屁股“生茧”，即臀部长出硬疙瘩，隐隐作痛，就是坐骨结节性囊肿。原来，人体臀部的骨骼是由骨盆构成的，其中坐骨是构成骨盆的重要组成部分。久坐严重的还易形成囊肿等疾病。

所以，要尽量减少坐的时间，或坐一会变动一下姿势、站起来活动一下，中途可做一下腰部按摩。平时还要保持良好的坐姿，减轻对脊椎的压迫，多运动，可减少尾骨受伤的机会。医学专家建议，凡因工作需要久坐的人，一次不要连续超过 2 小时，工作中每隔两小时应进行一次约 5 分钟的活动，或自由走动或做操等。

（2）“空调”吹出来的疾病

在办公室里，为了营造舒服的工作环境，人们常常会选择关上门窗，用空调来调节温度，认为这样就能保持办公室空气的新鲜。其实，这样的做法常常正好适得其反，因空气不流通，人很容易染上结核病、肺炎等。如果长期在空调环境中待着，由于湿度较低、干燥，还会使咽喉部干燥甚至有疼痛感。同时，这种环境对人体皮肤也有不良影响，易使汗腺和皮脂功能失调，皮肤容易疲劳，易产生过敏、皱纹等症状。

此外，如空调室内没有安装空气交换装置，由于空气不对流，室内二氧化碳、一氧化碳等有害气体不断累积，浓度增高，负离子减少，让人产生头晕、精神不振、记忆力下降等不适感。如果空调使用不当，人体处在忽冷忽热的环境下，人就容易出现发热、感冒、头晕、咽喉疼痛、咳嗽、扁桃体炎、食欲不振等症状，有的病人由于常吹空调，腹部受凉，会出现了腹泻症状。

所以，不要贪一时舒服而忽视了自身的健康。在办公室，应减少空调运行的时间，多开窗换气。经常在空调环境下的人，下班后应多呼吸自然空气，在家也要少用空调。为了预防上述疾病，可以在室内放上一盆清水，傍晚开窗开门换气也很有必要;另外，在安装空调时，能同时安装一台换气扇，更有益身体健康。

（3）“伏案”易引起颈椎病

坐办公室可能是令许多人艳羡的一种工作，尤其是那些伏案工作者，更是给人一种知识渊博的感觉。其实，事实上，这样人群的健康状况才是最令人担忧的。据研究观察表明，这些长期伏案工作的职业，患颈椎病的几率要远远高于其他的职业，并且颈椎病的发病还呈年轻化趋势，目前已经逼近 25－40 岁的人群。

这是因为随着人年龄的增长，颈椎会发生退行性改变，即出现骨质增生、韧带肥厚、颈间盘突出等问题，就如一个水管子在新的时候很光滑，时间久了会生水垢、变窄。颈椎病属常见病、多发病。而久坐的人群更是多发病人群。不要忽视这样的常见病，如果不重视颈椎出现的问题，就会加重症状，甚至会造成终生瘫痪。

那么，我们究竟该怎么做呢?当然，最好的还是我们在平常生活中做好保健工作，避免颈椎病的发生。长期伏案工作的人，应该在伏案一段时间后就起身休息一下，运动一下;使用电脑的人应该尽量保持坐直姿势，同时，还应加强颈部肌肉的锻炼。除此之外，选择合适的枕头和睡姿也很关键。例如，用荞麦皮、稻壳做枕芯最好，不宜用羽毛之类做芯。人在枕枕头时，应将脖子“落实”在枕头上，肩部也挨着枕头，也就是说不要将脖子悬空，这样才有利于疲劳了一天的颈部韧带得到放松、解除疲劳。

（4）长期熬夜易导致免疫力下降

面对激烈的竞争和工作压力，熬夜的人越来越多了，对于上班族来说，尽管熬夜并非出于自愿，但不可否认，熬夜已经成为他们生活方式的一部分。可是，这种长期熬夜的工作方式对健康极为不利。

晚上11时到凌晨3时是身体的“美容时间”，也就是人体的经脉运行到胆、肝的时段。这两个器官如果没有获得充分的休息，就会表现在皮肤上，容易出现脸色偏黄、黑斑、皮肤粗糙、青春痘等问题。而且，更糟糕的是长期熬夜会慢慢地引起健忘、易怒、失眠、焦虑不安等神经、精神症状。经常熬夜所造成的后遗症，最严重的就是疲劳，另外，精神不振、免疫力低下、感冒、胃肠感染、过敏等等的自律神经失调症状也会找上门来。

所以，要尽量不熬夜，在不得不熬夜时，就要事先做好准备和事后做好保护，把熬夜对身体的损害降到最低。例如，虽然熬夜但按时进餐，而且要保证晚餐的营养丰富。鱼类豆类产品有补脑健脑功能，也应纳入晚餐食谱;熬夜前，吃一颗维他命B营养丸，因为维他命B能够解除疲劳，增强人体抗压力。熬夜过程中要注意补水，可以喝枸杞大枣茶或菊花茶，既可以去火，还可以明目。

熬夜之后，最好的保护措施自然是把失去的睡眠补回来。如果做不到，午间的一个小时小睡也是十分有用的。此外，打打羽毛球，多去户外走动，有助于你的身体健康和精神愉快，也是摆脱熬夜后萎靡状态的好办法。但是，最好的还是“补觉”。

（5）用眼过度易引起眼疲劳

眼睛是心灵的窗户，如果不加保护，就会使这扇窗户模糊、暗淡，最终影响自己的视线。如果你经常感觉眼睛干干的，或者是觉得眼睛整天迷迷蒙蒙的，看什么都不清楚，这就表明你已经用眼过度了。美国等国的研究人员对长期使用电脑者出现的各种症状进行了研究，结果表明:当眼睛出现疲劳时，聚焦肌肉的紧张度下降，此时发往颈部和肩部的神经冲动也会受到影响，以致于引起相应部位出现疼痛。

长期使用电脑的人，眼睛要实现聚焦功能，就需要眼部、颈部和肩部不同部位的肌肉和神经的相互协调。如果眼睛长时间聚焦，肌肉的紧张度降低，就会对大脑皮层调节肌肉运动的区域产生影响，使神经的兴奋性降低，从眼睛的疲劳，引起神经对颈部、肩部的肌肉运动的控制失调，引起肌肉张力增高。当这种紧张长期不能缓解时，相应部位就会出现慢性疼痛。

这些症状之间的联系，就有助于采取措施避免上面症状的发生。例如，对眼睛使用按摩，或者是起身运动一下，都有助于放松眼睛，缓解眼疲劳。

04.别冷落了茶叶

中国自古就有源远流长的茶文化，甚至还积累成了厚重的“茶道”。人们一说到茶，就说茶能养生，有益身体健康。由于茶叶有很好的医疗效用，所以在唐代即有“茶药”一词;宋代林洪撰的《山家清供》中，也有“茶，即药也”的论断。可见，茶就是药，已经成为古人的共识。

现代人说道茶，首先想到就是指喝茶，即茶水。但是，茶叶也起着关键作用，如果能正确利用茶叶，茶叶就能防病去毒、延年益寿。如果忽视茶叶的作用，就有可能会给你的身体带来严重的危害。茶叶有益于人体健康，有抗衰老作用。早在《神农食经》曾记载“久服令人有力悦志”，《杂录》也曾记载“苦茶轻身换骨”。由于茶叶有很多的功效，可以防、治内外妇儿各科的很多病症。所以，久坐办公室的人，不要忽视茶的作用，要充分利用。

现代研究证实:茶叶中含有人体所必需的化学成分，含有对某些疾病确具有疗效的物质。每天饮茶摄入量虽少，但经常补充这些物质，对人体能起到营养和保健作用。故茶叶称之为天然保健饮料是名副其实的。喝茶对于办公室的人来说，是一件“轻而易举”的事情，所以，别冷落了茶叶。

按照中国传统医学的解释，茶叶性味甘苦，微寒无毒，经胃入心肺，有驱散疲劳、清肺明目，生津止渴、利尿止泻，治咳平喘、清热解毒、消食减肥等作用。用于防治高血压、高脂血症、肥胖症、冠心病，治疗食积不化、泻痢，精神不振，思维迟钝，水肿尿少，水便不利，痰喘咳嗽等等。

现代医学认为茶也有预防与抵抗放射性伤害的作用。茶叶中微量元素锰、锌、硒，维生素C、P、E及茶多酚类物质，能清除氧自由基，抑制脂质过氧化，因而经常饮茶确有一定延年益寿之功。茶叶中的茶单宁物质，能维持细胞正常代谢，抑制细胞突变和癌细胞分化，因而饮茶有一定抗癌作用。茶叶中的脂多糖能防辐射损害，改善造血功能和保护血管。能增强微血管韧性，防止破裂;降低血脂，防止动脉粥样硬化。

茶叶中含有丰富的化学成分，因此，也是天然的保健饮料，经常饮用一些茶水，有助于保持皮肤光洁白嫩，推迟面部皱纹的出现和减少皱纹。这对于用眼过多而疲劳的工作者来说，是一件非常好的事情。你可以用棉花蘸冷茶水清洗眼睛，几分钟后，再喷上冷水，再拍干，有助于消除疲劳。

除此之外，茶叶还能消除黑眼圈。睡眠不足、用眼过度、较长时间的强刺激、缺少维生素B而轻度发炎、贫血、在阳光下暴晒过久、遗传、疏忽护理、月经期间、性生活过度等，都会产生黑眼圈。因此可以根据不同情况加以防治。

用茶叶消除黑眼圈最简单的方法是先把两袋茶包(茶叶包在纱布中)在冷水中浸透,闭上眼睛，在左右眼皮上各放1个茶包，放10分钟以上，或是用清洁的棉织手帕包冰块，放在黑眼圈上停留几分钟，经常坚持。睡前应彻底清洁眼部化妆品，如果清洁方法不当，最容易使眼睛红肿。最好用温水浸泡过的茶袋压在眼皮上10分钟，但不可太靠近眼睑。

茶叶中所含的营养成分很多，经常饮茶的人，皮肤显得滋润好看，其实，茶叶还有美容作用。对于坐办公室的女士来说，茶叶更是不可缺少。将红茶叶和红糖各两汤匙加水煲煎，加面粉调匀敷面，15分钟后，再用湿毛巾擦净脸部。每日涂敷一次，一个月后即可使容颜滋润白皙。

尽管茶叶的作用很大，但也并非毫无缺点，茶叶也跟其他的自然产品一样，带有这样或者那样潜藏的隐患，因此，不当的使用就会给身体健康带来危害。现代科学研究发现，长期过量食用茶叶，对身体健康是不利的。总结起来，饮茶过量的害处有三点:一是空腹饮茶，直入肾经，对肾不利;二是伤精血，冷脾胃，渐渐导致面黄肌瘦、减食、呕泻等;三是渴症，多食茶汤，病不能愈。

现代科学分析证明:茶叶中含有一些微量的对人体有害的金属元素，如铅、铬、镍等。它们的污染源有茶树的生长环境、农药等化学品、加工中接触的金属设备等。其中铅的毒性最大，它可在人体内积蓄，直到引起慢性中毒。但是一般的茶叶所含的这些元素量都极其微少，对人体的不利影响几近于无。另外，某些陈茶、保管不善的茶叶，可能会含有黄曲霉素，其中的一些毒菌被认为是极强的致癌物质。当然，保管良好的茶叶中一般都没有黄曲霉素。

但是，这仍然要引起人们的注意，尤其是在工作中喜欢喝茶的人。要谨慎使用茶叶，不要因为茶叶的保健功能而忽视它可能带给人们的危害。只有这样，才能更好地利用茶叶，使之有益于我们的健康。

05.小细节大健康

随着社会的发展，面对生存的压力，工作的时间已经成为了人们生活中最重要的一部分。这就意味着一个人越来越多的时间，都要在自己的工作中度过。但是，不可否认的是，现代人的“工作病”也是越来越多了，更是让人“防不胜防”。人们一方面要面对工作的压力，另一方面还要面对身体的压力。所以，工作中要注意一些细节问题，以防工作病的侵扰。这正是现代人需要注意的“小细节大健康”。

（1）利用花草调节情绪

或许很多人在电影中都看到过，在欧美发达国家的办公室，到处都是郁郁葱葱的花草，即使是遇到调换办公室或新人调入，他们也是一手夹着文件袋，另一只手抱着心爱的花。花草在办公室中的作用可想而知。但在中国人的传统观念中，工作就是工作，办公室里除了文件还是文件，没有充分利用绿色的调节作用。

绿色一直被誉为健康色，在办公场所放上一两棵绿色植物能缓解情绪。当在工作中产生急躁心理的时候，抬眼看看繁茂的嫩叶，往往会产生一种舒适的视觉效应，心中的烦闷也就消失了，从而达到缓解情绪的作用。另外，很多植物还具有很好的净化空气、杀灭细菌的效果。

因此，中国的职业白领们也不妨在自己的办公领域内养一些花花草草，用以调节心情。例如，大型的绿叶植物，像万年青、发财树、金钱榕等。这些植物大都绿叶繁茂，通过光合作用，吸收二氧化碳，放出氧气，使封闭式办公室内的空气变得清爽。长时间坐在电脑前工作，看看绿色可以缓解眼睛疲劳，对着这些清新怡人的植物做几个深呼吸，清香的气味还能清醒头脑，振奋人心。

（2）“小动作”利于身体健康

劲椎病、肩周炎是现代上班族常见的职业病。所以，你必须防患于未然，及早预防。经常在工作之余做一些力所能及的“小动作”，定会收到不错的效果。

例如，左顾右盼，即用手足撑地，使身体呈弓形；然后转颈回头，左顾右盼，左右各转动15次。要领是：左顾右盼时重在转颈部，不是只转眼睛；仰头观天，即取直立体位，两手下垂，两脚与肩同宽，头缓缓抬起，仰望天空，仰视角尽量达最大限度，眼睛盯住一个目标，保持这种姿势15秒钟左右；摇头晃脑，即将头部进行前、后、左、右的顺序摇晃。如此将头部摇晃一周，再向反方向摇动。左、右各做10次。另外，这些小运动还能赶跑职业病，例如，鼠标手、电脑脸等职业病。

（3）喝茶消除疲劳

外国人特别喜欢喝下午茶。而英国人喝下午茶的传统更是根深蒂固，可追溯到19世纪维多利亚女王时期。在英国，无论是王公贵族，还是体力劳动者，如装修工人等，到时也雷打不动地要停下手中活计去悠闲地喝点下午茶。

其实，喝点茶正是一种消除疲劳、振奋精神的有效方法。一天的紧张工作，大脑已经处于疲惫状态，身体也已经劳累不堪，如果有时间，不妨坐下来喝点下午茶，让疲惫、烦恼、劳累，随着清香的茶一起喝入口中，最后被释放掉。所以，在繁忙的空隙，稍作休息，喝点茶也是有利于身体健康的。

（4）在办公室伸个“懒腰”

由于办公室的人长期久坐，就会影响血液循环，使人容易疲劳，并且脑部的活动能力也会减退，长时间下来，不仅工作效率差，还会使身体细胞呈现衰老的状态。所以，时间久了，不妨起身伸个懒腰，这对于工作疲劳的人来说可以促进血液的回流，使细胞获得更多的氧气，帮助新陈代谢加快，可以有效地将胸中的废气吐出，并且可以增加血中氧气浓度，有消除大脑中枢困倦感的作用。

但是，伸懒腰、打哈欠也要注意方法，最好的方式是起身站立，然后将双臂张开尽量向外扩，向后伸展将头后仰，身体挺直让上半身的肌肉绷紧，然后张嘴深深地打一个大哈欠。然后再吸一口气，闭气一会，再慢慢地吐气。这样可以增加呼吸的深度，能提神醒脑，对于用脑过度或是工作疲劳的人来说也是 - 种很好的抗衰老运动。

（5）巧放电脑，减少疲劳

现在，几乎所有的上班族们在工作中都要用到电脑，整天面对电脑工作之后，很多人会因此而引发一些疾病。但是，通过对电脑显示器的调整，也可以避免一些疾病。

在电脑前工作最易让颈和背部受到损伤。首先，上班族应该安装可调节的显示器，这样调整显示器，适应每个人不同的生理特征，以减少身体的损伤。例如，如果显示器稍微偏左，就会使得左边的颈部肌肉紧绷，而右边的肌肉得到伸展。这种失衡会导致头部右偏。所以，办公室的电脑显示器必须依正中线放置。换句话说，显示器必须直接放在键盘的后边，保证人体于电脑前后位置的一致。另外，显示器不能安装得过高或过低。显示器上的起点线必须与你的眼睛保持在同一水平面。这样可以降低眼睛的疲劳，起到保护眼睛的作用。

此外，键盘放置的角度是前部末端低于后面的。而且，键盘必须低于使用者的肘部，使肘部折叠角度必须足有90度或更大一些。有些人在工作的时候必须频繁地先看显示器，再看键盘，然后又回到显示器上，如此反反复复，一天下来，你会感觉颈部疼得厉害。为了避免发生这种情况，要尽可能地熟记键盘，早日学会“盲打”。

(6) 多用菊花茶熏眼

电脑族经常觉得眼睛累、干涩、流泪、视物模糊。眼睛累是由于长时间注视电脑屏幕，眨眼次数减少，使角膜不能得到充分的滋润。

用眼过度产生的眼疲劳，关键是让眼睛好好休息，电脑屏幕上显示器的亮度应为周围光线的3倍左右，屏幕的上端稍微低于视线15－20度，眼睛与电脑屏幕距离要保持在50厘米以上。

但是，最好的方法就是用菊花泡茶，然后用蒸汽来熏眼部。热敷可以促进眼睛局部的血液循环，而菊花中有明目效果的成分会随热气缓缓进入眼部，熏蒸时闭目养神，对眼睛本身就是一种休息，然后用手按摩眼部周围的肌肉，可以收到很好的疗效。另外，还应多吃富含维生素A的食物，如胡萝卜和动物肝脏等。

(7) 要注意办公室的杀菌和清洁

研究表明，在女性职员的办公桌台面上、电脑上、电话机上、电脑键盘上、抽屉里以及个人物品上的细菌数远远超过男性雇员。这可能是因为女性与小孩子接触得比较多，而目还有在办公桌里放食物的习惯，再有就是女性的化妆品。

表面看来，女性的办公桌一般都更洁净一些，但是她们随身携带的化妆品、擦手油却是细菌传播的主要载体，女性的化妆盒也是细菌丛生的地方。与此同时，男性的钱包也是细菌颇多的地方。就平均值而言，办公室桌面上的细菌数量较之办公楼卫生间马桶上的细菌数量要多很多倍。

所以，面对“无所不在”的细菌，为了自身的健康，上班族必须注意身边的清洁，保持工作用品的干净，还要用杀菌剂及时的给周围杀菌，这样才能有益于身体健康。

06.职场“过劳”不能忽视

英国科学家贝弗里奇说:“疲劳过度的人是在追逐死亡。”这句话就是对“过劳死”的最好说明。由于现代竞争的残酷，生活和工作的压力，以致一些职场人士生命过早地结束了。这是不可忽视的现象，可以说，职场已是生活中的最大的安全隐患，职场人士也成为最值得关心的一群“亚健康”人士。所以，要当心职场的“过劳死”，不要把精力过度地的透支给工作。

“过劳死”，顾名思义就是劳累过度导致人的猝死。在上世纪80年，这个名词还被人们当作电影里面的事物。而现在过劳死已如一般的疾病蔓延到人们的身边，威胁到每一个人的生命和健康，这已经成为不争的事实。

“过劳死”与一般猝死几乎没什么不同，但其特点是隐蔽性较强，先兆不明显，这点很容易为一般人所忽视。“过劳死”又可视作一种疾病过程或身体非正常状态，主要表现有:经常出现身体乏力、睡眠不稳、记忆减退、头痛头昏、腰痛背酸、食欲不振、视觉紊乱等疲劳症状，但到医院检查，却又没有明显的病症。“过劳死”最常见的直接死因有:冠心病、脑出血(高血压)、心瓣膜病、心肌病和糖尿病并发症等。“过劳死”的共同特点是由于工作时间过长、劳动强度加重，以致筋疲力竭，突然引发身体潜藏的疾病急速恶化，救治不及时而丧命。

不久前，世界卫生组织在一份报告中称:“工作紧张是威胁许多在职人员健康的重要因素之一。”这一结论明确指出了过度劳累对人体的危害。随着现代医学的发展，医学界对过劳死的原因进行着不断的研究，近来发现，心理疲劳是造成过劳死的重要原因。

在长期的精神紧张压力、反复的心理刺激及复杂的恶劣情绪逐渐影响下，如果得不到及时疏导化解，长年累月，会造成心理障碍、心理失控甚至心理危机，甚至还会造成精神委靡、精神恍惚等精神上的压力，由此，就可引发多种身心疾患，如紧张不安、动作失调、失眠多梦、记忆力减退、注意力涣散、工作效率下降等，以及引起诸如偏头痛、荨麻疹、高血压、缺血性心脏病、消化性溃疡、支气管哮喘、月经失调、性欲减退等疾病。这都是过劳死的前期症状。

但是，心理疲劳不会一朝一夕就致人于死地，而是不知不觉地潜伏在人们身边的，等到一定的时间，达到一定的“疲劳量”，才会引发疾病。心理疲劳已经成为现代人的“隐形杀手”，那么，有效地消除心理疲劳的方法就成为了大家关心的问题，研究专家建议，放慢生活节奏，沉着冷静地处理各种复杂问题，试着改变自己，及时的调整的自己的心态，保持自信和乐观的工作和生活态度，这样就可以有效地预防“过劳死”的出现。

有关这个问题，日本“过劳死”预防协会还列出了“过劳死”的十大信号，以提供人们参考：

（1）睡眠少

这种人睡觉时间越来越短，睡醒之后也感到疲惫不堪。

（2）过早出现斑秃、脱发、早秃

这种人每次洗桑拿都有一大堆头发脱落，这是工作压力大、精神紧张的表现。

（3）注意力不集中

身体衰退的人注意力不集中，并且集中精力的能力越来越差。

（4）过早出现“将军肚”

有的人三十多岁就大腹便便，很富态，看起来是成熟的标志，但是，这些现象会引起高血脂、脂肪肝、高血压、冠心病等。

（5）频繁地去洗手间

一般来说，如果年龄在30－40岁之间，而排泄的次数超过正常人，那么这就说明消化系统和泌尿系统开始衰退。

（6）记忆力减退

如果开始忘记熟人的名字，那么证明此人的记忆力开始减退了。

（7）耳鸣、头疼

他们经常出现头疼、耳鸣、目眩等症状，但是找医生检查又查不出什么结果。

（8）心算差

如果一个人的心算能力越来越差，那么此人可能开始衰老了。

（9）性能力下降

中年人如果过早地出现腰酸腿痛，性欲减退，或男子出现阳痿，女子过早闭经，这些都是身体整体衰退的第一信号。

（10）经常出现后悔、烦恼

如果一个人做事经常后悔，经常出现易怒、烦躁、悲观等难以控制自己的情绪，那么此人的心态可能已经变老。

日本专家认为，一个人如果具有以上两项或两项以下的人，就是“黄灯”警告期，眼下还不用太担心；具有3－5项的人，就是“红灯”预报期，说明此人已经出现了“过劳死”的征兆；6项以上的人，为二次“红灯”危险期，这就是“综合疲劳症”了，属于极度危险期。

当然，面对激烈和残酷的竞争，强大的生活和工作压力，我们还要继续生存。但是，我们不能把生命过多透支给“工作”，就像是一句俗谚说的：“身体是革命的本钱。”所以，我们需要这样一种全新的健康理念，就是“工作并快乐着”，既然我们无法改变眼前的工作，为什么不改变一下自己的心态呢？只有把这种健康理念贯穿于整个职场生涯，才能积极工作，也才能拥有健康的人生。

07.养成良好的工作习惯

随着社会竞争的加剧，上班族总是处在一种高度紧张的工作状态中，每天除了正常的工作时间外，时常还要加班加点，这无疑给身心又增添了额外的负荷，常常使人感到身心疲惫。为了减轻工作带来的压力，保持身心的健康，养成良好的工作习惯是非常必要的。具体方法有如下几点：

（1）将工作留在办公室

有人习惯于下班时将工作带回家，其实，这是很不好的工作习惯，最好的方式是应该在办公室完成必要的工作。因此，提前为下班做准备，在下班前清理一下自己的思路，考虑哪些工作是必须完成的，哪些工作能够放在明天。这样你心里就有数了，从而减少工作之余的担心。

（2）整理眼前的办公桌

为了轻松工作，办公桌上应当只留下你要处理的相关的资料就可以了。这种方法虽然很简单，但对一天的工作状态却能产生良好的作用。而不是每天早晨上班后，看到满桌子都是报告、回信、公文等，只会让人产生一种心烦意乱和紧张的情绪。这样就会影响整天的工作心情，容易导致身心疲惫。

（3）写下工作中的困难

要经常梳理自己的工作，如果在工作中的困难很多，或者一时找不到解决的办法，最好将所遇到的困难或是坏情绪写下来，然后再把那张纸撕碎，或是逐步地解决。

（4）提前制作工作计划

制作工作计划是顺利完成工作的重要前提。提前一天把工作按照任务的主次轻重先梳理一遍，再开始实施的时候就会轻松很多，心情也会变得愉快。

（5）不要随便就请假

不要把请假看成是一件小事情，随便找个借口就请假。比如身体不适、朋友有事、孩子生病等，这样就会人留下一种多事的印象，而且也会影响工作进度。即使你认为不会影响自己的工作效率，但因为你是在一个合作的环境里工作，所以你的缺席很可能给其他同事造成不便，影响整体工作的进度。因此，没有特殊的情况，就不要随便请假。

（6）做事要果断、坚决

虽然有时候，工作中的问题千头万绪，但是如果需要自己做决定的事情，一定要当场解决，不要犹犹豫豫，即便不能马上下定论，也要在大脑中形成一个大致的轮廓，从而为解决问题提供一个参考。否则，以后的问题会越攒越多，等你再想解决的时候，就会觉得疲惫不堪，心有余而力不足。

（7）集中注意力

利用工作时间处理个人私事或彼此闲聊，毫无疑问会分散注意力，降低工作的效率，影响工作的进度和质量。因此，办公时间全身心地投入到工作上，是必要的，也是应该的。

（8）学会组织、负责和监督

学会把责任分摊给其他人，既是一种良好的工作习惯，也是工作智慧的体现。如果坚持事必躬亲，无论大事小事都揽在自己的身上，结果只能是使自己忙得找不到头绪，降低工作的效率。

（9）建立良好的关系

评论别人和被别人评论，这是非常正常的现象，但如果别有用心地评论某人，那么就是不应该的事情了。也许你是无意的，但对方怎样想，你就无法知晓了。所以，最好的方法就是和同事建立良好的工作关系，利人利己。

（10）健康使用电脑

长期使用电脑的人都有一种不适的反应，最后导致影响自己的工作进程。其实，在工作时，只需要一个健康的工作姿势就能舒适和安全地工作了。保持一个良好的工作姿势是非常重要的，并且还要适当地做些小动作，让自己轻松一下，更能提高工作的效率。

在现实生活和工作中，几乎每一个人都要工作，而工作也是一种特殊的劳动，既有压力也有乐趣，养成良好的工作习惯，就会把眼前的工作变为一种享受，体会到其中的乐趣，良好的工作习惯就是提高工作效率的催化剂。相反，不良的工作习惯就会导致情绪紧张、抑郁，降低工作效率等，给自己增添不必要的压力，甚至影响自己的健康水平。

08. 远离“办公室综合症”

在日常工作中，人们时常会感到心烦意乱、焦虑不安、胸闷头疼、四肢酸痛无力等症状，与其他人交流，发现类似的感觉大都有过；去医院检查，却又没有发现什么异常。但是，这并不是说这个人就是健康的。这就是“亚健康”的症状之一，人们不应忽视这样潜在的隐患。其实，这些症状并非人人都有，它是长时间在办公室工作的“副作用”，医学上将这些与工作有关的疾病总结为“办公室综合症”。

所谓“办公室综合症”，就是指那些长时间在办公室工作的人所患的与工作有关的一些疾病，通过归纳总结，临床专家们将“办公室综合症”分为以下几种类型，并对每一种病症给出了相应的建议。

（1）心情压抑，精神抑郁

无形之中，“抑郁”已经成为人类健康的隐形杀手。几年前的愚人节，天王巨星张国荣跳楼自杀，让众多喜爱他的人难以相信，后来经医生分析，张国荣自杀的主要原因是抑郁症。在人们的日常工作中，面对工作的压力以及各种环境的不理想，很可能让人心情压抑，导致抑郁症的产生，尤其是一些女性和孕妇，另外根据调查发现，包括青少年和中年人，都有不同程度的精神抑郁症状。

专家建议：抑郁症属于一种严重的心理疾病，发病状况不是很明显，有的看似跟心情个性有关，往往被人忽视。一般来说，症状不严重的人可以通过放松心灵、减轻压力来缓解，症状严重的人应该及早去医院接受治疗。

（2）神经疲劳，恶心呕吐

有些人，例如编辑、记者、信息广告人员，时常会毫无预兆地感觉恶心呕吐、神经疲劳、精神状况不佳等症状，女性还会产生一些停经、痛经等妇科疾病，去医院检查也没有什么效果。其实，这种病症的出现很大一部分原因在于心理方面，他们面对巨大的压力，感觉无所适从，从而在不知不觉中给心灵带来一种自我强迫，久而久之，就会让人感到疲惫不堪，恶心呕吐。

专家建议：人的健康很大一部分原因取决于自己的心态，尤其是一些心理上的疾病。所以在工作过程中，要保持轻松的心态，对工作日程做出规划，还要有充足的睡眠，每天多做一些运动、多饮水，不要给自己太大的压力，这些症状往往会不药而愈。

（3）头痛头晕，胸闷气短

有些人一进入办公室之后，经常感觉头痛头晕、胸闷气短，尤其是夏季的下午，这种症状越发明显，做事精神无法集中、思维迟钝，容易冲动，常会无端烦躁。长时间出现这种症状，就不能简单将其归结为没有休息好了，事实上，更深层次的原因就是办公室里的电脑、复印机等办公设备在工作时产生的室内污染和办公室不良的通风状况。

专家建议：经常和电脑、复印机打交道的人，一个阶段工作完毕以后，就去洗脸洗手，保持清洁，另外，还要注意房间里的通风，尽可能保持室内空气清新，如果安装有排风扇和通气道就更有效果。而从事电脑工作的人，除上面的措施之外，就是要注意预防电脑辐射，工作一个小时之后就歇几分钟，呼吸一下新鲜的空气。

（4）脖子酸痛，四肢僵直

有些人长时间在电脑跟前工作，就容易形成“鼠标手”和“电脑脸”，而且，时常感觉脖子、胳膊僵硬酸痛，手掌、手腕或者前臂麻木肿痛，严重的甚至会导致腕部骨节变形。这主要是因为手腕和手指的活动频率过大，再加上不舒服的操作姿势，往往会导致手臂疲劳，腕部关节损伤。

专家建议：不要长时间坐在电脑跟前工作，电脑键盘和鼠标的位置最好不要高于工作时的肘部，工作一段时间之后就休息 5 到 10 分钟，活动活动关节，另外在电脑前的操作姿势尽量规范一些，不要把整个力量集中于手腕或胳膊上。

（5）头痛畏光，视力下降

有些人工作一段时间之后，常常感觉眼睛发痒，看东西一片模糊，而且还伴随着头痛、畏惧光线等症状，实际上这并非是因为近视，而是长时间坐在电脑前工作所导致的视觉疲劳，也是工作压力大、身心疲乏的前兆。

专家建议:工作一段时间之后做一些有益于眼睛以及精神状态的运动,按摩一些穴位,适当地给自己减压，懂得放松，有节制地工作。能够让人感觉轻松，视觉恢复正常。

伴随着社会发展，人的生存压力越来越大，“办公室综合症”的表现可能会越来越多样化。“办公室综合症”其实也就是工作综合症，究其原因，一方面是外部的工作环境，一方面就是内部的心理情绪，只要认识到这两方面，“办公室综合症”也并不是多么可怕的事情，只要让自己心态轻松、健康，工作顺心舒服，除了要适时调节自己的压力，疏导自己的情绪外，还要保持工作环境的健康卫生，这样才能为自己创造一个健康美好的人生。

09. 工作环境不可小视

现在，人们经常能够看到，或者是亲身经历到这样的情况：在一些写字楼和商务楼中，普通的工作人员大都集中在一片工作区中，有的三五人在一起，有的十几个人一个区域，甚至有的区域有几十个工作人员。在一个相对封闭的区域里，虽然每个人都有相对独立的工作空间，但整个工作环境是不能分开的。所以，人员越多，形成环境污染的可能性就越大。也就是说，在工作环境中，导致环境污染的几率要远远高于居室环境。

而现实生活中，人们除了在家中，呆的时间最长的就是在办公室里，甚至有些人呆在办公室的时间还超过了在家中的时间。所以，想要拥有一个健康的生活，除了要重视居室环境外，工作环境也不容忽视，不但不能忽视，还要倍加注意。

有的人，上了半天班之后，在外面呼吸一下新鲜空气，再走进工作环境中，明显会感觉到空气很闷，而且还有一些异味。不过时间久了，人们也就见怪不怪了。其实，这种心态往往就是导致健康受损的根源。另外，很多人会经常无缘无故地感到头痛胸闷或疲惫，做起事来无精打采，而这些症状确实是属于长期处于不健康的环境中形成的，工作环境才是真正的“幕后黑手”。

由此可见，工作环境也是一个人的生活中不可缺少的一部分，单单只是维护自己的居室环境，并不能给人一个健康幸福的生活，人的健康仍然没有得到保障。造成这样结果的原因主要有两个方面：

首先，是用人单位的不够重视。

有些单位的领导并不这么认为工作环境有多重要，也就根本不重视工作环境的好坏，这直接导致工作环境难以得到保障。而有远见的公司老板会认识到单位员工的健康状况直接影响到公司企业的收益，所以会竭力给员工提供好的工作环境，安装如空气转换机等设备，还会安排专门的人员定时清扫工作区域，以保证工作环境的健康卫生。

其次，就是员工的心态问题。

有些人在家里就不怎么注意居室环境，到了办公室自然就更加糊涂，即使感觉身体不舒服也不会考虑环境的影响，如果病了，大不了就回家休养几天;而有些人维护自己的家庭环境时不遗余力，即使稍微感觉有一点不对劲也要精益求精，但是对于办公室的环境污染却不闻不问。他们认为，工作环境是大家的事情，即使被污染了，也对自己影响不大。但是天长日久，这样的工作环境自然也会影响到全部人的健康。

所以，要想有一个好的工作环境，除了那些企业公司的领导要重视之外，还需要自己去用心维护，好的工作环境是依靠大家的共同努力获得的，如果抱着“只扫自家门前雪，不管他人瓦上霜”的态度，很难将办公室的卫生环境搞好，最后受害者还是自己。

针对办公室的环境卫生，一般来说可以从下面几个方面着手：

（1）注重工作场所的清理

在工作场所，人多事多，可能会产生更多的垃圾，及时清理是关键。只有这样，才可能将工作环境的污染降到最低，有益身体健康。

（2）保持光线的通亮

有些卫生专家研究发现，光线的好坏对人视力的影响是巨大的，在不好的光线里工作很容易导致视觉疲劳，从而对视力产生影响降低人的工作效率。而较好的光线不但对人视力有好处，还能使人心理上感觉愉快。

（3）保持工作环境的安静

工作场所人比较多，很难保持安静的环境，但即便如此，也要把噪音控制在一定程度。因为噪音过高，不只影响人的工作效率，而且让人心烦意乱，精神难以集中，神经系统受到损害。

（4）要保持通风

办公室里人来人往，工作区基本上都是多人公用，会议室的情况也不会好到哪里去，这必然导致办公环境空气的污浊。在这样一个环境中，保持通风换气是非常关键的。公司领导要安置一些通风换气的设备，职工也要时常打开门窗，保持工作环境的空气清新。

（5）及时调整心态

为了捍卫自己和同事的健康，必需积极地和环境污染做斗争，培养一种积极的心态，并且把这一态度延续到工作环境中去，确实认识到环境污染对个人健康生活的危害。工作环境是大家的，应该摒弃自私的心态，自己多付出一点，就会给自己和同事带来一个健康卫生的环境。

健康良好的工作环境很重要，它会给工作者一个良好的心态和心情投入到自己的工作中，不但能够提高工作的效率，还能利于身体的健康。所以，办公环境不容小视，因为一个健康卫生的工作环境就是健康生活的保障。

[illegible]

[illegible]

[illegible]

第六章

为人处世——让健康生活来得更容易些

社会就是一张大网，每个人只是这张硕大无比网中的一个交织点。你需要语言、交际，才能获得你想要的生活。我们的健康生活同样离不了这张大网。交际大师卡耐基说："你想要别人怎样对待你，就得先那样对待别人。"你的面部表情比穿着更重要，你的笑容在温暖别人的同时也在照亮着你自己的生活。健康生活更加需要如此。

01．沟通是健康生活的一座桥梁

中国自古的养生之道，不仅仅只是考虑到饮食习惯、四季运动、环境卫生等方面对人体健康的作用，还会照顾到人们的感情、心理、情绪。身在社会之中，正如革命导师马克思所说，人就是一个社会人，而不是单独的个体。所以，健康也不仅仅只是身体上的没病，还要顾及情感上的沟通与交流。这样才是一个完整的人、健康的人。

沟通，其实是一种重要的养生手段，在与他人沟通的过程中，不仅使你自身的情感找到了寄托的对象，而且也让别人感到心情舒畅。自己的心情放松了，就有益于自己的健康生活。在日常的学习、工作、生活中，沟通无处不在、无时不有，它是正常生活的一部分，积极有效的沟通已成为成就事业、提高效率、增进感情的重要因素。

沟通虽然能够养生，给人以健康，但是在沟通过程中，还是要把握一些基本的常识，否则，沟通的目的达不到，还会让自己感到无所适从，产生尴尬、郁闷，甚至还会对身心健康有害。所以，沟通对于养生来说，最大的优点是自然、平静以及以情为先导。

既然是沟通，就要跳出自我的立场，避免陷入“和自己说话”的陷阱，要多站在对方角度看，双向地交流和沟通，才会发挥沟通的作用。只有在沟通中敞开心扉，游刃有余，自如发挥，人们的心情才会顺畅，才会产生“顿悟”，身心才会随着沟通的深入而日趋健康，养生的宗旨也才能得以全面表达。沟通对健康的作用是巨大的。

而要充分发挥沟通的作用，沟通的技巧是必不可少的。从健康学的角度来分析，沟通的技巧要随人，随家庭情况，随时间、地点、条件的不同而有所区别，但主要有以下几种：

（1）善于倾听

倾听本身就表示对他人的理解和尊重，并且专心地、耐心地听别人讲话，这也是最基本的一条。因为，如果没有真正的倾听就不会取得他人的信任，别人也不会把自己的心里话和内心感受告诉给你。如果能专心地、耐心地听别人讲话，就能引起他说话的兴趣，给对方一个友好、良性的刺激，加强说话的动力，时间久了，以后这些人就很愿意把心里话说出来。

（2）学会肯定

举一个简单的例子。一个美尼尔氏综合征内耳性眩晕患者感到天旋地转，天花板在转动，耳鼻喉科的医生就会首先肯定病人的这种感受是真实的，然后再给病人解释这其中的原因，这样就易于交流和沟通，易于给对方医治。

无论对方说的是真还是假，但只要对于他本人是真的，首先我们要肯定他这种感受，用理解和体贴的态度对他，说这种感受是完全可以理解的，这样才能进一步地交谈和沟通，也才能让别人舒畅，也让自己快乐。

（3）懂得澄清

这里的所说的澄清包括两个方面的含义：一方面，是要搞清楚整个事件的经过，别人到底发生了什么，当时的环境以及当时的情绪反应等，了解得越详细，就越能与他人进行有效的沟通。另一方面是搞清楚别人每句话的实际内容和说话的目的，这是有效沟通所必需的。如果你的理解和对方说话的目的不一致，那这样的沟通就是"无效"的。

只有什么情况都了解和清楚了，我们才可以有目的地去帮助别人，缓解他们的情绪和状态。而且，这样做本身就有利于自己与他人的沟通，促进别人对自己日趋信任。所以，完美交际和沟通本身就具有养心的作用。

（4）善于提问

一般地讲，提问有两种形式：一种是开放式的，另一种是封闭式的。开放式的提问就是允许别人自由地发表意见。例如问别人："你感觉怎么样"，"你的观点是什么"，这就是开放式的问题；封闭式的提问就是只允许回答"是"，或是"不是"，两个答案要选其一；介于两者之间的，是所谓半开放、半封闭或称限定开放式提问。善于提问的技巧也是为了最大限度地完成沟通给身心健康带来的作用。

沟通，是健康生活的一座桥梁，因为生活中有了交流和沟通，人们才能拥有正常的生活和工作，一个人的社会关系网才能建立。在当今社会里，谁也不是自始至终的"孤独人"，谁也离不开语言和沟通。沟通不但给人一个健康的身心，还给人一个健康的关系网络，可以让你尽情享受沟通带来的快乐。

02. 宽以待人就是宽以待己

身在社会的脉络之中，一个人要想获得身心上的健康和事业上的成功，就必须要敞开心胸，包容他人，就像是北京大学的老校长蔡元培说的一句话，要"兼容并包"。其实，在我们的生活中，只有你宽容待人，别人才会宽容待你。放开心胸、宽以待人的处事原则，无论对人对己都有非常大的益处。

一句健康谚语这样说："要活好，心别小；善制怒，寿无数。"在现实生活中，如果你希望健康快乐地生活，那么就敞开心胸、宽以待人，遇到不快乐的事情，也不要发怒，平心静气地面对难事。这样对自己的身心健康非常有好处。

为什么这样说呢?因为发怒对健康的危害是非常严重的。如《黄帝内经》所说："大怒则形气绝，而血菀于上，使人薄厥。"中医也认为，怒生于肝，肝气旺的人容易发怒，所以，发怒会导致人体气血运行紊乱，脏腑功能失调，引起中风、头痛、昏厥、吐血等疾病，严重者还可能因暴怒而断送性命。

现代医学研究发现，人在发怒时，唾液成分会发生化学变化，胃出口处的肌肉骤然收缩，整个消化道处于痉挛状态，因此进食时感到味道变异，饮酒觉酸，还会有腹部疼痛等不舒服的感觉。另外，人在发怒的时候，交感神经兴奋性增强，心跳明显加快，每分钟可达180－220次，有的甚至更快。同时血压急剧上升，所以患有高血压病、冠心病的人，发怒可使病情加重，甚至导致死亡。另外，发怒时的呼吸也比平时快，一般人每分钟16－18次，而愤怒时增快到每分钟23次左右。这样肺从血液中吸取的二氧化碳就会超过身体所制造的二氧化碳的量，使人出现手指麻木的现象。

在我们的生活中，总会遇到那样或是这样的烦心事，每当自己的意愿和活动遭到挫折时就会产生的粗暴情绪，也就是愤怒，只是发怒的程度不同而已。这些都是有害健康的负面情绪。

美国斯坦福大学曾经进行过这样一个实验:把一根管子一头通到鼻子里，一头通到冰水里，观察10分钟。如果冰水的颜色不变，证明是心平气和的;如果内心感到惭愧，冰水的颜色就会变成白色;如果是恼怒，冰水的颜色就会变成紫色。把这种紫色的水注射到小老鼠体内，只需要2－3分钟小老鼠就死了。

怒气上升，大脑就会大量分泌肾上腺素激素。如果怒气不减，就会马上分泌出去甲肾上腺素。这些激素都具有收缩肌肉的能量，身体会瞬间收缩，出现打架斗殴前的那种紧张状态。还有就是激素会引起血管收缩，导致血流不畅，血管末梢缺氧，组织极度紧张。氧气就要马上过来补充，为了充分地发挥作用，过来补充的氧变成了活力强大的活性氧。

活性氧能够放出很大的能量，对活动肌肉、消灭细菌都是有好处的，此时如果打架，保证威力很大。可是双方都剑拔弩张的时候往往很难打起来，这样，活性氧能量无处发泄，最终只好与脂肪结合在一起，产生一种叫过氧化脂质的老化物质，这种物质“精力充沛”，不断向身体的健康因子发动进攻，于是人就会生病，就会衰老。所以，如果你希望自己健康，就千万不要发怒。

人每次发怒时，就会感觉到精神紧张，也会分泌毒性激素，生成活性氧。这个活性氧生成的老化物质可能会引起动脉硬化，也会侵害健康因子，使人产生各种各样的疾病。现在已知与活性氧有关的疾病有动脉硬化、癌、脑溢血、心肌梗死、胃溃疡、过敏等。而相较于动物，它们就很少生各种各样的病，就是因为动物不会发怒后加以克制而制造出多余的活性氧，也就不会对身体造成什么有害的影响。

人一旦受到斥责或生气，心里窝火或烦躁不安，过氧化氢就会与体内的盐分结合，产生漂白粉。漂白粉是剧毒物质。平时爱动肝火、抑郁烦恼的人最容易得动脉硬化、心脏病、癌症等，这与造成或增加精神紧张的环境有着密切的关系。

由此可见，在与人交往时，在自己的生活和工作时，一般不要轻易发怒，这样既不能有效地解决问题，也对自己的健康不利。遇到难以解决的事情，或是与朋友发生了争执，都要宽以待人，放开心胸，相信面前的困难都只是暂时的，这样就能有效地抑制怒气，有益于自己的身心健康。

03.交友不宜发怒

在中国传统的文化中，“中庸”是一个占据着中心位置的词语，它要求人们要学会中庸之道，处理事情要不温不火，不要走极端。但是，随着社会的发展，人们面对的压力越来越大，常常为了一些鸡毛蒜皮的小事就大为光火，尤其在现实的交际中，生活中的交友中，不管在什么时候，你都可以看到人们动怒的情形。无论是什么场合、什么地点、什么时间，你都可以看到人们不同程度的愤怒、烦躁不安、情绪紧张，甚至是歇斯底里的咆哮大怒。其实，这都不是一种正常现象。

并且，为人处世中的有些情况，发怒并不能解决问题，既会得罪其他人，还会伤身劳心，让自己受罪。例如下面的情况：

（1）因个人不能控制的事而怒

现实中，总会有许多自己无法控制和掌握的事情，比如，你可以不满意当时的政治局势、外交关系或经济状况，但你的愤怒对这些大形势毫无影响。

（2）因丢失东西而怒

不管你怎样咆哮大怒，丢失的钥匙或钱夹都不会物归原主；相反，发怒不能让你冷静下来回忆丢失东西时的情景，从而阻碍你有效地寻找遗失物品。

（3）对无生命的东西泄怒

如果大拇指被锤子砸了，很多人会尖叫一声了事。而有的人则为此大动肝火而做出某种过激行为，如用拳头砸墙，那么不仅无济于事，反而会让自己更加痛苦。

（4）因工作态度而怒

如果，你因为他人的马马虎虎、丢三落四的工作态度发怒，那么，你的怒气很可能会“鼓励”别人继续自行其是，而你自己也会继续气下去，于事无补。

当然，情况不止是这几种，纷纷扰扰的事情总会让人心烦、焦躁不安。但是，发怒是一种完全可以消除与避免的不良情绪。只要好好把握自己，疏导自己的情绪，就可以让自己走出这一心理误区，使自己的“人缘”变得很好。每当你遇到使你愤怒的人或事时，要努力用思维疏导和控制自己的情绪。下面是消除愤怒情绪的若干具体方法：

（1）学会理解别人

当你发怒时，提醒自己，每个人都有权选择自己的行为方式，人人都有权根据自己的选择来行事。如果一味要求别人按照自己的想法来做事，或者是强加于他人，只会加剧自己的愤怒。所以，要学会理解别人，允许别人选择自己的方式，就像你坚持自己的言行一样。

（2）转移注意力

在要发泄怒气时，要用心中的意念控制自己的怒火，例如对自己说“不要发火，息怒、息怒”。另外，还要转移自己的注意力，听听音乐，看看其他事物等，都会收到一定效果。

（3）请好朋友帮助

让自己的好朋友在看到你发怒时，及时地提醒自己，让自己冷静一下，可以想想看你在干什么，然后尽力控制自己的情绪。

（4）怒前冷静 10 秒钟

当你要动怒时，花几秒钟冷静地描述一下你的感觉和对方的感觉，以此来消气。最初 10 秒钟是最关键的，一旦你熬过这 10 秒钟，愤怒便会逐渐消失。

（5）敢于自我检讨

在大发脾气之后，要学会自我检讨，承认自己做错了事情，还要决心采取新的思维方式，今后不再动怒。这一声明会使你对自己的言行负责，诚心实意地改正这一错误。

愤怒是一种不良的情绪状态，不仅影响人的心理健康，还能够对身体健康产生一定程度的影响，例如古代素有“怒伤肝、喜伤心、忧伤肺、思伤脾、恐伤肾”的说法。另外，生理研究表明，人在发怒的时候，大量的血液将会涌向头部，脑血管受到的压力增加，氧气在血液中的含量减少，血管内的毒素含量增加。这些毒素一方面会对毛囊产生刺激，从而引起色斑;另一方面会损伤脑细胞，加速脑细胞的老化。由于生气的时候血液大量涌向头部，心脏的供血量不足，从而引起心肌缺氧。

其实，愤怒情绪不仅可以直接消除，而且还可以将其转化。很多人动怒往往是因为心胸狭窄、虚荣心强、感情脆弱，对此，可以用疏导的方法将烦恼与怒气导引到高层次，升华到积极的追求上，或以此激励起发奋的行动，达到转化的目的。在遇到挫折时，既然不能改变现状，就要冷静地思考，接受逆境的挑战，不屈服于挫折，把要发的怒气转化为一种内在的力量。这样才会利于自己的健康，才会有利于自己的生活。

04.宽容是修养身心的根本

在我们的生活中，他人就像是一面镜子，你对他怎么样，他人也会对你怎么样，即使总有人说“人心叵测”，但毕竟还是好人多。随着社会的发展，摆在人们面前的有两大难题，一是外在的，即交际;二是内在的，即自己的身体健康。我们要做到的就是怎么样很好地把两者融合，化为一体。

其实，在与人交往中，一个关键性的问题就是看你能不能宽容他人，如果能，你就会感觉到天大地大，退一步海阔天空，自己也会心情舒畅，最终受益的还是自己。如果一个人心胸狭小，从来不知道宽恕别人，总是从自己的角度出发看问题，这样就会给自己的人际交往带来困难，甚至影响到自己的事业和生活，最终受害也是自己。因此，应该学会宽容。

在中国人的养生中，“德”是一个很关键的词，一个人有“德”才会服人，有德才是一个真正健康的人。所以，宽容不仅是一种习惯，也是一种品德。如果有才无德，这样的人也许可逞一时之势，但一定不能够把握历史的方向，最终会被时间所摒弃。相反，多少中华名士，修养身心，培养德行，用他们身上的美德征服了世人，用他们的宽容征服了世界。宽容的人能以德服人，一个宽容的人往往是一个有品德的人。这也决定了他们在别人心目中的位置，因为人们喜欢追随有德的“圣人”。

健康不仅只是身体“倍儿棒”，还有一个内心的修养、品德，这才是真正的健康、“大健康”。宽容是人格魅力中的要点。如果思想狭隘、心胸狭隘，总是以敌视的眼光看人，对周围的人处处提防，那就会陷入孤独和无助之中，失去真正的伙伴和朋友。而一个心胸广阔、能够与人为善的人，才会讨人喜欢，获得帮助，从而受人尊重、被人接纳。

现实生活中，人肯定要有追求，都在忙忙碌碌地追求，但追求是一回事，结果又是另一回事。结果不如人意，生活就会困苦，人活得累，心更累。但是，与其悲悲戚戚、郁郁寡欢地过一辈子，不如痛痛快快、潇潇洒洒地活一生，就像是一句戏言："功名利禄四道墙，人人翻滚跑得忙；若是你能看得穿，一生快活不嫌长。"所以，要想学会宽容豁达，还要有点豪气，"乍暖还寒寻常事，淡妆浓抹总相宜"。凡事到了淡，就到了最高境界。宽容是一种超脱，是自我精神的一种解放。

胡适先生曾说过，如果大家希望享有自由的话，每个人均应采取两种态度：在道德方面，大家都应有谦虚的美德，每人都必须持有自己的看法；在心理方面，每人都应有开阔的胸襟与兼容并蓄的雅量来宽容与自己不同甚至相反的意见。换句话说，采取了这两种态度以后，你会尊重我的意见，我也会尊重你的意见，这样大家便都享有自由了。

宽容就是这样，能够对别人的不同思想、言论、观点、行为以至宗教观念等给予理解和尊重，能够做到求同存异，正如中国的一句名言，"君子和而不同"，而不要把自己认为"正确"或者"错误"的东西强加于别人，坚持"己所不欲，勿施于人"的传统理念。这样才能得到一个健康融洽的人际关系、一个真正健康的身心。

但是，如何才能做到宽容呢？做到以下几点是关键：

（1）不苛求他人

一个肯理解、容纳他人缺点的人，才会受到他人的欢迎。而对人吹毛求疵、没完没了说教的人，人们对他只有敬而远之。所以，不应用苛刻的标准去要求别人，要尊重他人的自由和权利，就像爱情之所以可以成为催人上进的力量，不是由于严厉，而是由于双方的互相宽容。

（2）为他人让道

乔西·布鲁泽恩曾说："航行中有一条规律可循：操纵灵敏的船应该给不太灵敏的船让道。"现实生活中也应是这样，一个人在与他人的交往过程中，常常会因为对事情的理解不同，或脾气、爱好、个性、要求不同，而产生矛盾或冲突。这时我们应记住在遇到分歧或是争执时，一定要注意他人观点的合理性，不应争先"抢道"，而要主动"让道"，这样才能确保大家的"安全"。在与人相处时，要懂得体谅他人，在不伤害人的前提下，适当地帮助别人。

（3）学会懂得

孔子早就告诫人们:“己欲立而立人，己欲达而达人;己所不欲，勿施于人。”意思是说自己不愿做或不能接受的事情一定不能推给他人。在人际交往中，记住“己所不欲，勿施于人”的劝诫大有裨益，所以，我们要学会“懂得”。懂得别人，可以让人避免因提出他人难以接受的要求而被拒绝的难堪局面，更能加深与他人的了解和交流，也才能真正地了解自己。假设自己站在对方的位置上，就能够设身处地地体会到对方的感受，从而谅解别人。

在与人交往中，宽容代表的是一种自信。自信就是力量，它给人智勇，可以使人消除烦恼，帮人摆脱困境。有了自信，生活就充满了光明。人的这种精神支撑就是自信。人要是没有精神支撑，剩下的就只是一具皮囊。宽容豁达的人往往是敢作也敢为的人，也必是充满自信的人。宽容还是一种修养、一种理念，是一种至高的精神境界，说到底是对待人世的一种态度。“猝然临之而不惊，无故加之而不怒。”如此处世，获得一个健康融洽的交际圈，一个身心健康的自己已呈现在世人面前。

05.健康生活有赖于好“人缘”

一个好的人缘能让你的生活受益匪浅，也能让你的生活更加健康。健康，不止是一个医学上的名词，还是一个社会学上的名词。所以，健康不单单是指身体上的无病，还要涉及到更加广阔的领域，其中，社交关系也需要健康的鉴定。

美国的心理学家曾经做过这样一个实验：将一个人关在隔离室里，不与任何人与他接触，结果仅几天时间受试者就忍受不了，心情烦躁、抑郁，甚至出现精神不正常的迹象。这个实验表明交往对人是非常重要的，而一个健康的交际对人更加重要。良好的人际关系是心理健康的重要和必备条件，也是心理健康最具体的表现。一个人如果人际关系失衡就会导致一系列心理疾病，甚至给身体健康带来严重的危害。

我国心理学家丁瓒曾总结：“人类的心理适应最主要的就是对于人间关系的适应，所以，人类的心理病态主要是由人间关系失调而来。”由此可见，由好“人缘”带来的良好的人际关系对心理健康是多么重要。而人际关系的失衡，却会让一个人面对强大的压力，甚至无法生活和工作。

在我国古代，很多人就已经体会到了与人相处不好时，给自身带来的忧愁是多么的可怕，它直接影响到身体的健康。例如，“忧来令发白，谁去愁可任。”意思就是说忧愁容易使人早生白发，谁也经不起忧愁的折磨。曾任翰林学士、兵部侍郎的唐代诗人韩愈也曾有感写下“谁怜愁苦多衰改，来到潘年有二毛”的诗句，旨在告诫人们忧愁苦恼会使人过早衰老，使人在不该有花白头发的年龄长出白发。现代医学也表明，忧愁甚至能使人患心血管、癌症等疾病。

究其原因，导致人际关系失衡的因素主要有三个：一是主体(即本人)的因素，二是客体的因素，三是情境的因素。例如，如果一个人与大多数人都相处不好，那就应该从自身找原因了，看看自己的性格、脾气、心理品质、思想境界、道德水准等等，寻找到自己问题的根源，才能祛除症结，获得一个好的“人缘”。但是，具体上如何才能使自己获得一个好的“人缘”呢?主要有以下四点:

(1) 注意克服自己的不良性格。如嫉妒心重、自以为是、心胸狭窄、颐指气使等等。

(2) 敞开自我的心扉。心理学家认为一个人把自我向别人敞开，比死死地关闭自我更能使自己感到满足，并且这种好的情绪会感染到对方身上。

(3) 学会如何交往。这是建立良好“人缘”的基础。一般来说，越会交往，越懂得交往的技巧，人际关系就越容易融洽，就越容易形成一个好的人缘。

(4) 宽以待人，和睦相处

中国人养生的主旨是让人始终处于自然、平和和健康的状态，而为人处事的要求是与人和睦、心情舒适以及交往流畅，所以，要寻求健康交际，和睦相处和宽以待人是必不可少的。

在平常的语言里，用于个人的叫平安;用于人与人之间的关系的叫和睦;用于更大关系范围的则叫和平。稍有一些为人处世经验的人，往往都能体会到，人与人之间和睦是极为艰巨的任务，并不是轻而易举的事情。如果他们双方正在争吵斗殴的高潮，高到沸点之上，或者已长期处于严峻的冷战状态，冷到冰点之下，或是第三方的插入，弄巧成拙，吃力不讨好，和睦都会成为一种泡影，无法实现。

使人和睦不是叫人像堂吉诃德那样，凭着善良的愿望去周游世界，任意介入别人的关系之中，像矛盾、冲突、争端、纠纷等，这都不会带来预想的效果。任何鄙视和睦、甚至仇视和睦的人，实际上，他仍然是一个和睦的追求者，他仍然热切地、期望至少在某一时期、某一范围、按照某一标准缔造出某一种和睦。

所以，和睦应该是人与人之间感情和内心世界的交往，是人与人之间的对话和和平相处。和睦很难，但依然能够做到。为人处事的一项重要原则是“宽以待人”，能够学会与人和睦。与人和睦相处，就是与自己和睦相处，就能为自己营造一个好的人缘，给自己塑造一个平静、健康的生活，从而达到健康的目的。

06.让虚荣离你而去

法国哲学家柏格森曾经这样说过:“虚荣心很难说是一种恶行，然而一切恶行都围绕虚荣心而生，都不过是满足虚荣心的手段。”在现实生活中，很多人都具有虚荣心，虚荣心理是指一个人借用外在的、表面的或他人的语言和虚假来弥补自己内在的、实质的不足，以赢得别人和社会的注意与尊重。这是一种很复杂的心理现象，也是社会交往最常见和最忌讳的一种的心理现象。

就像哲学家柏格森说的那样，虚荣心本身并不是一件恶行，但却是恶行的滋生地。虚荣心往往是让自己失去朋友的原因之一。虚荣心强的人喜欢炫耀有名、有地位的亲朋好友，希望借助他人的光彩来弥补自己的不足，而对那些地位“卑微”的亲朋则避而不谈，甚至唯恐避之不及。虚荣心强的人喜欢夸夸其谈、肆意吹嘘，或哗众取宠、故弄玄虚，遇到自己不懂的事偏要装懂，为了抬高和显示自己，硬着头皮也要承受那些“虚假的繁荣”。

现代心理学研究分析，虚荣心大约可表现为10个方面:

(1)对正确的批评耿耿于怀。

(2)表面热情，内心冷漠，表里不一。

(3)热衷于外表的时髦服装，追求西方的流行潮流。

(4)喜欢谈论有名气的亲戚朋友或以与名人交往为荣。

(5)办事、购物喜欢“摆阔”。

(6)“死要面子活受罪”，讲面子，面子第一。

(7)婚礼讲排场、摆阔气。

(8)找对象过分追求长相门第。

(9)热衷于表现自己，尤其想在别人面前露一手。

（10）不懂装懂，总喜欢追求一鸣惊人的成果。

虚荣心理，无论是对自己的交往，还是对于自身健康，其危害都是显而易见的。首先，盲目自满、故步自封，缺乏自知之明，阻碍进步成长；其次，妨碍道德品质的优化，不自觉地会有自私、虚伪、欺骗等不良行为表现；最后，会导致情感的畸变。由于虚荣给人以沉重的心理负担，需求多且高，自身条件和现实生活都不可能使虚荣心得到满足，因此，怨天尤人、愤懑压抑等负性情感逐渐滋生、积累，最终导致情感的畸变和人格的变态。

严重的虚荣心不仅会影响学习、工作和人际关系，甚至对人的心理、生理的正常发育都会造成极大的危害。虚荣心理的产生及其强弱不仅与个人的心理素质、思想修养有着密切的关系，还受个人所处的生活环境及社会文化传统的影响。

（1）受社会文化环境产生的虚荣心理

在人际交往中，注意“脸”和“面子”是中国人长期形成的一种社会心理。所谓“面子”，则是一个人在社会人际关系中依据对“脸”的自我评价，估价自己在别人心目中所应有或占有的地位；所谓“脸”，是一个人为了自我完善而通过形象整饬和角色扮演在他人心目中形成的特定形象。一般都把“脸”和“面子”看成一个人的荣誉和尊严。但是一旦过于追求和维护这样的“脸面”，就容易产生虚荣心理。

（2）自尊心太强产生的虚荣心理

如果一个人的自尊心过于强烈，总是渴望获得别人对自己的重视、尊重和赞扬，而自身又缺乏过人之处，不具备足以令人称道的实力，就不得不寻求其他手段来满足自尊的需要。在此过程中，虚荣心理就会逐渐滋生。这在一定程度上是人本性的体现。

（3）缺乏自信产生的虚荣心理

虚荣心理的产生往往是那些缺乏自信、自卑感强烈的人进行自我心理调适的一种结果。某些缺乏自信、自卑感较强的人，为了缓解或摆脱内心存在的自惭形秽的焦虑和压力，试图采用各种自我心理调适方式，其中包括借用外在的、表面的荣耀来弥补内在的不足，以缩小自己与别人的差距，进而赢得别人对自己的重视和尊敬，虚荣心便由此而生。

（4）私心过重产生的虚荣心理

一个人的私心也是虚荣心理产生的重要原因。私心过重的人会时刻考虑个人的利益得失，总希望自己时时处处胜过别人、超过别人，从而多占有一部分。为了达到这一目的，常常煞费苦心地营造或借用本来不属于自己的、虚假的荣誉来掩饰个人的缺陷和不足，以提高自己的形象，满足自己的私欲。

虚荣心理的危害极大，所以要想方设法消除虚荣心，努力克服虚荣心理，即客观地看待自己和别人，要实事求是，考虑具体条件，不追求虚假的声誉。但是，具体的方法如下：

（1）摆脱从众心理

从众行为既有积极的一面，也有消极的一面。对社会上的良好风尚，要积极学习，而对社会上的一些不良风尚，如社会上的一些歪风邪气、不正之风，也会造成一种压力，使一些意志薄弱者随波逐流。虚荣心理可以说正是从众行为的消极作用所带来的恶化和扩展。例如，社会上流行挥霍、讲排场，有的人便不顾自己客观实际，打肿脸充胖子。这完全是一种自欺欺人的做法。所以想摆脱虚荣心理，就要有清醒的头脑，实事求是，从自己的实际出发去处理问题，从而摆脱从众心理的消极效应。

（2）及时调整心理需求

人有对空气、水、房子等的物质需求，有对认识、创造、交际的精神需求，也有对饮食、休息、睡眠等维持有机体和延续种族相关的生理需求。人的一生就是在不断满足需求中度过的。需求是生理的和社会的要求在人脑中的反映，是人活动的基本动力。在某种时期或某种条件下，有些需求是合理的，有些需求是不合理的，所以就要及时地调整自己的需求，学会知足常乐，实现自我的心理平衡。这样才能杜绝虚荣。

（3）认识虚荣的危害

虚荣心强，在思想上就会不自觉地渗入虚伪、自私、欺诈等因素，就会让自己慢慢地变质，就会与谦虚谨慎、光明磊落、不图虚名等美德背道而驰。虚荣的人外强中干、表里不一，长此以往，就会给自己带来沉重的心理负担。虚荣在现实中只能满足一时，长期的虚荣会导致非健康情感因素的滋生，影响到身体健康。

（4）摆正人生观与价值观

自我价值的实现不能脱离社会现实的需要，必须把对自身价值的认识建立在社会责任感上，正确理解地位、权力、荣誉的内涵和人格自尊的真实意义。正确地分析自己，摆正自己的人生观和价值观，实事求是，一步一个脚印地往前走。这样才能把握自己的人生方向，抵达成功和健康的彼岸。

07. 与人方便，与己方便

在中国传统的文化中，人们一向看重一个人内在的品德和修养，而不是外表的服饰和语言。历代的中医药学家也都主张，养德是健康身心的关键。正如《黄帝内经》中所说:“精神内守，病安从来”，意思就是说，当一个人的精神状态、品德修养很好时，就不容易产生疾病。

孔子说:“仁者寿”、“大德必得其寿”，意思是说的是德高者可以长寿。董仲舒亦说:“仁人之所以天下之道，外无贪而清静，心和平则不失中正。取天地之美以养其身。”这些至理名言都将道德修养与健康益寿的关系说得十分明确。他们都认为，要想拥有健康的身体，必须培养良好的品德。唐代名医孙思邈指出:“百性周备，虽绝药饵，足以遐龄;德行不克，纵服玉液金丹未能延寿。”医学家张景岳也说:“欲寿，唯其乐;欲乐，莫过于善。”

既然品德和修养对一个人的健康如此的重要，那么怎样才能培养自己的品德呢?交际是培养良好品德的重要途径，可以学习、可以借鉴、可以预防，这都可以在为人处世中做到。交际这一活动的核心是与人方便，与己方便，实际地讲就是乐于助人，乐于助人者往往心胸博大，生活积极热情，既是在培养自己的品德，又对自己的健康大有裨益。

现代医学研究发现，乐于助人，与人为善，和他人相处融洽的人，预期寿命显著延长，在男性中尤其如此。相反，心怀叵测、损人利己、与他人相处不融洽的人，死亡率比正常人高出大约2倍。为什么良好的道德修养和交际对人体具有这种奇特的健康长寿的功效呢?

现代医学研究证实，融洽的社会关系、良好的心理活动可以使体内分泌较多的有益激素，如酶类和乙酰胆碱等，这些物质能把血液的流量及神经细胞的兴奋性调节到最佳状态。另外发现，大脑中可分泌一种天然镇静剂，使人获得内心愉悦，有助于缓解心中的郁闷和烦恼。

有人对一组喜欢助人为乐者进行唾液分析，发现他们的唾液中免疫球蛋白A的含量大大增加，该物质是一种抵御感染性疾病的抗体。这为做好事的人能减少感染性疾病的发生提供了科学依据。临床心理学家则从社会、精神方面进行分析，也证实了上面的结论。

从健康学的角度分析，品德高的人能够延年益寿的原因主要有三个方面：

（1）心胸开阔，无患无求，无忧无愁，身心总处于平和宁静的良好心态中。恰恰相反，那些道德修养差的人，常常为了一己之利，心术不正、不择手段，长时间如此，就会形成一种无形的心理负担和压力，使大脑皮质功能失调，器官功能紊乱，免疫功能下降，出现心悸、失眠、头痛、头晕、食欲下降等症状，严重者还会诱发某些精神疾病。

（2）与人为善，乐于助人，良好的人际关系。医学研究表明，那些经常与别人在一起，具有良好人际关系的人比缺少社会关系、无交往的孤独者长寿2倍。就是因为他们与人为善、宽厚待人的行为，能唤起他人的感激、喜欢和热情，也给自己带来良好的心理享受和心灵慰藉。这样的人，能够正确认识自我，尊重社会需要，遵守道德规范，充满信心和责任感，妥善地解决人际中的各种矛盾与冲突，从而善于保持内心的平静，容易得到心态上的平衡，利于身体健康。

（3）心地善良、正直、富于爱心。良好的人际关系是需要付出的，只有你先为他人着想，别人才会信任你、支持你。所以，也就无所谓别人的勾心斗角，你争我抢，正如中国的一句名言，仁者无敌。另外，有资料表明，经常戒备、处处设防，常怀敌意者，很容易患上高血压、心脏病等心身性疾病，甚至发生冠状动脉堵塞等症状。

清人金缨说："善为至宝，一生用之不尽；心作良田，百世耕之有益。"助人为乐，与人为善，就是在锻炼自己的品德和修养，也是在维护自己的健康。有一个良好的交际，才会有良好的心情和心态，才会有一个健康的身心和生活；相反，不给人方便的人往往只能"自食恶果"，伤人伤己。

08.扫除自卑，建立自信

自卑和自信是一对反义词，经常出现在我们的视线当中，尤其是在人与人的接触和交往中，更易见到。自卑是一种消极的心理状态，它会给我们的生活蒙上一层厚厚的阴影，直接影响到我们的生活、工作和交往，甚至是身心健康。所以，在现实生活中，要学会分析和抵抗自卑，建立自信，这都有益于自己的交往和健康。

具体而言，产生自卑的原因有以下四种：

（1）以人之长比己之短

在我们身边，有些人不能够正确地认识自己，不清楚自己的长处所在，总是拿别人的长处与自己的短处相比，结果总是相形见绌，感到自己处处不如人，长此以往，就会产生自卑。

（2）否定自己的能力

一个人在生活中屡遭挫折或失败时，看不到前面的希望，常常会感到自己的渺小和对生活的无奈，认为自己无力改变命运和生活，这种时候，比较容易产生自卑感。

（3）自身的生理缺陷

一个有生理缺陷的人，往往既要应对缺陷给自己生活带来的不便，又要承受别人对自己的偏见，他们的生活是常人难以体会的。他们如果不能够很好地调节自己的心理，同样很容易产生自卑感。

（4）幼年时的不良影响

心理学专家分析和观察，自卑感一般大多形成于孩提时代，约在8岁以前，而根本原因则多半源于父母和老师对小孩的态度。譬如：孩子的学习成绩、性别、长相等等原因，总是受到父母或老师的批评或贬低，久而久之，就会产生一种潜在的自卑感。

自卑并不是一种鲜见的心理特征，而是非常广泛的心理现象。它作为一种消极的心理状态，人人都或多或少有些。轻微的自卑心理很容易超越，它可以向谦虚谨慎和不骄不躁的良好品格转化，从而转化为一种进取的动力；而严重的自卑心理将会导致严重的结果，要么是消极认命，对生活和前途失去信心，自暴自弃，听任命运的摆布；要么是对社会失去信心，进而产生报复心理，走上违法乱纪的犯罪道路。

自卑心理的根源在于丧失了必要的自信心，一旦失去了自信心，自卑感就会油然而生。所以，要想摆脱自卑给自己造成的危害，就必须树立自信心。树立自信心的过程，就是自卑感逐渐消失的过程。具体有以下几点：

（1）先要看清自己

就像是那句格言“认识你自己”，首先还是要看清自己，包括自己的优点和缺点，不要盲目地攀比。俗话说：“比上不足，比下有余。”谁都有缺点和不足，只要逐渐想方设法克服缺点，不断地提高自己就行。这样就会减轻心理压力，增强自信心。

（2）不自暴自弃

自卑也是有程度之分的，与狂妄自大的人相比，自卑者更加讨人喜欢。因为，自卑者常常很谦虚、谨慎、稳妥细致，而且安分守己，善于体谅他人，但是自卑很严重的人，往往会自暴自弃。所以，关键所在就是要克服严重的自卑心理，不自暴自弃。

（3）适宜地表现自己

有自卑感的人不妨多做一些力所能及、把握较大的事情，并竭尽全力争取成功。成功后，及时鼓励自己，告诉自己别人能做到的事，自己也做到了。或者面对阻挠和困难，感到信心不足时，就用自我暗示来放松心理压力，充分发挥自己的潜力，表现自己。

（4）正确对待失败

遭受失败和打击，这是人人难免的。但人的承受能力不同，性格外向的人一般容易承受和度过困难，内向的人却容易陷入其中。这就要求自卑的人正确地看待失败和困难，凡事不要期望过高，养成知足常乐的好习惯。

（5）不断充实自己

为了克服自卑感，一种方法是扬长避短，将自己的长处发挥得淋漓尽致，取得让自己满意的成就。而另一种方法是以勤补拙，不断地学习和提高。知道自己在某些方面赶不上别人，就不要再背思想包袱，而应以最大的决心和顽强的毅力，勤奋努力，不断追赶。

世界上许多杰出的成功人物，也都是超越了自卑，才走向的成功。譬如，法国第一帝国皇帝、政治家、军事家拿破仑年轻时曾为自己的矮小和家庭贫困而自卑；存在主义大师、作家萨特，两岁丧父，左眼斜视，后又左眼失明，失去亲情与身体的残疾使他产生极重的自卑;美国英雄总统林肯出身农庄，9岁丧母，只受一年学校教育就下田劳动，他曾深深为自己的身世而自卑;法国伟大的启蒙思想家、文学家卢梭，曾为自己出身孤儿、从小流落街头而自卑……

世界是丰富多彩的，但是，生活也面临着一个又一个挑战。这就需要你克服自卑，建立自信，勇敢迈出人生的第一步，无论前方等待自己的是失败还是成功，只要自己有了信心，终有一天会获得成功，并获得自己想要的事物，包括成功的人生和健康的身体。总而言之，方法应尽量与众不同，最主要的是要能充分表现自己。这样你对自己的信心也越来越强，你也就会以崭新的态度去面对生活。

09. 善意奉承有益健康

在现实的生活中，谁也免不了见人奉承几句，哪怕是违心的奉承也在所难免。但是，善意的恭维他人，却具有意想不到的效果。

首先，善意的奉承能使他人高兴，情绪良好，有益于他人的身心健康，是对他人做贡献；其次，是处理自己与他人关系的关键因素，是对自身的一次锻炼，也可间接有益于自身的健康。

谁都喜欢听赞美的语言，这是人的天性。西方心理学中有一种说法叫做“真诚的肯定”，意思就是用赞美、表扬的字句表达自己的想法，这样既能让人高兴，又能达到自己的目的。如果你能适当地发出真诚的肯定，你就会收到相同的回赠。此外，善意的奉承不过是为了将他人的缺点最小化甚至是掩盖，而将他人的优点最大化，从这个角度来说，这正是很好地处理了交际处世和健康之间的关系。

我们可以把这个概念用到人际交往中，善意的奉承就是在适当的时候肯定别人值得或需要赞美的地方。如果你能做到这点，无论你对亲朋还是好友，都会使你在人际关系中散发出无比的魅力，因而可以使自己心情舒畅，心态良好。

在工作上，只是知道埋头干活一声不吭，那成绩很可能会被那些整天叽叽喳喳的“马屁精”占为己有。所以，聪明而有人格的人并不会这样。他会把善意的奉承看成是工作的一部分，只是想要建立良好的人际关系，使自己的工作得以顺利完成、目的得以顺利实现的一种方法。这既维护了自己的利益，又可以让自己占有一个好的人缘，有利于自己的交际，这又何乐而不为呢?所以，奉承并不是要让你不分场合地乱说一气，恰到好处的奉承是一种为人处世的技巧。

一个良好人际关系的建立，还要掌握奉承的火候以及奉承的技巧。在说话时，你的话必须真诚而充满善意，如果得不到回报，这就显示出别人对你所说的不信任，如果人们怀疑你是想利用他得到好处，那么你对他的奉承就毫无价值了，另外，还要注意的是，切勿给人以“马屁精”的印象，例如，而以下都属于马屁精的表现:经常赞颂上司或同事，而且用贬低自己或其他上司同事的方法来赞美，同时表情丰富，挂着夸张的笑容;用赞美的话语来使人为他们办事，不该表扬的时候也大加赞赏，而对自己的平庸千方百计地遮掩;同意上司或同事提出的每一件事，甚至是不切实际的赞成，并且从不发表不同意见或建议等等，这都是马屁精的典型形象。要加以预防和小心，避免这些问题的出现。

良好的人际关系是需要自己创造的，它不但有利于工作和事业上的成功，还有利于身心健康。在善意的奉承时，你要区分它跟阿谀奉承不是一回事，后者是一种受利益的驱使，不但不利于交往，反而有害于个人的养生修为，应该加以拒绝;而前者是对自身的肯定，是对他人的关怀，既有益于他人，又会使自己受益。

所以，真诚的奉承必须是单纯的，要有效使用真诚的赞美，千万不要在奉承中包含埋怨或其他的暗示性字眼。这样会事情变得很糟，适得其反。所以，奉承应该是发自内心的，是自然而然的善意的行为，不要绞尽脑汁、挖空心思地去算计，更不要损失自己的人格和自尊。

在任何场合，对任何人，都要用适当的方法加以善意的赞美，你可以把它看做是对未来的一笔投资。哪怕是别的部门的领导，或者是你所厌恶的人，也应该对他们的长处加以赞赏，这一样会给你带来回报。对别人的意见不要立即表示赞同，给自己一段时间，表现出你的谨慎和细致，然后给别人进一步表明意见的机会，让他们说服你，这样你的赞同就会显得更具价值。

奉承不光是说好话、赞美，而关心、问候、商量、敬重的口吻同样都是可行的。如果你认为对方不值得赞美，就不必去“硬着头皮”赞美，虚伪的赞美会使他人反感，会觉得你在嘲讽而不是奉承，以让自己陷入尴尬的境界。所以，把每一次称赞都当做是一次学习的过程，把他人的优点作为自己仿效的榜样，别人也就会很乐意地帮助你。同时，自己也学会更自然地表达自己的好意。

善意的奉承，一句单纯的话就会对你的人际关系产生巨大的影响，让你收到意想不到的效果。这样于人于己都是有百益而无一害的，既能让你收到相应的回报，得到相当程度的肯定，又会利于自己心情和情绪的舒畅，减轻工作和生活的压力，有益于身体健康。

第七章
日常保健——细节往往决定健康

健康来源于平凡生活中的点点滴滴，“冰冻三尺，非一日之寒”。不要漠视日常生活中一个细小的环节，说不定也正是因为如此，你的生活就此埋下健康的隐患。所以，想要拥有一个健康的人生，想要尽情的享受健康生活每一天，想要你和你的家人健康生活，远离医生，还是要把视线聚焦到平常的服饰、美容、起居……

01.不能错过最佳的保健时间

生活保健与人的身体健康有着息息相关的联系，即使是日常保健中的一个细节，也许都会严重威胁到人体的健康。所以，非但不能忽视日常保健，还要时时刻刻注意，不要放过任何一个细节，例如，最佳的保健时间，如果能很好地利用一些特定的时间，将会更有效地保护人体健康，能起到事半功倍的作用。

以下几点就是日常保健中的最佳时间：

（1）最佳睡眠时间

午间休息，在午后1点最佳，因为人体此时的机能和感觉自然下降，能够很快入睡；晚上休息，在10:00－11:00点最佳，因为人的深睡时间一般在夜里12:00点至凌晨3:00点，这时人的体温、呼吸、脉搏及全身状态都进入最低潮，人在睡后一个半小时即进入深睡状态。

（2）最佳刷牙时间

一般情况下，人们都习惯于早晚刷牙，但都忽略了具体时间。科学研究表明：每天刷牙的最佳时间是早晚饭后3分钟内为最佳。因为饭后3分钟之内，口腔内的细菌开始分解食物残渣中的酸性物质，腐蚀溶解牙釉质，这时候刷牙能够有效地消灭口腔细菌，保护牙齿健康。

（3）最佳开窗通风时间

最佳的开窗通风时间，是在每天上午9:00－11:00点，下午2:00－4:00点。因为，这两个时间段是一天中两次气温升高的阶段，此时，大气逆流层现象已经消失，大气底层的有害气体也已经散去，最利于开窗通风。

（4）最佳饮茶时间

在日常生活中，人们总是习惯饭后马上饮茶，这是不科学的。科学研究表明：饭后一小时为最佳饮茶时间。因为立即饮茶，茶叶中的酸与食物中的铁质生成不溶的铁盐，影响铁的吸收，这样一来，时间长了就会导致贫血。所以，应该待饭后1小时左右，食物中的铁质吸收完毕时，再饮茶就不会出现贫血现象了。

（5）最佳洗澡时间

清晨和中午洗澡都有不同程度的弊端，例如清晨洗澡时，一旦水温不当，人体刚刚苏醒，难以适应，易患感冒；而中午洗澡只能换得一时的清洁与轻松，但是会使人在整个下午更加疲倦乏力。所以最好洗澡时间是在晚上睡觉前。睡前洗个温水澡不但能洗去一天的疲劳，还能够促进血液循环，放松紧绷的肌肉和关节，能够帮助人们有一个良好的睡眠。

（6）身体锻炼的最佳时间

人们常说："一年之计在于春，一天之计在于晨"，所以，好多人总是以为清晨是最佳锻炼时间，但是，最新研究表明：傍晚才是最佳锻炼时间。有著名健康专家解释说：人经过一天的工作，体力发挥和身体适应能力都是在接近黄昏时为最佳，这时人的味觉、视觉、听觉等感觉都是最敏锐的时刻，而且此时人的心率、血压都非常平稳，人的协调性也最强，这时正是锻炼身体的最佳时间。

（7）最佳美容时间

科学研究表明：睡前使用化妆品美容护肤效果最佳。因为皮肤的新陈代谢在凌晨1点至6点最为旺盛。所以睡前美容能够促进新陈代谢，有效保护皮肤。

（8）最佳散步减肥时间

人们常说："饭后百步走，活到九十九。"的确，饭后散散步，不仅对身体健康有很大的好处，还有明显的减肥效果。不过饭后散步也要注意时间，一般人都是在饭后45分钟散步，但是，最新科学研究表明，饭后45分钟，以4.8公里／小时的速度散步20分钟，2小时后再散步20分钟，这样的散步能够最大限度地消耗热量，从而达到最佳的减肥效果。

日常细节的保健，只要自己多加注意，把握好保健的最佳时间，养成一种良好的习惯，就会让人收到事半功倍的效果，既有利于身体健康，又会给自己的生活增添一份乐趣，何乐而不为呢？

02. 需要了解的日常生活窍门

健康生活来源于生活中的细节，来源于身边的点点滴滴，不止是人人所熟知的一些健康手段和措施，一些看着不起眼的小事也会直接影响到人体健康。如果在日常生活中不加注意，不但会危害到切身健康，还可能会让长时间的健身措施“功亏一篑”，让你后悔莫及。所以，生活中的细节需要注意，需要了解更多日常生活中的窍门。

健康生活有“绝招”，在此列举一些具体窍门供大家参考：

（1）如何健康保存食用油

食用油是生活中必备的，但如何有效地保存食用油并不是每个人都了解的，如果对食用油的保存方法不对，时间久了，就会对身体健康构成威胁。

①避光保存

油在紫外线的作用下，会很容易形成臭氧化合物，产生有害的气体。所以，不宜用白色透明的玻璃瓶装油。

②缺氧保存

氧气越浓，油的氧化速度就会越快，引起油的变质。所以，用油后及时盖紧油桶盖是防止过快氧化的基本条件。

③远离水分

水分子会加速油的水解和氧化速度，所以，装油容器在定期清洗的时候，要等水分干了再用。

④低温保存

在高温的条件下，油脂的化学反应和氧化反应加快，容易变酸变质。所以，应当把油放在远离炉灶和太阳照射的阴凉处。

（2）如何科学吃水果、喝汤

在日常生活中，水果和汤类是必不可少的，但是，许多人都不知道什么时候是吃水果、喝汤的最佳时间，从而产生一些错误的进食行为，影响到身体健康。那么究竟怎样进食才更具科学性呢?下面来看看几种情况。

①进食水果

水果不益餐前吃，因为水果中含有大量的膳食纤维，如果进食就会有饱腹的感觉，从而缓解了身体对食物正常量的需求。所以，在餐前进食水果，就会使正餐的进食量明显的减小，这样就会影响身体对蛋白质、淀粉、脂肪等的摄人，不利于健康。但是如果用水果来补充糖分，特别适用于低血糖状态下补充糖分和能量。其实，餐后立即吃水果也不利于健康。因为饭后马上吃水果，体内的血糖浓度会迅速增高，这样就加重了胰腺的负担，从而阻碍了体内的消化过程，使某些营养物质难以被身体吸收。

科学研究证明，进食水果的最佳时间是在两餐之间。一般情况下是上午的9－10点，下午的3－4点或是睡觉前2小时进食水果是最好的。进食多少，应根据各人的不同情况而定，正常人每日进食3次水果就可以了。而对于糖尿病等患者来说，应该听从医生的嘱咐。

②如何喝汤

餐前饮用少量的汤是比较适宜的，它可以补充体内的水分，不仅可以使口腔润滑，而且也能够有效地保护口腔、食道和肠胃，进而有利于溶解正餐食物，促进身体对食物的消化和吸收。

虽然餐前喝汤有好处，但也不能过多，因为过多的汤会稀释消化液，从而影响了身体对食物的消化吸收。另外，从胃的体积来讲，大量饮用汤也是不适宜的，因为汤会占用胃体积的一部分，这样就会减少正餐的摄入量，从而降低了食物的丰富性和全面性，影响了身体的正常需要。而且，汤类也分很多种，在具体食用时还要多加分析。

（3）如何洗蔬菜、水果

夏季是人们食用新鲜蔬菜、水果的高峰期，这个时期也是发生蔬菜、水果危害身体的高发季节。所以，不能随便地吃蔬菜和水果，还应注意科学地利用这些食物。那么怎样既能食用蔬菜、水果，又能保证安全健康呢?下面有几种保证蔬菜、水果干净无害的方法：

①加热法

氨基甲酰酯类杀虫剂在温度升高的情况下，能够加快自身的分解速度。在这种情况下，可以先用清水将表面污物洗净，再用沸水浸泡5分钟左右，然后用清水洗两遍。比如菠菜、油菜、芹菜、圆白菜、菜花、豆角等。

②削皮法

如果蔬菜与水果表面残留农药较多，冲洗无法消毒的时候，可以用削皮的方法除去农药。比如猕猴桃、苹果、南瓜、冬瓜、茄子、胡萝卜、西葫芦、萝卜等。

③浸泡法

蔬菜的农药主要为有机磷类杀虫剂，这类杀虫剂的特点是不易溶于水，所以。仅用水冲洗无法达到除去农药的目的，如果先用水冲掉表面污物，再用清水浸泡20分钟左右就可以了，如果时间过长，蔬菜的部分营养就有可能流失，若在浸泡时加入少量果蔬清洗剂，效果会更好。浸泡后的蔬菜要用流水至少冲洗三遍，那样就比较安全了。

④存放法

一般情况下，农药在存放过程中能慢慢地分解挥发，一般存放两周以上。这种方法适用于不易腐烂的水果，也比较好在冬天等温度较低的时候使用。

健康生活是人人都渴望的，为了自己和全家有一个健康的生活，就要多加注意生活中的细节，生活中的一些科学小窍门，不要怕烦怕累，认真对待，这样才能真正保证自己的健康，才能真正拥有健康和快乐。

03.男人健康保健的六大秘诀

随着社会的发展，男人面对着更加严峻的挑战和压力，而紧跟其后的就是威胁男人健康的各种疾病，这让一个有事业心和责任感的男人非常的苦恼和无奈。在绝大多数家庭里，男人都是家庭或者事业的顶梁柱，男人一旦倒下，家庭就会面临更加可怕的压力。因此，如何使男人保持身体健康就显得尤为重要，而日常的生活保健也就显得重要无比了。

（1）30－40岁

这个年龄段的男人宜吃清淡食物，多喝热水，呵护皮肤，努力锻炼。人进入而立之年后，人的皮肤开始变得松弛，弹性也减弱，并且眼睛周围的皱纹慢慢地多起来。为了保护自己的皮肤，应该少晒太阳，细心呵护自己的皮肤，比如涂抹一些润肤霜等有益于皮肤的化妆品。

这个时期，血液中胆固醇的含量还会明显地升高，而血管中低密度脂类物质也随着年龄的增长而增加，进一步堵塞血管的运转，但能够有效帮助废物排泄的高密度脂蛋白却在逐渐地减少。这时，合理调节饮食就是非常必要了，最好吃一些较为清淡的食物，来增加高密度脂蛋白的含量。肾功能在这一时期也开始出现衰竭的迹象，每年以2%的速度在递减。为了预防肾脏疾病的发生，每天应该多喝清水。男人到了35岁之后，小腹就可能凸起，这时如果不加紧锻炼身体，随着年龄的增加，就会受到各种疾病的困扰。

（2）40－50岁

这个时候的男人要注重保护眼睛和提高性生活质量。这一时期人的视力明显下降，晶状体的弹性减弱，对于近距离的物体也很难看清楚。为了使眼球减缓衰老的速度，平时多做一些眼部练习。比如，上下左右慢慢转动眼球，有专家指出，每天用十几分钟的时间做眼部运动能够有效地预防老花眼和白内障等症。另外，这时候的许多男性会感到自己的性需求在减弱，这也是一种正常现象。所以，除了保持正常的性生活外，应该把目光放到提高性生活质量上。

（3）50－60岁

这个时候的男人要注重保护牙齿，正常饮食。这个时期的人应该注意口腔保健，因为此时发生牙龈萎缩的几率开始大幅上升。为了防止脸部发福，出现双下巴，经常做一些面部按摩是非常有益的。这个年龄的男性容易患前列腺炎，从而引起排尿困难。如果保护前列腺从年轻时做起，这个时候就比较安全了。

人到了50岁以后，体内的胆固醇含量就不再增加。但也不能因此而失去饮食规律，依然要遵循合理的饮食制度，少吃高热量的食品，这样才能保持身体健康。这时的身体免疫系统的机能也会明显降低，所以身体就比较容易感染各种疾病，而且恢复时间也比较长。在这样的情况下，选择食物时应当以富含维生素C、E和胡萝卜素的食物为主，有效调节体内化学反应的平衡。

（4）60－70岁

这个时候的男人要加强肌肉训练，护发练脑。这一时期由于人体肌肉的减少，人体开始消瘦。这时体重的减轻是人体衰老的危险信号，特别是肩部和手臂处的皮肤松弛得非常严重，做定期锻炼肌肉的活动就显得尤为重要了。另外，头发也会失去往日的光泽，应当采用一些富含营养物质的护发素来保护头发。同时还要加强大脑的锻炼，比如平时多看看书刊杂志，做做智力题等，以保持思维的敏捷性。

（5）70－80岁

这个时候的男人要尽量放弃高热量食品，常做深呼吸，有益身体健康。研究表明，这时人体的新陈代谢开始放慢，卡路里的消耗放慢了2%。少吃一些高热量的食品，经常做深呼吸，对身体益处非常大。研究表明，当人步入老年后，年轻时常做深呼吸的人，肺功能下降的幅度仅为20%，而不做深呼吸的人则会下降60%。这时的肌肉活动的力量已经减弱和衰老，所以，做一些适当的运动既能够促进体内多余热量的燃烧释放，又能够维持正常的新陈代谢。

（6）80岁以上

这个时候的男人就应该忘记变化，享受晚年了。这一年龄段的男性，身体各方面的变化更加明显：皮肤更粗糙，开始出现老年斑，耳垂多肉，记忆力减弱，睡眠减少等。所以，再去注意和恢复年轻时的身体已经不可能，这时最重要的就是避免外表的变化影响到情绪的波动，保持乐观的心境和心态上的平衡。

04.不可忽视头发中的保健知识

每当看到乌黑闪亮的秀发时，人们都会不禁回眸和惊叹，并会投射出羡慕的眼神。现实生活中，无论是男性还是女性，爱美之心人皆有之，谁都愿意让自己的头发也是秀丽闪亮，看起来精神熠熠。谁也不想看到发质干枯，没有光彩，整个人也会看起来无精打采。其实，头发也需要日常保健，需要日常护理，才能变得光彩照人，夺人眼球。

头发具有十分重要的生理功能，不仅仅是美容上的作用，其他作用更是不可小觑。头发的主要成分是角蛋白，由多种氨基酸组成，其中以胱氨酸的含量最高。其中还含有黑色素和铁，它能影响头发的颜色。而头发的主要功能是保护头部；阻止或减轻紫外线对头皮和头皮内组织器官的损伤；缓冲对头部的伤害；对头部起着保湿和防冻作用；排泄作用，人体内的有害重金属元素如汞，非金属元素如砷等都可经由头发而排泄到体外。

除此之外，头发还可以从一个侧面反映身体的健康状况。

首先，头发能判断疾病，可通过测定头发中锌、铜等微量元素含量的多少，为诊断某些疾病提供依据。现代研究表明，乳腺癌和肝癌患者的头发中，钙等金属元素浓度会出现异常。在发现乳腺癌后的8至12个月中，患者头发中的钙浓度是正常人的5至10倍，之后慢慢接近正常值。出现这种情况的原因是乳腺癌一度导致人体钙的代谢紊乱。而头发中的钾浓度只有健康人的十分之一多半是得了肝癌。

其次，毛发与机体的营养状况有密切关系。氨基酸和维生素A、B、C、D是头发生长的必需营养成分，而铜、铁、锌等微量元素与泛酸又能防治毛发和头发的脱落，例如，动物肝脏、红枣茶、首乌汁有改善头发色泽的作用；芝麻、核桃、豆类等植物蛋白质、海带、贝类中的钙质对头发乌黑光润有特殊功用；水果、瘦肉、鸡蛋、菠菜、卷心菜、芹菜、乳类、黑豆等食物能促进细胞再生，对治疗脱发有辅助作用；鸡、蛋、鱼、牛肉、牛奶能促进头发角质蛋白的合成。

所以，头发并不是人们平常意识中的那样，没有什么重要作用，由此可见，头发也和我们的健康息息相关。但是，现实中，很多人也往往为了自己的头发“苦不堪言”，也有很多人会因为头发的疾病而暗自伤神。例如，头皮屑过多、少年白发、脱发等等。这主要是由于压力过大、新陈代谢失衡、神经内分泌系统功能紊乱等等原因，使得头发需要的营养不能很好的吸收和供给造成的。

但是，头发上的疾病都是可以“治愈”的，只需要注意日常的保健护理，对头发的异常多加关心、注意，及时地采取一些必要的措施，使自己的头发免除疾病而呈现出亮丽的健美之色，也是有可能的。从以下几个方面注意头发，就能保养好自己的头发：

（1）排毒、补水

不只是肌肤才需要补水排毒，给头皮补水，才能从根本上滋润发丝。除了平时选用滋润型的洗护产品外，在条件允许的情况下，定期去美容院用高品质的仪器来护理头皮，给头发补水、排毒。

（2）经常“刷发”

每晚睡觉前，用圆形的宽板梳子，轻拍头皮，然后从前向后顺着头发生长的方向梳理，在发根部分，由后向前梳。每日坚持，可恰当地刺激头皮，让头发更加健康。

（3）护理头皮

头皮护理产品可帮助调理头部毛囊状况，护理液中的营养成分能让头皮毛囊充分吸收，从而抑制皮脂分泌过量，健康地养护头皮。

（4）正确梳发

正确的梳发方法，是从散乱的发梢开始梳起，用梳子轻贴头皮，慢慢旋转着梳理。先从前额的发际向后梳理，再沿后发际向前梳理。然后，从左、右耳的上部分向各自的相反方向梳理，最后，让头发向四周散开来去梳理。这些步骤很重要，力道要均匀，切忌用力过猛、扯断头发、刺伤头皮，这样可促进头部血液循环，使头发柔软有光泽。

（5）按摩头皮

选择去沙龙，给头发做个完美的SPA，不仅可以缓解头皮的压力，也可让你紧张忙碌的生活暂时得以放松。

此外，还应注意尽量不去烫发和染发，因为无论是烫发还是染发都会损伤头发、头皮和毛囊，使头发的油脂分泌减少，使乌黑滋润的头发变黄变脆，失去光泽，并易脱落。有的人还发生过敏反应，导致皮炎的发生，而少年、儿童更是不宜。只有注意和认识到头发对人体健康的重要性，才能在根本上改变头发的“地位”，注意对头发的保健知识，既利于身体健康，又能使自己光彩照人，精神振奋。

05.养成良好的美容习惯

美容是很多女性的最爱，因为每个人都希望自己漂漂亮亮，光彩照人，让人一见就喜欢。但是，很多人却并不知道美容中还有很大的学问，需要我们去学习和注意，否则，只是图一时的好看，而用自己的身体健康去换取美容，这就得不偿失，不可取了。只有把健康和美容二者很好地融合，才是人们美容的最终目的，也是最佳结果。

以下是美容的最佳三步骤：

(1) 祛除错误的美容习惯

谁都知道养成良好的美容习惯是必要的，但是，现实生活中，却有很多人在不知不觉中形成了错误的习惯。所以，这就需要尽快抛弃这些错误习惯。下面是常见的错误美容习惯：

①迷信天然化妆品

现在，很多化妆品都打出了绿色、天然的环保概念。但是，即使是天然化妆品使用了天然植物，也不可避免地添加一些化学防腐剂等物质。所以，也不要完全迷信天然化妆品，对于过敏体质或敏感型肤质，更要谨慎。

②共用化妆品

因为人的肤质不一样，对化妆品的反应也就不一样，所以，选择化妆品也要因人而异，不能混用。在一些家庭中，共用化妆品是一种普遍存在的现象。比如母女共用、姐妹共用、夫妻共用等，这些都是对健康不利的。因此，使用化妆品还是自己用自己的比较健康。

③用“肤轻松”去痘

常常能够听到，许多长青春痘的年轻人都习惯用“肤轻松”来消除脸部的痘痘，其实，这是不正确的。因为“肤轻松”含有激素，这种激素对人体是有害的，如果长期使用不仅不能有效去痘，还可能给皮肤带来更大的伤害。

④忽视季节差异

人的肤质状况随季节、年龄等因素不断变化，而有些人一年四季都用一种化妆品，实际上是很不科学的。在不同的时期和年龄阶段应该选用不同的化妆品，这样才有利于因季节的变化，适应皮肤的不同需要。

（2）养成良好的美容习惯

爱美之心人皆有之。追求美已经成为现代人的一种时尚，但美并不是单靠最新的化妆、发型来显示的，养成良好的美容习惯是实现美的根本保障。

①充足肌肤水分

经常洗蒸汽浴能使皮肤细胞胀大，促进血液的循环，刺激皮脂腺功能，肌肤能够保持一定的弹性，人就会显得更年轻。

②保证睡眠充足

养成定时睡觉的好习惯，保持充足的睡眠时间，这样才能保持皮肤以及身体健康；睡觉不足最容易引起面容憔悴、枯黄。

③每天喝杯牛奶

牛奶中含有丰富的营养，其中很多元素都利于皮肤保健，使皮肤光泽、润滑、有弹性。另外，还能保证骨骼所需要的钙质，利于身体健康。

④用走路代替乘车

散步是达到形体美及防治疾病的最佳运动形式，一个身体不健康的人，是无论如何也美不起来的。

⑤三餐有规律

所谓“早餐要吃好、午餐要吃饱、晚餐要吃巧”是很有道理的。研究专家指出，早上和中午吃得营养丰富不会加重发胖的危险，但是晚餐不宜吃得过多，而且应该清淡一些。

⑥及时清洗皮肤

每日工作回家后要卸妆，并要及时地清洗皮肤，这样就能够使皮肤及时得到“休整”。如果晚上有其他应酬或活动，就重新化妆。

⑦女人生活中的美容

永远都保持一个光泽、细腻、富有弹性的漂亮面容是每个人都渴望的事情，然而岁月不饶人，阻止人体衰老却非人力所为。但是，要想延缓衰老的速度并非不可能。女性如果能够根据自己年龄阶段的生理变化，养成一个合理、科学的饮食以及美容习惯，就可以提高皮肤细胞的新陈代谢，很好地补充皮肤养分的损失，从而达到护肤美容、青春常驻的美好愿望。

（3）注重健康的美容方法

①勤洗脸

养成早晚洗脸的好习惯，保持水温在25摄氏度左右，并且选用多脂皂或碱性弱的洗浴剂。为了保持眼睑部皮肤的紧张度，减少眼袋、鱼尾纹的出现，应该从下往上洗。另外，蛋清、小豆腐渣、黄瓜、丝瓜，番茄片等敷在脸上，也会增添脸的光泽，保持肤色弹性。

②多饮水

水是滋养生命的基本源泉，充足的水分是皮肤润滑、丰腴、光泽、富有弹性的重要基础，同时水还能够加速将脂肪化解为热量。所以，每天饮2000毫升白开水对美容大有益处。

③吃淡食

日常生活中，要多吃淡食。盐是人体必不可少的要素，但是，过多的盐对人体健康有害，它可以抑制碘、硒等微量元素的活力，破坏皮肤胶质，降低激素分泌机能，很容易导致皮肤变黑或者产生黑色素，影响美容。

④化妆淡为宜

如何化妆也是一门学问，很好的化妆效果，就像是苏轼的一句诗歌："浓妆淡抹总相宜。"所以，并不是浓妆艳抹，就能达到美的效果，因为化妆过浓掩盖了自己的本来面目，失去了自然之美，反倒让人感觉不舒服。另外，厚厚的化妆品会堵塞面部毛孔，妨碍汗液排泄和皮脂腺的分泌，这很容易引发痤疮和接触性皮炎，损害皮肤的健康和美丽。事实上，应该根据个人的特点，因人而宜。但是，一般情况下，如果略施淡妆，不仅显得自然，而且还能达到美容的效果；

淡妆的方法如下：先用温水洗净脸，然后涂上一层薄薄的乳液，再均匀地抹上粉底，但不宜过厚，同时也不要遗漏眼眶四周、鼻子两侧、嘴唇四周等部位。这时就可以用眉笔淡淡地描出眉形，接着涂上睫毛膏或眼影，同时在唇部涂上唇膏，然后轻轻抿几下嘴唇，使唇膏均匀即可。最后，将胭脂抹在双颊处即完成生活淡妆。这样化妆不仅自然高雅，达到美容的效果，还有利于皮肤健康，又不失女性特有的风姿和魅力。

良好的美容习惯很重要，它不仅能让自己完美地显示出自己的美丽和气质，还有益于自己的身体健康，达到一个水乳交融的结合点。所以，在现实生活中，要尽量杜绝不良的美容习惯，养成良好的美容习惯，让自己的健康和美丽都表现出来。

06.职业女性健康保健的法则

以前的时候，就流行这样的一句话:女人能顶半边天。随着社会的发展，职业女性越来越多，并且和所有男性一样，直接面临着社会的残酷压力，所以，如何才能让她们在做好工作的同时，还能保持身体健康，成为很多人都在关注的一个问题。

但是，女性的身体健康，也要从生活和工作中的细节做起，从点点滴滴做起。这个生活的日常保健就显得尤为重要。在这里，有8条保健法则可供职业女性参考。

（1）不宜超负荷工作

现代职业女性，面对强劲的竞争对手和压力，她们为了参与到愈演愈烈的市场中去，日夜奔波劳碌，节奏日趋紧张，有不少人成为名副其实的“工作狂”。这样，很容易造成精神上和身体上的超负荷状态，如果持续处于紧张状态，人体的中枢神经系统会引起心理过激反应，会使神经兴奋增强，内分泌功能紊乱，产生各种身心疾病。因此，职业女性不要为了工作而忽视了身体健康，平时要劳逸结合，适当缓解心理上和身体上的紧张状态。

（2）不宜盲目减肥

爱美之心人皆有之，减肥塑身已经成了社会上的一种风尚，尤其是经常出席公共场合的职业女性。她们为了减掉身体的赘肉和脂肪，她们采取各种各样的减肥措施:减肥餐、减肥茶等等。甚至还有人为了速见成效而节食，结果体重降下了，身体也跟着垮了。所以，提醒人们不要盲目减肥，要采取科学的运动减肥方式，让自己的体重慢慢地降下来。

（3）不宜化浓妆

现在的很多化妆品都含有很高的化学成分，如:铅、汞等，还含有防腐剂，这些化学物质对身体健康非常不利，但是有些职业女性在出席一些重要场合时，难免会化化妆，但切忌浓妆艳抹。因为，越浓重的涂抹化学品，会让皮肤不能够正常呼吸，严重地刺激皮肤，甚至还会导致粉状颗粒阻塞毛孔，影响皮肤健康。

（4）不宜喝浓茶

有部分职业女性为了消除疲劳、提神醒脑，养成了每天喝茶的习惯，但切忌喝浓茶和饭后立即喝茶。因为茶是一种有效的胃酸分泌刺激剂，经常喝浓茶会使胃酸分泌过多，而这正是诱发胃溃疡的一个重要因素。所以，建议职业女性不要喝浓茶和饭后立即喝茶，如果喝时，为了避免胃酸分泌过多，可在茶中加入少量牛奶、糖，用以保持胃粘膜免受或减轻胃酸的刺激。

（5）不宜过度抑郁

中国传统医学认为:气伤心、怒伤肝。而职业女性难免在工作和生活上遇到一些挫折，会遇到情绪不稳定，生气或大怒的事情，但是不要长期忧愁郁闷。在心情不好时，要学会及时调节心理，最好把心中的愁闷发泄出去，否则，长期积压在心中很容易导致心理疾病，影响身体健康。

（6）不宜过度抽烟

职业女性有时会因为工作上的过大压力，而用抽烟来排解。现代医学专家指出，抽烟对女性健康的危害非常严重。据统计:吸烟女性心脏病发病率比正常人高出10倍，而绝经期会提前1－3年，而且孕妇吸烟所产生的畸形儿是不吸烟者的3倍，而且，还会因面部血液循环不畅而加速容颜衰老。

（7）不宜借酒消愁

职业女性在工作中不可能都一帆风顺，遇到失败和打击都是正常的，所以，不要因为这些就借酒消愁，而要学会接受并解决它，及时地调整自己。在这个时候饮酒，最容易使酒精大量进入体内，导致自己失去自控能力，这不但对身体无益，还可能在醉后遭到性骚扰，后患无穷。

（8）不宜见异思迁

职业女性经常出席公共场合，很容易接触到各种各样的男性，这样难免会得到异性追求或倾慕别人，这种情况下，一定要注意分寸，不要因此而导致家庭失和，甚至离婚的悲剧。

随着职业女性人数的增多，职业女性的健康也越来越受到社会的关注。而怎么样保护自己的健康也成为这些人日益关心的问题。工作和生活的压力不断加大，各种和工作有关的疾病也“应运而生”，而这些疾病的发生往往是由于对身边细节的疏忽造成的，所以，要注意日常保健，懂得保健法则。

07.特殊人群的日常保健

在我们的周围，存在着很多“特殊人群”，他们需要我们帮助，需要我们关心。所谓特殊人群是指一些患有特殊疾病或心理疾病的需要预防和日常保健的人群，如:糖尿病患者、心力衰竭患者、高血压患者、老年痴呆患者以及孕妇等。但是最重要的还是他们自己的努力，自己对健康的追求。

（1）糖尿病患者吃水果注意事项

一般来说，水果的主要成分是糖，如果糖、葡萄糖和蔗糖等，所以都比较甜。而且芒果、苹果和香蕉中还含有少量的淀粉。如果糖尿病患者食用不当，就会使血糖升高，病情反复，严重的还会损害身体健康。但是，有的糖尿病患者又非常喜欢吃水果，那么怎样很好解决这两者之间的矛盾呢?一般情况下，需要注意以下几个事项。

①吃水果的数量

在数量上，正常情况下每天可食用300克左右的水果，同时应减少主食的摄入量，保持每日摄入的总热量不变。

②选择水果的种类

含糖量相对较低的水果是糖尿病人比较好的选择，总的来说，水果碳水化合物的含量约为6%－20%。在大多数水果中，苹果、西瓜、橘子、梨、猕猴桃等含糖量较低，很适合糖尿病人，而香蕉、红枣、荔枝、菠萝、葡萄等含糖量较高，糖尿病人应该谨慎食用。

③把握前后时间

吃水果一般在上午10:00点或下午3:00点左右，这个时间比较理想，或者在睡前一小时吃，这个时间吃水果，就可以避免因为摄人过多的碳水化合物而导致胰腺负担加重的后果。

④创造条件

一般情况下，要先让自己创造出吃水果的先决条件，例如，当血糖在空腹时候控制在7.8mmol／L以下，餐后2小时在10mmol／L，以下，而且糖化血红蛋白控制在7.5%以下，并不频繁地出现高血糖或低血糖的状态，吃水果才能无后顾之忧。另外，将西红柿、黄瓜等蔬菜当水果吃也是可以的。

(2) 心力衰竭患者的日常保健

随着社会的发展，近些年来，心力衰竭也成为一种常见的“文明病”，但是，什么是心力衰竭呢?医学上解释说：心脏好比一台水泵，人体内代谢所需的血液都是从这里泵出的。如果人体内代谢供血量不足，就表示人的心脏已经濒临衰竭，医学专家们就把这样的情况称之为心力衰竭。那么，心力衰竭的症状表现在哪些方面呢?

心力衰竭的最初表现：劳累时，出现胸闷气短，呼吸困难，夜间还可能会因呼吸困难而突然惊醒，必须开窗通风，才能正常呼吸，继续睡眠。而严重心力衰竭的具体表现，例如，没有感冒却发生咳嗽、咳痰，甚至咳粉红色泡沫痰；爬楼梯时，气喘吁吁，上气不接下气；还会有下肢浮肿、全身乏力、食量减少、失眠、尿频等症状。所以一旦发现上述症状，一定要立即就医，并且要注意日常生活保健。

下面是心力衰竭患者应该做的日常保健：

①戒烟酒

烟酒对心力衰竭患者危害极大，所以一定要戒烟酒，以免造成呼吸道感染。

②少食钠盐

心力衰竭患者尤其要注意饮食，少食钠盐，每日吃易消化软食，每餐吃八成饱最好，适量补充钾盐和维生素，多吃水果和新鲜蔬菜，这样能够增加肌体的抗病能力，预防感染。

③不宜剧烈运动

心力衰竭患者一般要少做运动，尤其是不做剧烈运动及繁重的劳动，一定要注意休息。

④拥有健康心态

心力衰竭患者一定要有一个良好的健康心态，对待疾病要有“既来之，则安之”的从容心态，这样有利于身心健康。

⑤保持情绪稳定

心力衰竭患者一定要保持稳定的情绪，不要使情绪过于紧张、激动。

心力衰竭就是心脏病的综合征，因此它的治疗很困难，一旦发现得了心力衰竭，就要马上到医院就诊，在医生指导下合理应用利尿剂、强心药、血管扩张剂、血管紧张素转换酶抑制剂、受体阻滞剂等药物进行治疗。

（3）高血压患者保健八法

对于高血压患者，日常生活保健必须做好；否则，不但不能遏制病症，还会使病情更加严重，甚至威胁健康生命。那么，该如何做好保健呢？

①定期检查

定期到医院检查，至少一年两次。

②遵照医嘱服药

遵照医师指示服用降压药，按时服用，不可间断或随便停药。如果想做药物调整，也须在医师准许的情况下才能调整。

③保持健康体重

偏瘦者需增加营养，肥胖者应减轻体重，这都有利于稳定血压。

④适当、适量饮食

其实，高血压最重要的是要注意饮食均衡。例如，尽量少喝茶、咖啡、酒，尽量避免刺激性食物，如烟、酒、咖啡、茶；少食高蛋白、高热量的食物；盐分摄取不可太多，尤其不要食用腌渍过的食品；高血压最忌食硬的海藻、洋葱及油炸物等，多吃蔬菜、水果及粗糙含纤维多的食物。

⑤温水沐浴

洗澡时水温应适当（约40摄氏度左右为最佳），否则太冷或太热会造成身体不适。沐浴时间不应超过15分钟。

⑥保持平稳情绪

在紧张工作和生活中，必须保证良好的休息及睡眠，适当娱乐以松弛紧张的生活，保持平稳情绪。

⑦保持排便通畅

保持轻松心情，多做腹部运动，每天按时排便；例如，抬腿、仰卧起坐等。

⑧多做健康运动

研究表明，适当的体育活动对高血压患者是很有益的。一般情况下，高血压患者可以做以下几种运动：

第一，慢跑或长跑

慢跑和长跑的运动适合于比较轻症的患者，如果能够坚持锻炼，血压就会出现下降的趋势，同时还能促进消化。跑步的时候，速度要慢，不要快，跑步的时间要逐渐地增多，一般有30分钟就可以了。

第二，打太极拳

打太极拳可以促进血压下降，并且有助于改善高血压患者动作的平衡性和协调性，使全身肌肉放松，同时也能使血管放松，消除精神紧张因素对人体的刺激促进身体的健康。

第三，散步

各种高血压患者都比较适合散步运动，长时间的步行后，舒张压能够明显地下降，症状也随之改善。散步的时间一般可在早晨、黄昏或临睡前进行，大约30分钟左右即可，运动量和速度根据自己的身体状况而定。

（4）老年痴呆症的日常保健

老年痴呆症不能说是常见病症，但是在我国这种病症的发病率也是很高的，女性比男性的寿命要长。所以，老年痴呆症发病的时间要比男性晚，但发病率却更高。如果患了老年痴呆症，不仅给自己的生活带来麻烦，也对家人以及子孙的生活产生巨大影响。所以老年人在日常生活中，一定要多多注意这方面的日常保健工作。

①给予老年痴呆者更多的爱护

一旦家里有老年痴呆病患者，家里每个人都应该给予他(她)更多的关心和爱护，对老年痴呆者要精心照顾，耐心地支持与体谅病人。如果没有充足的时间，需要与护理专家联系，咨询最佳的护理方法，这样才能够帮助病人尽快恢复健康。

②试着多参加社交活动

老年人在退休以后，即使家里没有什么事情，也不要什么都不干，一定要利用这充足的时间和精力走出户外，参加一些社交活动，让大脑继续“运行”，以防大脑退化、智力减退。

③注意饮食习惯

老年人在饮食上需要注意。少食油腻的食物、动物类脂肪以及油炸类食品，用蒸煮方式，能避免营养流失或过量吸收脂肪。另外，老年人还需要多摄取各种水溶性(如B、C)及油溶性维他命(如A、E)，以增强人体免疫力、肠胃菌相变化与胶原蛋白架构度，同时，还能够有效蓄积过氧化脂质。但是要明白一点，油溶性维他命并不是多多益善，如果摄取过多就会导致中毒。

④掌握护理方法

随着老年人口的日趋增多，老年痴呆症的罹患率也越来越高，已经成为新的社会问题。现在有好多康复专家、营养师、心理学家、精神科专科医师等对老年痴呆症都有独到的见解，所以，在家里有老年痴呆症患者时，可以请教这些专业人员，争取找出日常最佳护理方法，帮助病人恢复健康，至少也不能让病情恶化。

（5）孕妇饮食保健十忌

每个孕妇都希望自己生一个健康、聪明的孩子，但这要受到多方面因素的影响，比如遗传因素、身体状况、环境因素、饮食习惯等，其中饮食就是重要的一个方面，也是和日常保健密切相关的一个方面。因此，孕妇饮食要注意以下“九忌”。

①忌营养过剩

孕妇营养应该丰富，但是要有个度，如果过多地进食肉类、鱼类、蛋类和甜食等，就会使体内儿茶酚胺水平增高，容易使胎儿发生唇裂、腭裂。另外，孕妇进食动物肝脏过多，则体内维生素A就会明显增多，从而影响到胎儿大脑和心脏的发育，并且还可能出现生殖器畸形等症状。

②忌多吃罐头食品

由于罐头食品中含有化学添加剂，它会影响胎儿细胞的分裂，影响到正常的发育，严重的还可能导致早产和流产。

③忌常喝咖啡

咖啡中的咖啡因对胚胎的影响非常大，它与细胞中脱氧核糖核酸结合引起突变，容易造成流产和导致胎儿畸型。

④忌偏食、挑食

孕妇要坚决避免挑食和偏食，因为孕妇如果长期挑食、偏食，会造成自己营养不良，进而影响到胎儿发育和生长。所以，尽量多吃一些富含蛋白质、维生素和钙、铁等营养物质的食物，如鸡蛋、瘦肉、豆制品、鲜鱼、花生、新鲜蔬菜和水果等。

⑤忌吃过咸菜肴

孕妇若常吃比较咸的食物，则会使体内的钠储留，从而引起浮肿，影响到胎儿的正常发育生长。

⑥忌饮可乐

可乐型饮料主要是用可乐果配制而成，而可乐果中含有咖啡因和可乐宁等生物碱，如果孕妇长期饮用可乐，则会使这些物质通过胎盘进入胎儿体内，从而影响到胎儿的脑、心、肝和胃肠等器官的正常发育，所以孕妇要禁止饮用可乐饮品。

⑦忌吸烟

现代医学研究证实，香烟产生的烟雾中含有数百种有害物质。这些物质对人体的危害是非常大的。如果孕妇吸烟或者被动吸烟后，烟中的有害物质，其中主要是一氧化碳和尼古丁会严重影响胎儿的正常发育，极容易导致胎儿在子宫内缺氧，甚至死亡。

⑧忌常饮浓茶

孕妇常喝浓茶，会影响胎儿的骨骼发育，不利于胎儿的健康生长，严重的可导致胎儿畸形。

⑨忌常饮酒

有的孕妇喜欢喝酒，一定要改掉这种不良习惯，因为酒精会导致胎儿畸形和宫内发育迟缓，引起早产或流产。

特殊的人群更加需要特殊的日常保健，更加需要注意日常的生活习惯。如果养成一个良好的日常保健习惯，就会有效地控制病情，甚至是恢复自己的健康，所以，为了有一个健康的体魄、幸福的生活，人们一定不要忽略生活中的日常保健。

08.首饰佩戴中的健康保健

金银首饰是很多人经常愿意佩戴的，无论是出席比较庄重的场合，还是一些比较随意的晚会，甚至有的人喜欢佩戴首饰，已经到了几乎“疯狂”的程度，一年四季，一天到晚，身上从不离开金银首饰。当然，漂亮的首饰着实令人喜欢，在各色晶莹璀璨的首饰陪衬下，无疑会使女人显得更加优雅、迷人。然而或许你并不知道，首饰除了与美丽、财富紧密相连外，还同人们的健康紧密相连。佩戴不当，甚至还会影响到自己的身体健康。

例如玉是一种稀有矿物，质地细润而坚硬，透明而有光泽，非常受人喜欢。用玉打造的首饰不仅增加美观，而且有益健康。因为玉石中含有铜、硒、钴、锌、镍、锰等微量元素，并具有特殊的光电、星光、变彩等效应。在加工过程中又使这些效应聚集成电磁场，在与人的皮肤密切接触时，能与人体发生共振，从而能稳定人体电磁场，加强人体反应，使人头脑清晰、反应敏捷。另外，首饰对健康最大的好处是能够带给人们心理上的愉悦和满足感。

但是，长期佩戴首饰就要注意以下几个方面的问题了，以免首饰产生“副作用”，不仅没能给人们带来美感和健康，还会给人带来疾病，影响人体健康。

（1）首饰不宜长期佩戴

其实，有的人长期把首饰戴在身上，是一种很不利于健康的做法。例如，如果常戴耳环，容易造成急性感染、耳垂化脓又未及时治疗时，会引起病菌扩散，导致起耳软骨炎；长期戴过紧的戒指，易引起手指血液循环不畅，会导致戴戒指的手指畸形；金项链戴久了，也会引起颈部皮炎。此外，如果经常佩戴那种有像玉器、宝石类首饰含有放射性元素的首饰，会引起病变。所以，首饰应尽量少戴，更不宜长期戴。

（2）夏天小心首饰危害

由于夏季天气较热，戴金属饰物如耳环、项链、戒指、手镯等首饰，可能引起接触性皮炎或神经性皮炎。而不锈钢制成的项链、手镯、表带等含有镍和铬，也可引起接触性皮炎。此外，各种金属首饰被汗水和盐分腐蚀后，也能分解出有毒物质，即有毒的金属元素，它们可侵入皮肤甚至肌肉，对身体健康有较大的毒害作用。

（3）四季中的首饰佩戴

首饰也可跟随一年四季的变化而变化，并不是没有选择和变化，例如，春天的服装以轻为主，首饰也不能太大太重。以鸟、花、蝶、可爱的小动物为题材的首饰，配以色彩淡雅的玉石、水晶等，都是很好的选择；夏天的服饰以轻松、简捷、明快为基调。因此，佩戴的首饰也应简捷、明快，不宜选配过于繁缛、华丽的款式，从材料质地上，也要选配抗氧化、耐腐蚀的材料，有益身体健康；秋天佩戴的首饰，配以不透明的宝石如珊瑚、绿松石、孔雀石等，可以是与毛衣相映成趣的稍大体积的首饰，会显得非常合适和协调；冬天要佩戴有温暖感的首饰。

（4）手机不宜当首饰

手机不宜当做首饰佩戴，因为手机的电磁辐射对人体各系统都可能造成非常严重的损伤，破坏细胞防御系统，特别对脑细胞生长与发育的负面影响更大，诱发脑瘤的概率极大，甚至引发癌症。尤其不要将手机挂在胸口，这样手机位置就更加靠近心脏，对心脏的负面影响更加直接，还会造成内分泌功能紊乱，影响生育能力。对孕妇的影响尤其严重，手机的电磁辐射对胎儿骨骼细胞有严重影响，可造成胎儿骨骼发生缺陷，导致畸形。所以，非常不宜将手机作为饰物佩戴。

（5）佩戴首饰因人而宜

首饰也并不是千篇一律，什么样的人都可以佩戴一样的首饰，首饰不仅和人体健康息息相关，更重要就是美观，引起心理上的喜悦和满足。所以，戴首饰也要因人而宜。例如，瘦型的人一般来说显得单薄、脖子细长，故选择首饰的原则是中央浅淡而两侧多彩的。为使脖子显得短些，项链与挂坠宜选细小而简捷者，且不宜过长。耳环、戒指、手镯等则宜选取较为华丽一些的；胖型身材的人臃肿、脖子显得短，佩戴首饰时应使身体显得苗条，为此，耳环、戒指、手镯等宜选择色调暗淡、造型简捷的，手镯或臂环宜选宽阔点的，若戴了细小的，会反衬出手臂更粗大。

其实，佩戴首饰就是为了让自己心情更加舒畅，引起心理上的满足和喜悦。如果因为佩戴首饰不当而影响到了整天的美感，甚至是切身的健康，那样就得不偿失了。所以，一定要注意首饰佩戴中的健康保健，如果我们注意了佩戴首饰可能遇到的问题，那么就一定能够充分地享受首饰带给我们的快乐心情。

09. 健康从衣着打扮开始

衣食住行是人类的本性需求，但是，现实中的很多人只是看到了衣服保暖避寒的外在作用，而很少注意到服饰于健康的内在关系。早在古代的时候，人们就已经看到了衣着与健康的关系，认为衣着服饰的质地、材料的轻柔薄重，大小尺寸的舒适合体，都与健康有着非常紧密的联系。

古人尚且如此，现代人就更应该注视衣着与健康的关系了。衣服和饮食一样，是维护人体健康不可缺少的条件。衣服的作用是保护人的身体，调节人体的体温，例如，夏日衣服能阻隔外界的热气和防止烈日暴晒、灼伤皮肤，又能防止树枝、荆棘等刺伤皮肤；冬日多穿衣服可以保暖。另外，衣服还要根据季节和气候的变化而随时增减。

既然衣服的功用主要是为了保护身体，所以，在衣着打扮上就要以有利身体健康为原则，而不是单单的只要求美观，不能一味追求时髦美观而有损害身体。要想充分利用衣着服饰有益健康的作用，就要注重以下几个方面：

（1）多穿丝绸服装

蚕丝是蛋白质纤维，含有18种氨基酸，它适应人体皮肤各种功能的需要，吸湿防湿性能好。用蚕丝制成的丝绸服饰，有利于增加皮肤细胞的活力，能使血管不易硬化，能够预防人的衰老。另外，自然界中的各种灰尘、细菌以及人体分泌的皮脂等，都是皮肤病的病源。而丝绸织物具有很大的吸污和抗菌力，能够起到奇妙的预防效果。

（2）红色服装有利于健康

大气中的臭氧每减少1%，照射到地面的紫外线就要增加2%，而皮肤癌的发生率则增加4%左右。在阳光下穿红色的衣裙，有益健康，因为紫外线是位于太阳七色光谱中最远离红色光谱的波长最短的射线，它易被波长最长的红色可见光接纳吸收住，所以，红色衣服可以吸收、过滤掉更多的太阳紫外线，从而可减轻紫外线对皮肤的损害。

（3）洗衣要区分内外

很多人洗衣服不分内衣外衣，认为这并没有什么。其实，这样很不卫生。因为我们生活的环境里充满了大量灰尘:有生活性灰尘，如烟囱烟尘、马路尘土、汽车废气与空气中的尘埃一起形成的二氧化硫等，而且这些尘埃附着很多致病微生物，包括癣、疥等皮肤病的霉孢子、疥虫等;还有生产性灰尘，如纺织厂的纤维绒毛、化工厂的原料微粒等，粘在皮肤上容易发生过敏性反应，导致皮疹、皮炎。所以，洗衣服时如果内衣外衣混在一起，不加区分，那些致病微生物就会粘在内衣上，漂洗不掉，就很容易引起各种皮肤病。因此，洗衣服一定要“内外有别”，不要混在一起洗。

（4）纯棉衣服要谨慎穿

一般人认为，纯棉质地的衣服都比较舒服，所以就只愿意选择纯棉的，尤其是对于一些容易出汗的人来说，更是喜欢纯棉衣服。但是，健康专家指出，纯棉未必是最好的选择，因为纯棉内裤虽然吸汗，但也不容易干，潮湿的衣服就会影响身体皮肤。如果平时出汗较多，可以选择丝面料，吸水力很好，质感也滑爽。另外，也可以选择其他易吸汗、也比较容易干的面料。

（5）“过度”衣服很重要

刚刚进入春季时，忽冷忽热，寒潮较多，变化无常。所以这时不宜过早地脱掉冬装，在天气突然变冷时，会受寒感冒，并诱发其他多种疾病。因此在初春之际，不要图一时轻快，急于减衣，应该多穿一段冬衣。相反，在秋天，不要天刚冷一点，就一下子穿得很多，捂得太严，这样气温回升又得脱掉，一穿一脱，也很容易引起感冒等症状。春天转暖，再捂一段;秋天变冷，再冻一段，也有利于锻炼人体适应气候的机能，增强皮肤的耐热耐寒能力。

（6）不可马上穿干洗衣服

目前，很多人都习惯于把衣物干洗，认为这样衣服更“干净”。其实，衣服干洗就是用一种叫做高氯化合物的化学制品作为活性溶剂的。而在这个过程中，该化学品会被衣物的纤维所吸附，待衣物干燥时它又会从衣物内释放到空气中，从而影响人的健康。科学试验也证明，该化学品对人体的神经系统有害，如果人们长期与它接触，就有可能患肾癌。

所以，谨慎起见，衣物刚干洗后，不要立即穿，也不要将取回的衣物立即放入衣柜或衣帽间，应挂挂在通风处，让衣物释放出来的化学气体随风飘走。另外，干洗衣物存放要离小孩远些，因小孩对高氯化合物尤为敏感。

（7）穿保暖内衣，抗菌内衣要谨慎

在冬季，很多人都喜欢选择保暖内衣，但是，有健康专家提醒，保暖内衣虽然保暖，但也要谨慎地选择，因人而异，比如红外线内衣也并非适宜所有人穿着。红外线是一种不可见光线，其主要作用在于镇痛、改善局部血液循环、消炎等，对于有出血倾向、心血管功能不全、有恶性肿瘤等症患者应慎用或者禁止穿用红外线保暖内衣。

一般情况下，人体皮肤表面的细菌分为常住菌和条件致病菌，而抗菌内衣的抗菌作用，在多次洗涤后就会减弱。根据常理来看，抗菌内衣只要能够杀死葡萄球菌、大肠杆菌、白色念珠菌等病菌，那么正常的常住菌也会被杀死。这样抗菌内衣就有可能对人体有害，或者导致人体菌群失衡，从而损害人体健康。

（8）夏季宜穿浅色衣服

夏季太阳辐射强，温度高，为防止太阳辐射，尽量减少衣服吸热程度，应选白色和其他浅色如淡黄、浅绿、浅粉、浅蓝等颜色做衣料，不要用吸热性强的黑色或其他的深色布料。因为，各种颜色对光和热的吸收和反射有不同的情况。白色对光和热的吸收最少，反射最强;黑色对光和热的吸收最多，反射最少;其他颜色各不相同。所以，夏天穿浅色有益身体健康。

10. 经常掏耳不符健康保健

在日常生活中，我们经常能够看到，有的人没事的时候就喜欢拿一些诸如挖耳勺、火柴棒、小发夹之类的东西掏耳屎，并且还觉得这样非常舒服。其实，这样做对耳朵的害处很多。一些专家就曾说，经常掏耳不但不能使一个人的听力更好，反而还会有失“聪”的危险。就普通生活中，你或许能够听到这样的一句话：“眼不揉不瞎，耳不掏不聋。”

经过现代医学证明，经常掏耳朵会带来以下一些危害：

（1）经常掏耳朵会刺激鼓膜，易发生慢性炎症。例如，鼓膜发红、变厚，外耳道也会流出少量的脓液。

（2）由于经常刺激外耳道皮肤，使皮肤淤血，造成耳屎分泌增多，堆积严重。也就是说，耳屎会越掏越多，最终损害听力功能。

（3）经常掏耳朵，尤其耳屎坚硬或比较多时，容易损伤外耳道皮肤，细菌便进入伤口引起感染；或因来回搔刮，把细菌挤入毛囊、皮脂腺管，引发炎症、流水，严重者发生外耳道疖肿。

所以，不要随随便便地就抓起什么来往耳朵里捅。这样对耳朵和听力都极为不利。其实，有些人经常掏耳朵的目的就是为了掏出“耳屎”，那么，“耳屎”又什么是呢？它又有什么样的作用呢？

日常生活中，人们通常所说的“耳屎”，就是由我们的外耳道外侧软骨表面的皮肤中的耵聍腺，它分泌一种黄而稠的黏液，在空气中干燥后形成黄而薄的屑片。事实上，“耳屎”能黏附灰尘与小虫，对外耳道有很好的保护作用。

其实，通常所说的“耳屎”根本没有必要特意地去清除，它一般都会随着人体的运动，例如跑步、说话等与脑袋活动有关的运动时自行脱落，根本没有必要去掏。即使有不能自行脱落的，这就说明耳朵里出现了病症，也应该到医院去找专门的耳科大夫帮忙。

随着社会的发展，各种电子产品的兴起，现在最流行的各种耳机（随身听、CD、MP3、MP4等的必备配件）是影响听力因素的罪魁祸首之一。专家们分析认为，长时间用耳塞式耳机听音乐，耳朵不但会痛得厉害，还会对听力造成伤害。因为耳机塞在耳朵里，贴着鼓膜很近，鼓膜在特殊的环境中连续几小时，甚至十几个小时的震动，反复受刺激，没有伸缩的余地，特别容易出现鼓膜疲劳。

而对于一些睡前还戴着耳机听音乐的人，经常会出现在戴着耳机不知不觉地睡着，这样的危害就更大。因为长时间的声音刺激会从鼓膜经骨链传到耳蜗，导致耳蜗微循环障碍，最终会造成耳蜗内负责感受声音的毛细胞和螺旋神经损伤，最终造成噪声性耳聋和耳鸣。因此，不宜长时间的佩戴耳机，如果一定要佩戴的话，一定要将声音调小一点，以防影响听力。

耳朵是人们最重要的五官之一，是人们收集外界信息的重要来源，也是最需要重点保护的器官，所以，不要随便的就用什么东西去耳朵里"翻天覆地"，那样只能危害到耳朵的生理机能，影响人们的听力，损害人们的健康。耳朵的日常保健不容忽视。

第八章

休闲娱乐——给自己的身心放个假

随着现代生活水平的不断提高，休闲娱乐已经成为人们生活中重要的组成部分。随着娱乐方式不断地增加和更新，人们都在纷纷选择属于自己的娱乐生活方式。爱因斯坦曾说过:“人的差异在于业余时间。”选择适合自己的休闲娱乐方式，陶冶情操，修养身心，给自己的身体和心灵放次假，让你的生活更加健康、亮丽和多彩。

01.开卷有益，多读诗书

在古人的眼里，书中仿佛什么都会存在，因为古人把书籍看成了能够改变命运的一座桥梁，一个改变的媒介。但是，书籍的作用远不是这样的单一，行千里路，读万卷书，每一次阅读都是一次新的远航，都会有很多新发现。也许只是一张报纸、一本杂志，也许是一幅图片、一本小说，不管是文学还是历史，也不管是科技还是娱乐，只要你去阅读，“开卷”就会给你带来意想不到的收获。所以，书籍还会给你带来心灵上的享受、感情上的升华、精神上的满足，更重要的是书籍可以给你带来一个健康的心灵。

古人云:“读万卷书，行万里路。”高尔基曾说:“书是人类进步的阶梯。”读书，不仅使人增长知识，走出狭小的自我，而且使人格更加高尚，境界更加高远，胸襟更加广阔。读书更能增长智慧，加深对人生的理解和思考。

有的人说，每一本书都是一扇窗户，打开以后能欣赏到更精彩的世界;每一次阅读都是一道门，进去以后改变的也许就是自己的人生。阅读可以学习知识、增长见闻，这是不言而喻的。在知识的汪洋大海中驰骋，就如同为自己打开了一扇通往古今中外的大门，能知道很多以前不知道的东西，提升自己的学术素养。

在书籍的海洋中，你能够上知天文，下知地理，知道四季变换的原因，日月星辰的秘密;可以在欧洲的某个国家任意畅游，可以在非洲一些原始部落了解风土人情;你还能知道荷马史诗中的英雄和特洛伊战争的传说。书籍就是这样，可以让你与孔孟谈儒学，跟司马迁论历史，跟李白杜甫说诗，同苏东坡、辛弃疾讲诗词，与帝王们探讨治国之道，和改革家论社会利弊，还有绘画、歌舞、书法，以及生活常识，只要用心，都可以在阅读中找到答案。通过阅读，阅读能够让你在不经意中发现，一些曾经苦苦困扰着你的问题突然迎刃而解，一些让你棘手的难题也会变得简单异常。

阅读有时候似乎有用神奇的力量，可以平和心态，让人做到胜不骄、败不馁。在盛气凌人、自以为是的时候看看名人传记，了解那些伟人如何处世，无异是为自己敲响了警钟;在志得意满、踌躇满怀的时候，阅读一些人生哲理，无异于当头棒喝，可以让狂热的头脑清醒;在人生失意、自怨自叹的时候看看那些成功人士的奋斗历史，想想孙膑、司马迁、贝多芬如何在逆境中奋起，等于给自己重新点燃了希望的明灯，照耀着自己的前方。

在现代社会中，忙忙碌碌的人们，面临着越来越大的生活压力，工作、人事、人情等事情都可能让人焦头烂额、疲于奔命。就在你迷茫无助、无所适从的时候，阅读能够让你心情平静，烦恼尽消。隽永的语言、优美的散文、曲折的故事都可以让人沉浸其中，忘掉一切的不愉快和不开心。阅读可以放松心情，减轻生活压力。

在人生的道路上，很多时候，人都是在踏着别人的脚印向前走，不能说是亦步亦趋，可是却少有创新，只是走在别人走过的道路上。阅读能给人提供一个更加广阔的空间，让人思维敏捷，拓宽想象力，让人放飞思想，遨游四海。满怀幻想、不着边际的科幻童话更能增加自身的想象力，让思维不再拘泥于原有的空间;而情节曲折、悬念重生的侦探故事，可以培养人的逻辑推理能力。

更加重要的是，阅读可以提升人的思想境界，让人生更有情趣、更有气质和内涵。多阅读的人，通古博今，谈吐之间洋洋洒洒，言语风趣进退自如;多阅读的人，学贯中西，天文地理均有涉猎，生活细节皆入腹中;多阅读的人不骄不躁、不亢不卑，进可指点江山，畅谈世事利弊;退可油盐酱醋，细说头痛脑热。腹有诗书气自华，饱读诗书者自有其内在的气质，让人不敢小视。闲暇无事时，多读 - 些自己喜欢的书，人生就会显得更加充实。

但是，阅读也不是没有规律，它同样是有一定技巧的。

一般来说，阅读可分为泛读和精读两种类型。通常，看一些书刊杂志、报纸新闻都是泛读，大概知道一下来龙去脉即可，有的甚至只需要了解有这么一回事情就足够了，比如一些娱乐新闻、小道消息、炒作噱头，如果是出于好奇，浏览一下就成，不感兴趣的不看也罢，完全看个人兴趣，喜欢的就多了解一些，没兴趣的就少看一些。而对于国家颁布的法令法规，对于与之关系密切的人，自然需要仔细研究，认真揣摩，也就是精读。

精读是一种有目的的阅读方式，也许是想寻找问题的答案，也许是出于兴趣，所以不但要逐字逐句研究，而且还要寻找相关资料，核实考证。这种阅读不像泛读，需要集中精力，仔细研究揣摩，以期尽可能多地了解文章内在的深层含义。只有对某一方面或者某一阶段的知识感兴趣的人才有必要去精读，比如有的人喜欢历史，希望从中获得一些知识，蜻蜓点水地泛读肯定是不行的，而要采取认真阅读的方式，这样才可能在自己感兴趣的领域有所收获。精读能够让人在阅读中获得很专业的知识，对于文章内容也有其独到的见解，但是因为要反复揣摩，认真思考，所以阅读的速度相对来说就会显得比较慢。

而泛读，也就是浏览，不管是蜻蜓点水，还是一目十行，对于一些自己不感兴趣或者价值不大的刊物书籍，采用这种方式无疑是一种明智的选择。这样阅读的好处是速度快，能够在短期内收获大量的信息，对于日常生活而言，凡是出于了解或者消遣目的而阅读，都可以采用这种方式，其缺点是不能够深层次地了解文章的意思，看过之后往往也还是一知半解，有的甚至没有留下太多印象。

另外，阅读也不是随意而为，内容混乱，没有规则，因为书也是分“好坏”的。我们生活的周围也存在很多的“毒书”，所以对于一些不宜于身心健康的书还是不看为好。生活中有很多好书，历史、传记、科学、哲学、文学等都可以给生活添色，给生活添加乐趣，对于健康生活有百利而无一害，这也才是阅读的主要目的。

不要把阅读看成是一项沉重的工作，阅读是一种很好的休闲，不仅可以提高写作能力和表达能力，能够让人明白一些道理，还可以拓宽我们的想象空间，让思维变得敏捷，心态变得平和，人生境界得到提升。阅读有如此多的好处，我们应该把阅读当成是生活中不可缺少的一部分，在书籍中享受，在知识中翱翔，阅读好的作品就是在完美自己的人格和魅力，更有益身心健康，所以，把握生活中的每分每秒，多多阅读，人生会更有乐趣。

02.下棋下出健康人生

在《古今笑史·弈》中，记载了李讷用弈棋控制愤怒情绪的故事："李讷仆射，性下急，酷尚弈棋，每下子安详，极于宽缓。往往躁怒作，家人辈则密以弈具陈于前，讷一睹，便忻然改容，取子布算，都忘其恚矣。"其实，古人早就发现了弈棋有益身心健康的效用。《梨轩曼衍》中也曾说："围棋……养性乐道之具也。"

多少年来，下棋仍然是人们最喜爱的休闲活动之一，不止是老人，就是现在的少年也有很多人都很喜欢下棋。下棋时意守棋局，可使人的精神集中，排除杂念，一心对弈，同时就能起到修养身心的作用。凡善弈者，都深知"乐在棋中"。三国时期流传的一个故事，关羽"刮骨疗伤"，让自己忘记疼痛的不正是下棋吗?下棋的神奇作用由此可见一斑。

下棋是一种有益于性情的活动，业余时间杀上几盘，可增加生活的情趣，有益于生活的调节，又有利于智力开发。尤其是中老年身体较弱，不宜做剧烈运动，下棋是一种很好的活动。其他棋类也同样有"养性乐道"的功能。

喜欢下棋的人，长期锻炼就能让自已变得耐心，心境气和，能够很好地控制自己的不良情绪。下棋不仅是一项智力竞赛，更是一项有利身心、延年益寿的文娱活动。曾经就有人总结说，下棋对人们有四个好处:锻炼思维，精神寄托，身心舒畅，修身养性，因此自古就有"善弈者长寿"之说。

下棋有如此多的好处，那是不是就可以毫无忌惮，没有适度地投入呢?其实，也不尽然。下棋也需要一个"度"。虽然说布棋对弈，娴静养性，对强身健脑有一定的裨益，但这项活动也和参加其他娱乐活动一样，需要控制。弈棋趣味性很强，对人具有非凡的诱惑力。如果下棋成瘾，不知节制，就会内耗太大，对身体造成一定的不利影响，有碍健康，尤其是身体本来就有病症的患者，更应多加注意。

例如，冠心病患者就不适合持久下棋。因为，冠心病者持久下棋，精神高度集中，加之过分思虑，会造成大脑和神经高度紧张，而支配冠状动脉的神经紧张时，便可使冠状动脉收缩、痉挛，也会引起心肌缺血缺氧，会发生严重不良后果；另外，如果冠心病患者持久下棋，人体就会处于静态，呼吸往往表浅，血液循环也会显著减慢，这样，人体吸入的氧气就会减少，血流速度也会迟缓，冠状动脉得不到足够的氧气和血液供给，就会发生痉挛而易出现心绞痛、心肌梗死。

而对于一般的人，下棋的时间如果过长，会因为长久坐着，血液下行，流动减慢，会出现下肢疼痛、浮肿等现象，还有可能因胃蠕动减慢，影响消化和食欲。所以，掌握下棋的度，就显得尤为重要。

除了上面提到的几个危害之外，在下棋中还有一点需要注意，就是关于“胜败”的问题。军中流行这样的一句话，即胜败乃兵家常事，即使是常胜将军也会有落败的时候，所以，我们应该明确娱乐的目的，但不要过于计较胜负、高低，这样对身体有害而无益。正如《遁斋闲览》指出的：“本图适性忘虑，反劳思伤神，不如其已。”长久下棋，就要淡然处之，败不馁，胜不喜，培养成一种良好的心态。

下面就是下棋中需要注意的有关事项：

（1）下棋不宜坐的时间过长，因为颈部肌肉和颈椎长时间处于相对固定的位置，会导致局部血液循环不良，使肌肉劳损，发生头痛及颈椎病。另外，还可导致臀大肌和坐骨神经痛，以及下肢出现麻木、浮肿等病症。

（2）下棋不宜吸烟。有的人喜欢一边下棋一边吸烟，其实这样，严重污染环境，长期这样对自己的身体健康也非常不利，更危害对方。

（3）不宜饭后立即下棋。饭后立即下棋，会使大脑供血需要量增加，从而减少了消化道的供血量。有些人尤其是老人因消化液少，消化功能低，消化道供血量少，会影响对食物的消化。

（4）不宜边吃东西边下棋。“病从口入”，边吃东西边下棋，容易感染各种细菌，造成肠道疾病，而且会引起消化道疾病。

（5）下棋不宜情绪波动。下棋时，若精力高度集中，情绪起伏波动过大，会使心跳加快，血压升高，尤其是血管弹性差的老年人，很容易诱发心绞痛、心肌梗死和脑血管等意外。

（6）下棋也要场合。有的人下棋不分场所，或在马路边，或就地而战，长期这样，容易引起呼吸道疾病的发生。

长时间站立和久坐的人会感到脚下酸胀和麻木，重者出现下肢静脉曲张，这是长时间保持一个姿势不活动引起下肢血液回流不畅而造成的。下围棋时精神高度紧张，会引起身体极度疲惫，加之长时间坐着，必然会引起各种疾病。因此，我们要针对下棋做一些适当的运动，都可以有效地缓解下棋带来的不利因素。例如，当你下棋久坐不动时，最好一小时左右做一次“踮脚”运动，即不断地抬起两脚脚跟，使下肢血液回流顺畅。这样就能让小腿后部肌肉进行收缩挤压，使血液顺畅，缓解对身体部位的压力，有利于自身的健康。

下棋有着很多人都难以想象的益处，不仅可以锻炼自己的思维，使自己的思维更加敏捷，还能磨练自己的耐心，使自己保持一个心平气和的心态，可以颐养天年，起到很好的养生作用，给生活增添乐趣，给身体增加有益的健康因子。

03.绘画书法中的健康天地

在古代的时候，看一个人是不是有才能，总是以“琴棋书画”四个字去衡量。的确，琴棋书画都是很高雅的艺术，不仅可以陶冶情操，还能修身养性，有益健康。其中，书法和绘画就好像大都市中的世外桃源，让人一经走人，就会情不自禁，达到一种忘我的境界，感觉是那么的自然、质朴、宁静，给人无限的想象空间，让人回味无穷。

书法是一种艺术，是靠灵活多变的毛笔运动和水墨的丰富性，留下斑斑墨迹，在纸面上形成有意味无穷的的黑白世界。但是，书法不是单纯的写字，经常练习书法，能够培养人刻苦顽强的意志和高雅乐观的情趣。

现在由于电脑和网络的普及，练书法的人越来越少了，但是仍有很多人继续坚持着。书法家在练习书法的过程中，充分调动脑和手的协调，能够同时练脑、练手，一个人的生活感受、学识、修养、个性等能够通过书法折射出来，所以有“字如其人”的说法。然而，练习书法具体的益处有哪些呢?

（1）抒发个人情绪

书法能够转移人的注意力，是抒发个人情绪的好方法，心情好时自能乐在其中，心情不好时也能去忧解闷、忘却烦恼。

（2）增加文学修养

书法与文学是分不开的，练习书法的人，肯定会阅读很多古典书籍和文学诗词，文学素养自然而然就提高了。如果多选择一些名言警句等有益自身及社会教化的文字内容进行练习，就更能提高自己的文学修养。

（3）忙闲皆宜

练习书法对于时间要求不高，忙人能练，闲人更能练。闲暇的人，多用点时间练习书法，不但能增加情趣，还能充实生活；而工作忙碌的人，哪怕只有十来分钟的闲暇时间，也可以提笔挥毫，自得其乐。

（4）有益身心

书法是一种柔性的休闲活动，长期练习书法的人，不仅可以陶冶情操、练气养气，还能够修心养性、改变气质，更可以稳定情绪、平和心境，使人身心清爽愉快，对于锻炼体能和心智也有好处。另外，学习书法可以使人变得细心、集中注意力。

（5）自我激励

一分耕耘，一分收获，运用适当有效的方法练习书法，一段时间之后，就能发现自己不但字写得漂亮了许多，而且一定程度上提高了创作和书写能力，这种进步无疑能够激励自己，从而对事业和人生更有信心。

书法是一种艺术，各种字体都具有审美价值，在结构的疏密、运笔的轻重中蕴含着很多东西。所以，古人常说书法中蕴含着大千世界、神秘的哲学。书法可以说是一种休闲方式，但它更是一种艺术，而艺术的生命在于个性，需要创新，所以，在欣赏和接纳别人的美的同时，还要发展出属于自己的东西，从这个意义上来说，个性和创新在书法这里无疑有着足够大的发挥空间。

练完书法，不妨再学学绘画，古代画家常说“外师造化勤动脑”，所以闲来无事，即兴画上几笔，自娱自乐，不仅有益身心，无疑也是人生的一大乐事。绘画之人，要深入生活，到大自然中去呼吸新鲜空气，看看走走，边走边写，以静观景，对记忆的印象进行创作，画其所见、所悟、所感，以期达到“迁想妙得，外师造化，中得心源”的境地。

中国有着悠久的绘画历史，可谓源远流长。从考古人员挖掘的器皿中不难发现，其渊源可能要追溯到石器时代那些刻在陶器上的山水鸟兽花纹，或许更早一些。随着社会的发展，时间的推移，在绘画历史的长廊里，神话传说、圣人名士、日月星辰、风景名胜、农林牧渔、山水花木都是描绘对象，画中的情景既反映了当时的社会生活和风俗习惯，又反映了当时的政治、经济、文化发展状况。可以说，画就是一个浓缩的社会。

画可分为很多种，如贴画、人物画、风景画、宣传画以及年画等等，漫画、连环画更是深受人们的喜爱. 画已经成了人们日常生活中不可分割的一部分。立身书画之外，存心书画之中，泼墨挥毫都是一种情趣，就像文章，嬉笑怒骂皆成文章。所以，创作或欣赏书画的过程又会使身心更加健康。

根据内容，绘画可分为山水画、人物画和花鸟画三大类。山水画主要是指以山水风景为描绘对象的画科，起源于魏晋南北朝，在唐宋时期形成了一个高峰；人物画是指以人物活动为主要描绘对象的中国传统画科，按题材不同可分为历史人物、宗教人物、社会风俗画、仕女写真画等等；花鸟画是以花卉、草虫、飞禽、走兽等动植物形象为主要描绘对象的绘画形式，石器时代那些陶器上的鱼鸟花纹，可说是最早的花鸟画。

而根据绘画的方法，绘画又可分为写意画、工笔画和半工半写画三种。写意画则要求用笔简练，奔放活泼，善于描绘神韵，能更直接地抒发作者的感情；工笔画严谨工整、细墨勾勒，不上颜色，注重形似，讲究写实；半工半写画则介于两者之间，兼有工笔和写意的特点。

此外，还有壁画和油画。壁画，即画在壁上的画，也是绘画的一个重要分类。中国的宗教画中，壁画要占据相当大的比重，比如中外驰名的敦煌壁画。西方的教堂壁画也很出名，比如文艺复兴时期米开朗琪罗的壁画世界闻名。而油画是用油料调和颜色所做的一种画，这是西方最重要、最有代表性的画科，能够表现丰富的色彩效果，强调画面的立体感，让人感觉十分形象。

漫画是绘画中的一个另类，主要分为两种类型：一种漫画风格精致写实，内容广泛，常用分镜式手法表达一个完整的故事，为多幅作品，跟连环画极为相似；而另外一种笔触简练，具有讽刺，诙谐幽默风格，篇幅短小，蕴含着深刻寓意，为单幅绘画，每一张画面上通常为一个图或者几个图，联合起来表达了某种意思，它用笔不讲究有多么传神，甚至会采取一些夸张、对比手法揭露讽刺社会上的不良现象以及丑陋的行为，使人在会意一笑中受到教育。

另外，绘画对人的身心健康有很大影响。近几个世纪以来，无论是中国古代，还是西方现代，一些生理学家和心理学家都通过大量的实验发现：绘画对于调整人的心理状态，释放人的情绪有良好的效果，对于高血压、精神抑郁、焦虑狂躁等症状也有一定的疗效，习作和欣赏书画无疑使人精神愉快，调节了心理。

中国书画以其独特的表现形式和深厚的艺术内涵在世界的造型艺术中占有重要的地位。一直以来，绘画都是一项传统而高雅的艺术，流行于上层社会。随着时代的发展，绘画开始在全社会普及，成为人们生活中一种主要的娱乐休闲方式，只要喜欢，就可以“信手涂鸦”，抒发自己的感情与个性，表达自己的喜怒与哀乐。

04.垂钓中的健康智慧

柳宗元曾经有一首脍炙人口的诗，名字叫做《江雪》，“千山鸟飞绝，万径人踪灭。孤舟蓑笠翁，独钓寒江雪。”尤其是最后一句，更是千年传诵。我们不去追究诗中到底表达了怎样的情感和意境，只是说垂钓这件事，很早就被人们所喜爱。

在紧张工作之余，离开嘈杂的市区，来到幽静的旷野，平心静气地抛钩垂钓，一边呼吸着沁人心脾的新鲜空气，一边欣赏着青山绿水、蓝天白云的美好景色，还不时有鱼儿上钩，使人感到无比舒畅，优哉游哉。中医认为春季肝火偏盛，临河钓鱼可调节人的情绪，得以平肝潜阳，有益养生。

吕尚因其德高望重而又高寿被尊为“姜太公”，据史料记载，他活了97岁。后人总结他养生的秘诀是“动静结合，天人合一”，而这一秘诀集中体现在他的垂钓中，而姜太公的出名也是因为“钓鱼”。姜太公将钓鱼作为养生之术，几十年如一日，垂钓虽然无饵，但在一起一立、一提一抛、一动一静之间，全神贯注、屏气凝神，怡然自得。

在钓鱼中，姜太公不仅磨炼了自己的毅力和耐性，为自己日后“出山创业”打下了厚重的基础，还从中学到了豁达、宽容、仁和，并因此获得了健康长寿。这就是常年垂钓的好处，真是不容忽视。

随着现代社会的发展，现代医学总结出钓鱼的几大作用：

(1) 现代人工作节奏愈来愈快，人们经常面对着紧张的工作，常常处于紧张之中，所以经常感到疲劳，而且记忆力、创造力下降。而钓鱼要求脑、手、眼配合，静、意、动相助，它对提高人的视觉敏感和头脑反应的灵敏性都起到了积极作用，而且还能驱除杂念，舒缓神经，放松自己的神经。置身于悠闲的垂钓之中，种种杂念都会被抛到九霄云外，所以说钓鱼有益健康，是一种很好的自然疗法。

（2）垂钓能缓解心脾燥热。垂钓对高血压、神经衰弱、失眠、消化不良等患者有很好的疗效。钓鱼是耐心和信心的结合，钓鱼时全神贯注、凝神静气、严肃以待、安然自得地等着鱼儿上钩，因而钓鱼可以克服急躁轻浮的情绪，此外，垂钓还可以修炼性格，培养稳健机智的性格，养成稳重含蓄的人格。

（3）钓鱼有益修身养性，陶冶情操。垂钓兼有赏画的情趣、吟诗的飘逸、弈棋的睿智和游览的旷达，可以陶冶性情，享受情趣，具有修身养性的作用。

经常钓鱼有利于延年益寿，能促进身体健康。但钓鱼也要掌握一个火候，如果掌握不好，或对一些问题认识不到、处理不当，也会伤害身体。所以，在钓鱼时要注意如下的问题：

（1）注意身体安全

首先要注意卫生，抓鱼、装饵会把手弄脏，野餐或回家就餐之前必须彻底洗手。此外，脚打泡、跌伤、蚊叮虫咬、蛇蝎侵袭、溺水、渔钩刺伤等，都可能偶然发生。所以在出钓时，要准备一些酒精棉球、一块香皂、一条小毛巾，以便随时取用。只要把安全放在首位，同时掌握有关科学知识，上述问题都是不难解决的。

（2）防止过度疲劳

疲劳是运动的伴生现象。由于活动时间长，肌肉过度收缩，产生乳酸堆积，而导致腰酸腿痛，感到疲劳。过度疲劳会危及健康，诱发某些疾病，特别是心血管病，若不注意，将会产生严重后果。所以，钓鱼前要有充足的睡眠；带上高低软硬适宜的坐具；尽量减少体力消耗。

（3）防止霉菌感染

霉菌就是面饵由于存放时间过长而生出了的变色长毛。手常接触易患灰指甲（甲癣），再用被污染的手去抓食物，易患胃肠道霉菌病。

所以，一次制作面饵不要过多，勤配制，少贮存，以防霉变。一旦手被霉菌污染，就先用肥皂彻底洗净，再用酒精消毒。

另外，外出垂钓者还要一些常识问题，例如：水反射强光刺眼，易患雪盲症，戴上茶色或变色眼镜就能预防；长时间受太阳暴晒，易患日射病，带上一把伞问题就可以解决了；夏季炎热，易中暑，应多喝点儿清凉饮料，多吃一些瓜果，等等。

所以，要想尽情享受钓鱼的乐趣，就不要忽视一些细节，以防打搅了快乐的情绪和心情。外出垂钓，是一种很好的娱乐休闲活动，既能锻炼身体，有益于身体健康，又能磨练意志，培养健康的心态，是能让钓鱼者受益匪浅的户外休闲。

05.音乐中的健康生活

音乐在中国同样有着悠久的历史和崇高的地位。当年孔夫子就曾对上好的音乐称赞不绝，用“余音绕耳，三日不绝”来描绘音乐的动人和美妙。经过研究发现，唱歌是一种非常古老的休闲娱乐。在很早的时候人们就发现，大自然中很多声音能够带给人欢乐和喜悦，能够怡人天性，比如竹林声、松涛声、海浪声、流水声，还有各种虫鸣鸟叫声等，人类慢慢地领悟，经过不断的尝试，音乐也就应运而生了。

随着社会的发展和进步，音乐也在一步步地向前发展，曲调、节奏也有了更多种变化，再加上各种乐器的使用，最后就逐渐发展成为现在这个样子。美好的音乐，不但能给人们以精神上的享受，而且能促进健康长寿。

那么，音乐究竟是怎样促进人的健康呢?据史料记载，我国医学很早就利用音乐治疗多种疾病。我国历史上著名的文学家欧阳修就享有高寿，他在谈到音乐时说:“予尝有幽忧之疾，退而闭居，不能治也。既而学琴于友人孙道滋，受宫声数引，久则乐之，不知疾之在其体也。”其实早在汉朝时，刘向的《说苑》就记载:我国上古时有个叫苗父的人用音乐给人治病，“以管(乐器)为席……扶诸而来者，舆而来者，皆平复如故”。宋金时代著名医学家张子和在《儒门事亲·卷三》中也指出:“好药者，与之笙笛不辍。”意思是用笙笛一类乐器给人演奏，就是一种非常好的药。

《乐记》说:“乐者心之动。”就说明音乐与人的精神活动有着极为密切关系，精神作用影响内脏功能，所以，音乐对人体器官的机能活动亦有影响。

此外，现代医学研究表明，经常唱歌或者听音乐的人健康状况要比一般人好。美国的一位医学家曾经做过这样一次统计:在30多个已经去世的著名歌唱指挥家中，他们的平均年龄比美国男子的人均寿命要高，同时根据欧洲一些国家的调查发现，经常听音乐的人比不喜欢听音乐的人寿命要多出5到10年。不管从哪一方面来说，这都是一个非常惊人的数字。此外医学家还通过临床试验得到一个结论：音乐对放松身心、振作精神、诱导睡眠等有着很好的效果。所以，可以肯定地说，音乐对于人体健康有着非常显著的作用。具体作用有以下几点：

（1）陶冶情操，提高修养

音乐能够陶冶人的情操，提高人的修养。以前为了鼓励孩子们学琴，曾经有这么一句广告语："学琴的孩子不会变坏。"虽然这么说没有多少科学依据，但是音乐在人的生活中不仅仅是一种休闲，它更是感官上的享受。长时间沉浸在高雅的音乐中，不知不觉中就会受到影响，起到修养身心的效果。

（2）提高睡眠质量

在人失眠的时候听听轻松舒缓的音乐能够帮助入睡。因为，舒缓的音乐能够让人心情平静、心跳减缓，有助于提高人的睡眠质量。很多轻音乐都是很好的催眠曲，而哄宝宝入睡的摇篮曲正是在这基础上的发现。有些专家在调查中还发现，无论是哪个地方的摇篮曲，虽然民族、文化各有差异，但是节奏和韵律基本上都是一样的。

（3）音乐使人放松心情

现代人面临着太大的生活压力，心情常常处在紧张的状态。但是，音乐能放松人紧张的心情，使人们的压力在好听的音乐中得到缓解，心情变得愉快，从而更好地休息和睡眠，养精蓄锐准备接下来的工作，避免因为身体上的疲劳以及精神上的紧张而导致一些心理或者精神疾病的产生。如果心情抑郁，对着麦克风大吼上几声也能够宣泄一下心中的郁闷，这对于人身健康来说，都有积极的意义。

（4）音乐能延缓衰老

经过医学研究发现，音乐对人大脑的刺激是非常明显的，通过音乐能够活跃脑细胞，甚至延缓衰老。除此之外，长时间听音乐能够让人变得更加聪明，如果从婴儿时期就开始培养，效果会更加明显，现代家长也认识到了这一点，"胎教"的流行也是音乐这一功能的体现。

（5）音乐可以治疗心理疾病

对于心情压抑、情绪低落的人来说，轻快激昂的音乐也能够让他们重新看到生活和人生的希望，不再绝望颓废。音乐往往能够打开个性孤僻自闭者紧闭的心灵大门，使得他们开始与周围的人交流和沟通，释放自己。

（6）促进人体神经传导速率，平衡身心

长时间听音乐，尤其是古典音乐，能够促进人身心的适度发展，增强记忆力和注意力。

（7）音乐还是一种交流的方式

音乐其实也是一种语言，能够沟通彼此，在沉默之中，音乐的交流更能发挥其独特的优势。母亲对着咿哑学语的孩子轻轻哼着小曲，孩子的脸上总会乐开花;一些少数民族青年男女通过情歌对唱的方式表达对意中人的情意。

（8）音乐是感情的寄托

音乐中也有人们感情的寄托、思想的凝结。不管是流行歌曲还是民歌散调，也不管是乡村音乐还是城市摇滚，其中往往蕴含着一个时代的追求和思想，通过对音乐的了解，有助于人更深地了解一个时代的社会现实。

生活在继续，音乐也在继续，有人的地方就能听到动人心弦的音乐、婉转悠扬的歌声。在人的生命历程中，音乐是一个不可缺少的部分。如果想让自己活得轻松愉快，生活更有品位，那就在闲暇的时间里多听一些动人的音乐，在高雅的音乐中寻找自己的灵魂。

06.让风筝放飞自己的心情

清代诗人高鼎曾在《村居》一诗中写到:“草长莺飞二月天，拂堤杨柳醉春烟。儿童散学归来早，快趁东风放纸鸢。”诗人描绘了一幅很富有生活气息的画面，春风，阳光明媚，万物复苏，青草幽幽，河柳飘飘，一片生机勃勃的景象。一帮放学的孩子手拉着手，趁着风起的时候，放飞手中的风筝。在蓝天白云之间，扶摇直上的风筝各色各样，色彩斑斓，如同飞鸟，飘摇回旋，迎风飞舞。大家肯定知道，这首诗的主题就是放风筝。诗中“纸鸢”一词就是指风筝。

放风筝是民间广为流行的一项娱乐休闲活动，它起源于中国，至今已有数千年的历史，风筝也被称为人类最早的“飞行器”，可以说风筝这项发明也是中国人智慧的结晶。

据说在春秋战国时期，著名的建筑工匠鲁班就制造出了木鸢。木鸢飞上天空后，盘旋了很长时间，这也成为风筝的最早源头。后来，人们逐渐用更加轻巧的纸鸢代替了木鸢。那时候风筝大多用于军事方面，是传递消息或者测量高度的工具。到五代时期，人们在纸鸢上系着竹哨，放飞之后，风吹人造的竹哨，就像是风筝在鸣叫一样，因此纸鸢又被人称为“风筝”。到了宋代以后，放风筝就广为流传，逐渐成为一种民间常见的娱乐游戏，受到了人们的广泛欢迎。

一般来说，风筝的制作包括扎、糊、绘、放四个环节。其实，风筝的制作过程不难，用细竹扎成骨架，再用纸或绢糊好，系上长线就可以了。“扎”要求对称，左右吃风面积相当，这样可以保证风筝在空中的平衡;“糊”则要求全体平整，干净利落，不要有碍眼的枝枝蔓蔓;“绘”要做到近看真实，远观清楚，色彩鲜明;“放”要依据风力调整提线角度。

风筝的分类有很多钟，但风筝的种类通常分为“软翅”和“硬膀”两类，所谓“软翅”风筝的翅膀柔软，飞不高，但能飞得远;“硬膀”就是指风筝的翅膀坚硬，吃风大，能够飞得高。在式样上，传统的风筝多以虫、鱼、鸟、兽为样本，不过随着社会的发展，近代又创造出更多的风筝新样式，为喜欢放风筝的人提供了多种选择。

放风筝作为一项传统的娱乐休闲活动，对身体有很多好处，具体益处有以下几项:

（1）够愉悦心情，增加生活情趣

正如《村居》这首诗中描绘的那样，在空旷的郊外，空气清新，田野上到处都是鲜花绿草，跟大自然来一次近距离的亲密接触，定会让人的心情开朗、轻松。当风筝起飞时，注意力需要高度集中，很容易消除人的内心杂念。看着风筝在天空上下飞舞、左右摇摆，做出各种有趣的动作，生活中的烦闷、工作上的压力都会随着放飞风筝遗忘。

（2）益智健脑

放风筝不仅需要一点技术，更需要开动脑筋，因为各种类型的风筝所需要的技巧都不一样，如果仅仅是把风筝放上天，那并不特别有趣，而把那些造型各异的风筝放出特色来，才是一种功夫。例如，根据风小风大，很好地把握风筝的平衡;人物类的风筝怎么样才可以让它在天上做出各种动作，一些动物风筝怎么样让它活灵活现等等。可谓是“牵一发而动全身”，手脑之间如何配合协调，做到动静有致，这都是对大脑的一种考验。

古人认为放风筝的诀窍应该是:一线相连，放中有牵。没有放的时候如同卧槽之马，一动也不动;放飞之后如同骏马奔腾，人拉着的风筝线就如同马缰绳，两眼看着天空，并且留意脚下的道路，随着风筝的飘移而前后左右奔走，拉放自如。而现代人放风筝，讲究会更多，更动静结合、高低变幻，再辅以色彩声音，就更需要动脑筋了，不动脑筋的人恐怕都放不起来。

（3）强身健体

宋代李石在《续博物志》一书中说，放风筝“张口而视，可泄内热”。清代富察敦崇也在《燕京岁时记》中记载:“儿童放之(风筝)空中，最能清目。”这并非虚言，故意夸大之词。

春天是放风筝的最好时期，因为冬天长期呆在室内，气血瘀积，内热增加，容易引起疾病。在万物复苏、春暖花开的季节，去郊外或者空旷的地方放风筝，不但能够欣赏到大自然的秀丽风光，更可以尽情呼吸清新的空气。再加上放风筝需要来回奔跑，故能舒筋活骨，促进人体的新陈代谢和血液循环，起到祛病健身的效果。

另外，放风筝的时候，由于风筝的姿态不一，就需要人们两眼望天，所以放风筝也可以消除眼疲劳，调节和改善视力。在近几年，国外一些医学研究机构在临床中发现，放风筝对于治疗精神抑郁、神经衰弱、视力减退等病症，有意想不到的效果。

放风筝不仅只是民间的一种休闲活动，而是逐渐变成人们追赶的一种时尚，近几年很多地方都举行了大型的放风筝活动。这种娱乐不仅在中国大地上广泛流行，而且开始走向世界各地。在欧美国家以及东南亚地区，放风筝已经是人们日常生活中常见的娱乐活动之一了。归根结底，还是因为放风筝能给人们带来意想不到的益处，所以，这项活动才会漂洋过海，广泛流传。

07.在电影中享受浓缩的生活

电影从被创造出来的时候起，就当之无愧地成为了人们生活中不可或缺的一部分。有人说:这个世界自从有了光，然后就有了影，更有人认为电影就是光与影的完美结合。作为社会进步，现代科学技术和人类文明的结晶，电影充分体现了人类的智慧和创造力。

1895年12月28日，电影诞生了。并在很短的时间内，在法国巴黎卡普辛路14号“大咖啡馆”的地下室里，世界上的首场电影公映了，播放电影的是两个法国人，路易·卢米埃尔和奥古斯都·卢米埃尔兄弟。当时最早出现的电影还没有声音，通常被称为是“哑巴电影”。

直到1927年10月6日，华纳兄弟影片公司才推出了世界电影史上第一部有声歌舞影片《爵士歌手》。而在1928年7月，电影史上第一部全部有声片《纽约之光》，才真正标志着有声电影时代的到来。1935年，世界第一部真正的彩色电影《虚荣城市》公映。电影以人们难以想象的速度发展着。

直到现在，电影进入了数字化时代。电影的发展始终与科技分不开，从无声到有声、由黑白到彩色、从单声到立体声、从实物拍摄到电脑特效，电影既是对人类想象力和技术的挑战，又是商业和艺术的融合。伴随着社会的发展，电影在人们生活中的作用越来越重要，已经成为了当今社会的一个缩影。

电影从题材来说可分为很多种，战争片、警匪片、武侠动作片、恐怖惊悸片、都市爱情片、卡通动画片、喜剧搞笑片等等，既能让人在刀光剑影中看到忠肝义胆，也能让人在阴险狠毒中认识尔虞我诈;既能悬念起伏让人欲罢不能，也能搞笑逗乐让人开怀大笑。总之，电影带给人很多收获、很多快乐、很多享受。

曾经有一个导演认为电影是生活中最重要的艺术，也许这个观点并不会得到所有人的赞同，但是看看现代电影对于人们生活的影响，就不难发现，电影已经不知不觉成了人们生活中的一部分。电影不管是作为一种艺术，还是一种很好的休闲娱乐方式，电影的魅力始终深深地吸引着现代人的眼球和兴趣，让人无法抗拒。想想看，一部剧情跌宕起伏、感情细腻真实、有内涵的电影能给人带来多少感官和心灵上的享受。

电影也是一种重要的传播媒介，通过电影，能够更直观地了解一些不知道的东西，比如一个民族的风俗习惯、一个国家的地理风貌。阅读能够给人留下一些想象的空间，而电影则能让人有明确的感官冲击。另外，通过看电影，还能认识到已经远去的时代。电影虽然是一种虚构而成的艺术，但是其本身却还是来源于生活。例如，想回顾四五十年代的旧上海，除了史料、文学作品之外，可以去看看表现那个时代的电影，更为直观、更为便捷。

欣赏一部好的电影，其实就是对灵魂的一次洗礼、对心灵的一次净化。在电影中，正义与邪恶、美丽与丑陋等都被表现得淋漓尽致，让人忘记了对现实的不满，不由自主地为主人公唏嘘叹息、加油鼓劲，与电影中主人公同呼吸、共命运。其实这个被感动的过程就是一种对美好生活的向往、一种对心灵的升华。

电影的作用还远不止一些人了解的那样。现在欧美的心理学界兴起了一种新的心理疾病辅助疗法——电影疗法。电影疗法是英国心理医生贝尔尼·弗德尔经过十几年的临床实践发明的，并且在2003年英国心理及精神病领域的权威机构——英国皇家精神病学院给予正式认可，在该学院的大力倡议下，电影疗法被推向整个英国，后又被欧洲其他国家及美国的心理学界认可。相关报道表明，电影疗法已被美国主流社会广泛接受和应用。

所谓“戏如人生”，电影大都来源于真实的现实生活，所以每个人都可以在某部电影中找到自己的影子，获得认同感、满足感，与影片产生共鸣，这也是电影疗法的关键所在。假日休闲，一家人选择去电影院看一部好看的电影，既是一种快乐的消遣，又是感官上的享受；既是一种娱乐休闲的方式，又是增进感情的一剂良药。

电影填补了生活中的空缺和遗憾，有时间的时候看看电影，看看好电影，总会给生活带来不一样的情趣和特别的感受。电影往往能够起到慰藉心灵、释放压抑、郁闷等不良情绪的作用，满足了人们的精神需求，娱乐了乏味的业余生活，提高了我们的审美观，让生活更加有滋味。电影就像是一本书，有时会改变一个人的命运，有时会拯救一个人的心灵。

08.常养花草，怡心养性

当我们还是孩子的时候，就已经学习过老舍先生的一篇美文《养花》。老舍先生在文章中详细的介绍了养花的过程，兴致勃勃地描述了养花的乐趣和收获。长久以来，美艳动人的花就被人们视为吉祥、幸福、友谊、亲情的象征，有些还被赋予了人的性格，如亭亭玉立、出淤泥而不染的莲花，不畏严寒、迎风怒放的梅花。

在中国古代，赏花、养花是一种高雅的志趣，受到文人雅士的青睐，成为上层社会中人的时尚和风气。到了现代，养花种草已是比较常见的事情，很多人热衷于养花，视花草为情感寄托。在家中种植一些花花草草，既能美化居室，又能赏心悦目，还能净化空气，可谓一举三得。

人们常说:“水是生命之源，绿是生命之本”，案头放上一丛苍郁葱茏的文竹，书房立即呈现几分清雅文静;在窗前摆放一盆芳香的月季，室内顿时生机盎然;兰花芳香浓郁，摆在室内，让人心旷神怡;就算是扮相不佳的仙人掌，在其浑身是刺的背后也蕴含着一丝绿意。

随着社会的发展，工业文明的到来，城市中工厂林立，高层建筑比比皆是。虽然我国人均绿地覆盖面积较低，但个人家庭中的绿化却做得有声有色。走在普通道路上，常常能看见阳台上的花儿，它们像禁不住外面世界的诱惑似的，探出半个身躯，在微风的吹拂下，轻轻摇动，正像是一句古诗说的:满园春色关不住。

养花是一种很好的休闲方式。闲暇时候，在庭院或者阳台上种植一些花草，既能打发空闲时间，还可以增添生活情趣，调剂人们的精神生活。在满是现代家用电器的房间里，摆上几盆花草，能让室内显得生机勃勃，在赏心悦目之余，心情也会舒畅很多。

其实，花草和人们的健康有着非常紧密的联系。在居室中养花，对于净化室内空气有一定的好处。室内环境含有众多的有害物质，如甲烷、氨、氡、甲醛、苯以及一些放射性元素等等，而一些植物恰恰可以吸收这些有害元素，让居室环境得到改善。例如，芦荟、吊兰可以清除甲醛；柑桔、吊兰等植物可以消灭空气中的细菌和微生物；含烟草、鸡冠花等植物可以吸收铀等放射性元素；芦荟、常青藤、蔷薇、万年青等植物对于清除室内的苯、硫化氢等有很好的效果。此外，吊兰能够很好地吸收二氧化碳，仙人掌和仙人球等植物在夜间很少排出二氧化碳，而绿萝等叶大的植物可以将空气湿度维持在一个极佳状态。

这都非常有益于人们的身体健康。但是，尽管养花有很多好处，但是却不能在卧室中随便养花，养花也要谨慎。这是因为，白天植物在进行光合作用的时候，放出氧气吸收二氧化碳；而晚上则恰恰相反，吸收的是氧气，放出的却是二氧化碳。如果不注意的话，很可能会因人体缺氧或吸入过量二氧化碳给健康造成危害。

因此，对于喜爱养花的人来说，在庭院和阳台养花不用太多顾忌，但是在卧室中一定要注意，尤其是夜间，最好少放花草或者不放，因为花的香味有时候也能危害身体。

种花、养花都要有一定的选择性。不能只为了美观和装点，忽视自己的健康，这就适得其反、事与愿违了。因为有些花草很容易给人体健康带来隐患，还是不种为好。

但是，并不是说花草就只有上面的“副作用”，毕竟花草的作用还是“益大于弊”的。养花种草对于不太喜欢外出的人来说，实在是一种非常好的休闲方式，闲暇无事，养花作乐，悠闲自在而乐在其中，赏心悦目中有着几分高雅，让人心旷神怡还不乏情趣。

花草的美丽能给人美的享受，使人心情愉快。看到花草长得生机勃勃，鲜艳可爱，会让人放下暂时的紧张情绪，心情舒畅，能增加对生活的热爱和信心。另外，花草也常常成为人们精神、情怀的寄托，可以陶冶情操，怡人心性，如屈原爱兰，陶渊明喜菊，林逋以梅为妻，周敦颐特爱莲花，这都是以花的品德自喻自勉，从中得到感情上的补偿和升华。

09. 注意电视里的"娱乐"

在上个世纪，人类迎来了知识"大爆炸"的时代，出现了很多伟大的发明，电视就是其中之一。电视是最重要的传播文化、信息的工具。电视节目富于教育性和娱乐性，也是知识的源泉。坐在家里就可知道国家和世界大事，正是"秀才不出门，尽知天下事"。

电视，是以电子技术为传播手段，以声画造型为传播方式，运用艺术的审美思维把握和表现客观世界，通过塑造鲜明的屏幕形象，形成以情感人的屏幕艺术形态。自其产生以来，就受到了人们的广泛欢迎。

电视从其产生到发展，不到100年的时间，而世界上第一个提出"电视"这一名称的是法国人塞列克。1926年，英国人贝尔德在伦敦公开展示了他发明的机械扫描电视，并于1928年进行了伦敦和纽约之间的电视收发试验。同年。法国斯堪经克塔狄的一家电视台，进行了第一次电视发射。1936年，伦敦建立了电视台，开始电视转播，这个时期是电视发展的最初阶段。当时的电视显得粗大、笨重、昂贵，并且只能播放无声静止的图像，没有受到人们的广泛关注。但是，经过短暂的发展，电视从一个默默无闻的小角色发展成为全世界最广泛、影响最大、最具有覆盖面的传播工具。

第二次世界大战摧毁了世界很多美好的事物，同样也阻止了电视的发展。直到1954年，世界上第一台彩色电视在美国研制成功，很快吸引了众多的普通居民。这个时侯，电视的黄金时代才终于到来，顿时风靡美国，成为了一种时尚。随着科技的发展，电视的发展越来越快，在80年代实现了多路电视传播和卫星传播，这使得电视节目开始实现全球化，全世界人民能在同一时刻看到同一档节目，比如观看世界杯足球比赛。至此，电视又走进了有一个崭新的时代。

到了今天，电视和电影结合起来，更显示了强大的力量。通过电视可以了解天下资讯，观赏精彩影视，收看社会动态新闻，知道天气变化。看电视可算是业余生活中花费时间比较多的一项活动。一份调查显示，在电视事业发达的国家，每个人一天看电视的时间至少为3小时，仅次于工作、休息和学习。对于大部分人来说，收看电视节目就跟吃饭睡觉一样，是日常生活中不可分割的一部分。

作为人们闲暇之中一种主要的休闲方式，电视在生活中的作用是不可代替的。

（1）丰富人的生活

一些精彩的电视节目会给人带来无限的欢乐，给平淡的生活和工作之余带来无穷的趣味，搞笑的卡通片、煽情的感情剧、热火朝天的打斗动作片总是能给人的生活带来很多开心和满足。

（2）增加知识，拓展见闻

电视节目，千姿百态，五花八门，收看电视节目是一个学习知识增长见闻的过程。例如，想了解世界新闻、中东局势，就看看世间百态;想看看影艺明星的表演，就看娱乐最新报道;想了解大洋洲的袋鼠、非洲的蝎子，那么就看看动物世界;想看看当前的流行服饰、衣着打扮，就看看时装广场;想要看看体育赛事、五大联赛或者NBA，那就打开体育频道。总之，电视会带给你最新的消息、最吸人眼球的画面、最前卫的动态和表演。

（3）增进家人的感情

对于现代人来说，一家人很少有时间专门去谈心、交流、沟通，看电视的时候就是一个很好的机会，也是一个很好的渠道。和家人一起看电视，可以一起讨论、一起品味，可以全家人一起哈哈大笑，其实就这就是一个交流沟通的过程，是增进家人感情的过程。

（4）电视还是一个教育平台、一种学习工具

电视更具直观性、便捷性、趣味性和娱乐性，所以形象的电视节目更能吸引孩子的注意力。电视的动感本身容易感知、记忆，可以提高孩子的兴趣。有人说："一张画胜过千言万语。"而一幅具有动感特色的电视画面，对语言发展尚不完善的幼儿来说，其教育意义和价值更大。并且，电视还能提高孩子的思维能力、激发他们的想象力。当然，电视教育和学习的作用，不光是对孩子，就是对成年人也非常有益处。

看电视现在已成为许多人生活中必不可少的内容，但是，过犹不及，有的人一看就是几个小时，又不爱活动。结果弄得头晕脑涨，疲乏无力，医学界称为“电视病”，例如，斑疹、电视兴奋症、电视孤独症等等。据科学家研究发现，很多隐性疾病的源头跟电视、电脑等人造光的刺激和辐射有关。此外，过多地看电视对于人的视力以及皮肤都有不利影响，所以，看电视过多不利于人的身体健康。

适当地看看电视确实能给人带来很多好处，也是一种上佳的休闲娱乐方式，然而过度看电视却并不是一件好事。所以看电视应该要有节制。把握好了这个度，就能充分享受电视的魅力和乐趣，不但能给自己的生活增添欢声笑语，还能在潜移默化中学到很多知识，可谓“一举两得”。

第九章
生活环境——远离尘嚣，珍惜生活每一天

“相看两不厌，只有敬亭山”。诗中的意象是人与景的浑然一体，水乳交融。这是一种境界，是人与外界环境相互交流的境界。现在生活，环境的好坏和个人的健康生活紧密相连，是健康生活因素不可或缺的一个重要方面，如环境污染、厨房卫生、家电摆放、卧室布置等方方面面，都在潜移默化地影响着你的生活。稍加用心，你的生活将变得更加舒适和健康。

01. 创造健康的居住环境

衣、食、住、行是人们生活中的最基本要素，而住房问题更是现代人生活的重中之重，或许现在最让人犯愁的就是住房问题了，甚至有的人奋斗一生就是为了能够买上一套房，安安心心地住下，但是大都只能享受自己的晚年了。只因为是经过自己奋斗一生得来的回报，所以，选择住房的环境也就显得尤为重要。

以前人们在选择住房的时候，最看重就是交通是否便利的问题。随着生活水平的提高和物质条件的改善，更有品位、更健康就成为了现代人们生活所关注的焦点，而首当其冲的就是健康的居住环境。在人们越来越重视生活质量的今天，环境是人类生存的空间，想要拥有健康的生活，居住环境的好坏是一个不得不考虑的问题。营造一个健康、舒服的居室，为自己和家人打造一个健康的港湾，对于每个人来说都具有非凡的意义。

既然家对于个人有着重大的意义，那么如何去营造一个健康舒适的居室环境呢?世界卫生组织认为，所谓的“健康住宅”是指能够使居住者在身体上、精神上都处于良好状态的住宅。世界卫生组织关于健康居室的标准给人们提供了下面的具体标准：

（1）住宅具有足够抵抗自然灾害的能力；

（2）在厨房灶具或吸烟处要设局部排气设备；

（3）具有足够的人均建筑面积，并确保私密性；

（4）室内的湿度全年保持在40%至70%之间；

（5）住宅要便于护理老龄者和残疾人；

（6）因建筑材料中含有可挥发的有害物质，应该有所预防；

（7）一天的日照确保在3小时以上；

（8）会引起过敏症的化学物质的浓度低，尽可能不使用易挥发化学物质的胶合板、墙体装修材料等；

(9) 设有性能良好的换气设备，能将室内污染物质排至室外，特别是对高气密性、高隔热性的居室来说，必须采用具有风管的中央换气系统，进行定时换气；

（10）悬浮粉尘浓度要低于 0.15mg / 平方米；

（11）起居室、卧室、厨房、厕所、走廊、浴室等要全年保持在一个适宜的温度，最好在 17 至 27 摄氏度之间；

（12）二氧化碳要低于 1000PPM；

（13）噪声要小于 50 分贝；

（14）设有足够亮度的照明设备。

随着社会的发展，人们考虑住房环境的最高境界是“天人合一”，认为一个健康舒服的生活环境，必然是人和环境的整体协调，而不再停留在居室的大小、双气三线(电话线、有线电视、宽带）等这些问题上。因此，在选择居住环境时要综合考虑，例如，建筑设计、交通要求、地质、水流、通风和采光这些条件，尤其是健康的居住环境成了人们选择住房的重要依据。

人们为什么要买房?当然是为了改善居住条件，提高生活质量，生活得更舒服，而一个好的环境带给人们的恰恰就能满足人们买房的目的。所以，现在的城市居民认为“买房子就是买环境”。虽然这句话有些夸大，可是针对当前社会居民的生活状况，其实很有其内在的道理。

因为，好的居住环境能让人们住得舒服，让人们心情舒畅，生活得健康。当然，世界卫生组织列出的条件不可能都会满足，但是，一般而言，选择一个好的居住环境应该从以下几个方面去考虑：

（1）先看污染情况

空气、水流、噪声、固体废弃物等污染自然是越少越好。居住的周围环境不应该存在污染源，同时还要关注风向，必须远离垃圾场、城市污染源的下风口。另外，居住环境距离工厂、马路、酒楼、商场这些噪音大、人流多的地方要远。

（2）看绿化面积

众所周知，绿化面积的大小非常的重要，不管是树木还是草坪绿地，可以通过光合作用吸收二氧化碳，释放氧气，起到净化空气的作用。经常呼吸清新的空气有利于健康，让人感到舒适。值得注意的一点是：根据园林专家的测算，植树和草坪的投资比例为1:8，而产生的生态效益比高达30:1，所以，不要追求短期效果大肆种植草坪，而漠视种植树木，住户应该重视这点。

（3）看建筑密度和容积率

所谓容积率，是指一个小区的总建筑面积与用地面积的比率。对于住户来说，容积率直接涉及到居住的舒适度。绿化率较高，容积率较低，建筑密度一般也较低；而建筑密度就是指建筑覆盖率，即项目用地范围内所有基底面积之和与规划建设用地面积之比。容积率和建筑密度高，就说明人口相对密集、空间相对拥堵，环境承受的压力就相对比较大，容易造成疾病的感染和传播，不利于身体健康。

（4）看楼房间距

间距也就是每两栋楼房之间的距离大小。根据相关规定，合理的楼房间距是：南北朝向排列的楼房间距，应是楼距是楼高的0.7倍；若东西方向应是0.5倍。例如，如前排房屋的高度为20米，那么后排房屋距离前排房屋要有14米才符合要求。楼房之间的距离越大，采光就越容易，空气流通的也就越快，居户感觉越舒服；建筑物的距离过近，很容易造成人心理上的压抑，不利于身体健康。

（5）看附近是否有湖泊、公园等场所

离居室不远的地方有这样一个适宜休闲娱乐的公共环境，是大有裨益的。如果没有，那至少也应该有一个可以休闲运动的地方，使得附近居民能够有一个可以休闲娱乐、交流沟通的场所。

当然，一个好的居室环境除了上述要求，在保持居室健康的同时，还要照顾个人喜好。另外，要想拥有一个健康的居住环境，还要依靠个人和集体的创造和保持，需要全体居民的共同努力。健康的生活离不开良好的居住环境，健康的居住环境有益于人们的身心健康。总而言之，居室环境要以健康舒适为主，再结合个人的实际情况进行合理的安排，使自己的生活更加快乐、舒服、健康。

02.给自己一个健康的休息环境

人一生之中花费时间最多的一件事情是什么?或许很多人不会选择是睡觉，但是，经过专家长期的调查研究表明，从人的呱呱坠地，再到人的暮年来临，睡觉才是一个人的“头等大事”!很多人觉得不可思议，更不愿意相信，因为他们觉得自己每天至少工作十多个小时，睡觉也才短短的几个小时，但这是不争的事实。

所以，卧室对于一个人来说是非常重要的，因为你生命中大部分的时间都是在睡觉中度过的。只有给自己创造一个健康的休息环境，即卧室环境，才能有效地恢复体能和精力去进行接下来的工作，休息好了才能让人心情舒畅，精神愉快，才会更加健康。那么如何把卧室布置得安心舒服，睡得踏实，休息得充分，这将是你能否健康生活的关键所在。

既然卧室是用来休息的地方，安静自然是第一要求，没有了打扰，也没有了噪音，才能踏踏实实地睡觉，所以选择卧室时，要以远离噪音为好。为了保持安静，卧室的门窗应该选用隔音效果比较好的，从而达到一个理想的睡眠环境。除了安静之外，卧室的布置还要显得舒适。从空气是否清新、床垫的软硬程度、床位的朝向，到被褥是否松软等范围考虑，尽可能按照自己的生活习惯选择一个让自己感觉舒适的睡眠环境，从而能够休息好，睡得香甜，才会有益于身心健康。

卧室的光线也是一个必须考虑的因素，光线过暗则显得有些阴沉，很可能让人产生压抑的感觉;光线过强虽然可以使用窗帘遮挡，但是难免会影响睡眠质量。所以不明不暗，光线适中柔和，才比较适合睡眠。除了要考虑室外太阳光线之外，室内灯光的强弱也不容忽视，选择柔和不刺眼的灯光对于尽快入睡有极大的好处。因为人体的身体器官机能和光线是有直接关系的。

另外，舒适的卧室还要考虑色彩的问题，例如，浅绿、淡蓝等淡雅、自然、清新的颜色能使人心情愉悦，过于鲜艳的色彩并不太适合卧室的搭配，也不利于快速进入睡眠。如果是出于喜庆的目的，比如结婚用的新房，则属于例外情形。对于有失眠症状的人，不妨采用红黑两种色调搭配的方式，这样有助于入睡，而睡眠易醒的人切忌选用鲜艳刺激的色彩，否则很可能导致睡眠不足，影响身体健康。

当然每个人有每个人的生活习惯，老人、孩子、病人和孕妇对于睡眠环境都有不同的要求。但是，卧室的总体环境要求是安静、舒服、光线柔和适中、色彩自然淡雅、温度湿度适宜，宗旨就是为了能够休息得更好。就大体而言，上述要求如果能够充分满足的话，一个好的睡眠环境也就形成了，而充分休息就是一个人健康的有力保障。

但是，卧室的布置也是讲求一定科学的，例如，有些人为了使卧室的空气更好，或者是出于装饰的目的，喜欢在卧室中摆放一些花草。当然，有些植物不但能够吸收居室环境中的有害物质，还能够散发出一些清香，可以有效地提高睡眠质量，确实给人的身体带来好处。但是有些花草不但不能起到好的作用，反而会在不经意间成为身体健康的“隐患”，病痛上身还稀里糊涂，直到了解了病根才如梦初醒。因此，一些植物不要摆放在家中，尤其是卧室，否则会影响到睡眠质量，严重的会危害到健康。下面就是几种不宜放在卧室的花草：

（1）月香、夜来香、紫荆花

月季和夜来香，对于患有哮喘和心血管疾病的人往往有很大危害。另外，紫荆花的花粉会引发人的哮喘，并导致人的咳嗽加重。

（2）松柏、绣球、水仙花

有些花卉会引起皮肤过敏，对人身体产生不良反应，比如绣球花和松柏，以及水仙花的叶和花，这些花草会散发出一些气味或者粉尘，导致人的皮肤红肿、痒痛难忍，另外有些人可能对于某些花草过敏，这就需要自己特别注意。

（3）夹竹桃、郁金香、含羞草、黄花杜鹃

这些花草中往往含有毒素，如果接触过多，很可能对人的身体健康有损害。夹竹桃的枝叶根中蕴含着乳白色的夹竹桃苷，这是一种强烈的毒素，接触过多很可能导致人的死亡；而黄花杜鹃的花朵有毒，人误食之后会中毒甚至休克；含羞草碱是一种毒性很强的有机物质，人体如果接触过多，很可能导致头发脱落；郁金香花朵里边也有一种毒碱，同样会使人头发脱落。

（4）兰花、百合

百合花，好看而芬芳的百合所产生的香气能够刺激人的中枢神经，从而导致人过度兴奋而无法入睡；而兰花也属于同一种类型，被称为“花中君子”的兰花，是居民们特别喜爱的一种花草，美观大方、清香宜人，经常能够在居民家中见到，但是兰花摆放在家里观赏自然不错，如果放进卧室，很可能会起到坏的效果。因为兰花会挥发出迷人的香气，而这种香气很可能会令人过度兴奋而引起失眠。因此这类花最好不要放在卧室，放在客厅和书房都是不错的选择。

当然，也不是所有的花放在卧室里都有碍身体健康，例如，卧室里边摆放仙人掌和仙人球，不但能够呼出氧气，还能湿润空气，而吊兰与之相比也毫不逊色，不仅能够清除甲醛，消灭细菌和微生物，净化室内空气，还能释放氧气，吸收二氧化碳，这些植物都是摆放在卧室中植物的首选。

只要按照科学、合理的步骤来布置卧室，摆放花草，就一定能够营造出一个温馨、惬意的舒适居室来，这也能让身处其中的人延年益寿。总之，一个人的卧室是休息的场所，用不着多么豪华漂亮，但是必须安静舒适，能够给人们提供一个理想的休息和睡眠环境，这样有益于自己的身心健康。

03.远离居室环境污染

随着生活水平的不断提高和居住条件的改善，人们也在不断地改善着自己的居室环境。但是，尽管人们的居住环境在不断改善，可是很多人回到家里以后往往感觉胸闷气短、眼睛劳累、身体疲惫，相反，一走出家门，就会让人顿时神清气爽、心旷神怡。这是整天工作过度的原因，还是家里太“闷”的原因呢?

其实，这主要的原因就是居室环境的污染引起的。据室内环境监测的专家介绍，几年前国家卫生环保部门曾经联合建设部门进行过一次室内环境抽样调查，调查结果显示：用于家庭装饰的材料中，能造成室内环境污染的材料占三分之二以上，这些装饰材料会挥发出几百种有机化合物，如甲醛、三氯乙烯、二甲苯等，这些有机化合物在居室环境中长期存在，将会引发人体呼吸道、消化道、神经内科、视力、高血压方面的多种疾病，严重威胁着人体健康。家具材料中同样含有比例不等的甲醛、苯、甲苯、乙醇等有机化合物，随时都可能挥发出来，是影响人体健康的不定时炸弹。

除了装饰材料和家具之外，建筑物自身的污染也不可小视。建筑施工过程中，为了更好地完成工程，往往会使用一些化学品，这些化学品也会污染环境，比如石料、地砖、瓷砖等建筑材料中含有一些放射性物质，如无色无味的天然放射性气体氡。氡的危害很大，在室内的浓度达到一定比例时，能导致死亡;冬季施工使用的防冻剂，防冻剂中也有一种有毒气体氨，它能导致人体健康受损。

原来，正是这些改善居住条件的举措直接造成了室内环境的严重污染，给人们的身体健康带来了极大的危害，这应该是人们始料不及的。与此同时，专家经过调查研究还发现，建筑装修材料并非是室内污染的唯一来源，室外污染物、人的活动也是导致居室环境污染的主要来源。

室外污染相对于室内污染来说，影响较小。生态环境的破坏和严重的大气污染直接影响到我们每一个人，会给人的身体带来危害，所以，也不可忽视。

人的活动也是形成居室空气污染的一个重要因素。例如，香烟对居住环境的污染以及人体健康都有非常大的危害。每个人都知道吸烟有害健康，可闲暇时“吞云吐雾”也是很多人的一种嗜好，而在居室中，由于空气流通不畅，香烟产生的烟雾往往很难散开，其危害性就更大;再如做饭，饭不能不吃，但是要做饭自然会产生油烟，油烟中的成分十分复杂，而对于人体来说其中的有些成分往往具有很大的危害性。此外，人在家中会经常活动，于是呼吸道、皮肤和汗腺都会排出一些污染物，而清洁剂、消毒剂、空气清新剂的使用也会带来污染，加上居室之中相对闭塞，空气流动缓慢，时间久了，细菌病毒自然会越来越多。

但是具体而言，就居室污染的原因来看，可以分为以下几种:

(1) 屋内细菌病毒

这类污染通常是环境卫生清理不彻底造成的，比如空调、冰箱、洗衣机在使用时没有进行彻底的清洗消毒，地毯、毛绒玩具和被褥长期处于阴暗的环境下不及时清洗和消毒等。细菌、真菌等物质往往产生于冷气或通风系统的隔尘网和管道系统积尘，很容易导致咳嗽、打喷嚏和精神不振，还有的能引发皮肤过敏和哮喘等疾病。

(2) 电器的辐射、噪声污染等

家庭电器的辐射、噪声和光污染很容易让人心烦气躁，休息不好，视力下降，为健康的生活埋下隐患。例如，有关卫生专家经过研究得出这样一个结论:形成近视的主要原因不只是用眼习惯，而是视觉环境引起的，换句话说，就是一个人在阴暗的环境下姿势规整地看书比一个人在明亮的光线下躺着看书更容易造成近视。这就从侧面反映出合适的光线对一个人健康生活的重要性。

(3) 居室空气污染

它主要来自装修、家具、厨房的油烟、香烟烟雾以及化学物品的使用等等，这些空气污染物，如甲苯、二甲苯、甲醛等危害巨大，对人的身体健康尤其是呼吸系统方面有很大的影响。来自于建筑材料的苯、甲醛等化合物因为释放缓慢，不容易为人察觉，所以常常被人忽视。香烟含有可以致癌的尼古丁，其危害性众所周知，所以人们往往在抽烟过后还会打开门窗使空气流通，把危害降低一些。

长期接触苯则会引起慢性中毒，出现头晕、头痛、乏力、失眠、记忆力减退等症状，严重时可导致再生障碍性贫血。而如果甲醛浓度超标，会对眼和呼吸道黏膜产生刺激作用，往往出现眼痒、眼干、打喷嚏、咽喉干燥、流鼻涕等症状，同时加重原有呼吸系统疾病，如果长期接触一定浓度的甲醛会对心、脑、肾等重要器官有损伤作用。而且这些有害物质能够长时间存留于居室，也在无形之中加剧了居室空气的污染程度，所以，针对这些污染源头，并非几次通风换气就能解决得了的。

虽然居室污染对人的身体健康危害很大，但是，居室污染达到高浓度的时候很少。环境监测专家认为，一般情况下，而且通过一些方法能够预防和控制，就正常情况来说，只要做到以下几点，居室环境就可以减少污染，减少对人体健康的危害。

(1) 要选择一个比较正规的家装公司进行家庭装修，而且要在装修材料上把好关，不能使用有污染的装修材料，购买家具的时候也要选择安全可靠环保型的产品。

(2) 装修好的新房最好先空置一段时间，并且用烧过的醋进行杀菌消毒，住进去以后在家中摆放一些植物，如吊兰，并且刚住进的时候尽可能少待在家中。

(3) 最经济有效的措施就是自然通风。如果每天在空气清新的时候开启门窗，多多通风换气，自然有利于空气的净化，能减轻居室污染。

另外，要选择适用有效的室内空气净化设施，可根据厨房、居室、卫生间的不同污染物选用具有不同功能的空气净化装置，如排油烟机、空气净化器、臭氧消毒器等。

(4) 少在室内吸烟，上面已经说过吸烟对居室环境的污染以及对人体的危害，所以减少或不吸烟是保持环境新鲜、干净的重要的措施。

(5) 不用臭氧杀毒

有人认为臭氧能够杀菌灭毒，那么作为空气净化装置也是十分恰当的选择，其实不然。臭氧确实能够杀菌灭毒，但是它对人体有害也是医学上的定论，因此这种方法很不可取。

通过这些简单易行的方法，再加上良好的保健意识，居室污染便能够得到控制。虽然这些方法不是万能的，但是可以把居室污染降到最小化，也只有注意到这些居室环境中的细节和措施，才能有效地防止污染对人体的危害，保护身体健康和生活健康。

04.健康生活从“卫生”开始

随着社会的进步和发展，当身体健康和生活环境紧紧地联系在一起的时候，人们也不再单单重视厨房与人们健康的关系，另外一个不能忽略的健康细节也被重视起来，那就是居室内的卫生间，如果不加注意，也有可能给人们的身体带来大麻烦。

麻雀虽小，五脏俱全。不管是什么样的居室，卫生间都是不可缺少的。作为居室环境的一部分，卫生间的卫生环境更应该引起人们的高度重视。现在，大多数人家的卫生间是浴室与厕所合用，或将它变成了储藏室，洗衣机、杂物等都堆放其中，使本来就狭小的卫生间变得更加拥挤，这样对健康的危险也就越大。

卫生间的空间一般都不是很大，但作为人们排泄大小便和清洁洗浴的地方，它更容易产生污染，人体排泄物、洗涤后的脏水、清洁消毒的化学品、洗浴后的蒸气，再加上相对密闭的环境、较高的气温、较大的湿度、狭小的空间，往往使卫生间细菌繁衍、空气污浊、病毒丛生，成为家庭环境中污染最为严重的地方。再加上人们常常不愿意花费过多的精力去整治卫生间，所以，应该“卫生”的地方对健康生活的影响也越来越大。

近年来，随着生活水平的提高，卫生间的装修布置以及卫生间的环境卫生逐渐引起人们的关注。综合各方面的观点，下面就是对卫生间维护的几点共识：

(1) 对于卫生间的设施，合适就好，没有必要追求豪华漂亮，选择一套合适的洗涤用具，只要使用起来舒服就很好了。

(2) 卫生间还需要注意的是绿化和采光。一般的卫生间都处于阴暗面，光线很差，因此一个照明度较好、防水防爆的灯具是很重要的。另外，还可以选择一些耐阴喜湿的植物放在卫生间，既能净化空气，又可以美化环境。

（3）从入住装修开始搞好卫生间的环境卫生。有些人在入住新居的时候不重视卫生间的装修质量，对于光线、地板、通风等问题都是敷衍了事，结果不但阴暗潮湿还有异味，在洗浴的时候容易滑倒摔伤，最后还得花大工夫重新装修，得不偿失。

（4）需要注意电路安全。安全是第一要素，卫生间比较潮湿，在安装电线电灯的时候更要细心。如果因为卫生间过于潮湿而造成电路损坏，后果将不堪设想。对于灯具和开关要选择带有安全防护性能的，接口和插销应该注意防水防潮，不要暴露在外，以免出现危险。

（5）重视卫生间的地面装修，尤其是防水防滑。因为卫生间里面通常都很潮湿，所以踩在上面很容易摔倒，最好采用有凸起纹状的防滑地板砖，而且防水性能也要好。

除了装修之外，卫生间最重要的莫过于要搞好环境卫生，毕竟这里是最容易被污染的地方，因此时常清理消毒、打扫整理是非常重要的。但是有时候尽管卫生间看起来很干净，可是仍然有一股异味，这让很多人苦恼不已。

其实，卫生间有异味，很多人的家庭中都出现过这种情况。因为这种异味并不是特别强烈，所以很多人就放之任之。其实这是误解，这种异味不仅仅给人嗅觉上带来不适，更会给人身体健康带来隐患。由于卫生间空间狭小、相对封闭，再加上阴暗潮湿，以及人体排泄物、洗浴产生的蒸气、化学用品的挥发、脏水等等因素结合在一起，卫生间无疑是产生氨气、甲烷等有毒气体的温床。

根据室内环境监测专家检测，卫生间内的异味绝大部分都蕴含着对人体有害的气体，其中硫化氢、氨气、甲烷等有毒气体更是导致卫生间产生异味的“罪魁祸首”。

硫化氢有剧毒，是一种带有臭鸡蛋味的强刺激性气体，主要来源于下便池、沟渠、水道、烂水坑。科学研究证明，吸入高浓度的硫化氢会使人急性中毒，严重者可能导致死亡。虽然卫生间出现的硫化氢一般都是微量的，但是如果长时间反复地吸入硫化氢，即便是低含量的，也会发生慢性中毒，使人产生头疼头晕、虚弱无力、烦躁易怒等症状。

氨气是一种有强烈刺激性气味的有毒气体，在生活环境中它主要来源于人畜排泄物、生活污水。根据我国《室内空气质量标撕)的相关规定:1立方米室内空气中氨每小时平均最高容许度为0．20毫克。而卫生间的异味很大程度上就是因为室内氨的含量超标。氨气能刺激皮肤、呼吸道和眼睛，过多吸收可能使人出现支气管痉挛和肺气肿，长期处于氨气污染的环境的人，往往出现胸闷气短、呼吸困难、头痛头晕、疲劳厌食、感官弱化的症状。

针对上面的情况，首先，当然还是搞好卫生间的环境卫生，将产生细菌病毒的可能性降到最低。其次，就是在卫生间里安装通风换气的设备，保持排水通畅彻底，确保将污浊之气和污浊之水迅速排除干净，而且不可让下水道的浊气返回室内。另外，卫生间是不可久留的地方，所以对于有些喜欢在方便时看书读报的人来说，要尽快改正不良习惯。

卫生间是每个家庭中最隐秘的地方，也是最应该认真对待的地方。精心对待卫生间，保持卫生间的健康卫生，就是在捍卫自己的健康生活，更是家人健康与舒适的保障。只有卫生间很“卫生”，这样才能将危害人们健康的各种隐患扼杀在萌芽时期，从而保证人们的幸福生活。

05.重视厨房环境卫生

中国是一个对“吃”很有研究的国家，所以中国的餐馆可以开到世界各地。中国古代早就有“民以食为天”的名言，到了现代也有“人是铁，饭是钢，一顿不吃饿得慌”的俗谚。所以，说到吃饭，自然就离不开厨房。要想吃得舒服、吃得健康，一个好的厨房环境是必不可少的。

对于厨房环境，需要注意的就是两点:保持卫生和通风换气。厨房卫生要注意细节，不仅仅是将碗筷碟盘清洗得一尘不染，要将厨房里的地面打扫得干干净净，而一些看起来不经意的生活习惯可能就是导致厨房环境变坏的根源。

(1) 切菜板

切菜板是一个容易被人忽视的厨房工具，一些人切完鱼、肉之后又马上切水果。这种做法也很容易造成污染。所以这样的东西除了用完之后要细心清洗之外，最好就是切菜和切肉各用一个，以免交叉感染。

(2) 抹布

厨房里边应该多准备几块抹布，按照需要分开使用，用完之后再清洗干净，如果油污过重，应该经常换新，否则很可能让抹布成为滋生细菌的温床。有些人在厨房里只有一块抹布，擦完灶台擦碗筷，擦完锅盆擦门窗，这种做法很不可取。

(3) 冰箱

冰箱作为居家必备的工具，它的用处在厨房里显得尤为重要，很多人都将冰箱当作“保险柜”使用，不管是什么东西，生食熟食，热的冷的，吃不完用不了的一概放进冰箱，其实这样是不正确的。因为如果不合理使用冰箱，很可能就让冰箱成为污染厨房环境的“元凶”。

冰箱这种低温环境下确实使食物不容易腐烂变质，尤其是在炎热的夏天。但是有些食品并不宜放在冰箱里保存，比如新鲜荔枝放进冰箱24小时后，会变黑变味，容易腐烂；香蕉放入冰箱后，其含有的氧得酚衍生物就会分解氧化，导致香蕉变质；解冻的肉类和鱼等不宜再次放在冰箱中保存，因为化冻过程中食物可能受污染，微生物会迅速大量繁殖等。此外冰箱如果不细心清扫，里边就会产生异味，还会滋生细菌，所以要定时给冰箱进行一次卫生清理。

（4）洗碗池

洗碗、洗菜、洗锅都在一个水池中，甚至连拖把也在一个池子中洗，这无疑是很不良的行为，如果家中只有一个水池，就要多加小心，尽量不要混用。

除上述情形之外，还有一些可能引起厨房不卫生的情形，如餐桌不但用来吃饭还用来摆放杂物，经常使用隔夜水等。决定厨房环境的好坏，不只是要搞好厨房卫生，通风换气对厨房的环境卫生也很重要。

据统计：做饭一小时厨房内的有害物质含量比生火前高几十倍，烟尘半小时可超标近百倍，在此环境里生活，难免会影响健康。而相对于现在厨房的空间一般都不是很大，通风条件都很一般的情况，难以扩散的油烟，极易造成环境污染，危害人体健康。

其中，厨房油烟所产生的烟雾对身体健康有极大的危害。中外科学家经过多番调查研究发现，在烹调过程中，特别是高温烹调食用油时产生的油烟具有致癌毒素，是引发癌变的重要因素。为了净化室内空气，保障身体健康，应及早在厨房内采取防护措施，加大通风换气的力度。例如，加强通风对流或增设排风扇，安装厨房抽烟换气设备等，以尽快将厨房油烟排出室外。

但是伴随着生活的发展以及装修设施的提高，光靠清洁已经无法使厨房环境变得好起来，这就需要人们有良好的健康意识和正确的卫生习惯，并通过一些必要的预防设备和措施，保证厨房环境的质量，维护身心和生活上的健康。所以，在搞好厨房环境的同时，还需要注意几个细节：

（1）经常清洗水壶、茶壶和茶杯

长时间盛水装茶的杯子会生出一层垢，人们一般都不是很在乎，其实这是一种错误的意识习惯，水垢茶垢中主要含有砷、汞、铅、镉等有毒金属，极其不利于人体健康。应该及时清洗，去除水垢茶垢的方法有很多，牙膏、鸡蛋壳和马铃薯都可以用来消除污垢。

（2）洗衣粉不能乱用

有些人为了省事，就使用洗衣粉来清洗食品和餐具，认为这么做没有什么问题，其实这是一个非常不正确的观点。因为洗衣粉的主要成分为烷基苯磺酸钠和磷酸盐，如果长期使用，很可能导致肌体中毒，破坏细胞的细胞膜，引起肝脾肿大和胆囊扩大，使人体免疫力和抗病能力下降。据实验证明，烷基苯磺酸钠不仅能使人中毒，还能引发癌症，对孕妇和胎儿也有潜在的危险。

（3）存放食物时间不应过长

食品煮好之后应立即吃掉，即使要存放，也应在高温（接近或高于60℃）或低温（接近或低于10℃）的条件下保存。因为食物冷却至室温后容易滋生细菌，食用常温下存放几小时的熟食最危险，而且食物在室温下存放的时间越长，危险性越大，这往往是被忽略的细节。

（4）适当使用不锈钢餐具

不锈钢是由铁铬合金再掺入镍、钼、钛、镉、锰等微量金属元素而制成。因为其金属性能良好，比其他金属耐腐蚀，制成的器具美观耐用，所以受到人们的广泛欢迎。但是不能用强碱性或强氧化性的化学药剂如苏打、漂白粉、次氯酸纳等进行洗涤不锈钢；使用不锈钢餐具的时候不可长时间存放盐、酱油、醋、菜汤等；不要用不锈钢锅煎中药等，因为这样使用往往会使盛放的东西与不锈钢起化学反应，产生一些不利于健康的物质。

（5）正确使用铁锅

铁是人体必需的微量元素之一，如果缺铁，体内血红蛋白和红细胞就会减少，血液携氧能力减弱，出现头晕、耳鸣、记忆力衰退等症状。使用铁锅煎煮食物，锅铲间的摩擦碰撞会产生许多微小的碎屑，而在加热过程中，铁就会溶解在食物中，使铁、磷、钙等营养成分含量上升，有益于人体健康。世界卫生组织也曾建议人们使用铁锅。

但是，使用铁锅并不是一点危险没有，也有几点需要注意，例如，不能煮食豆类，豆类中的单宁质和铁会反应生成黑色的单宁铁，影响吸收；也不能煮食酸性食品，因为酸容易和铁发生化学反应。

厨房作为居室的一部分，是一个小天地。但是，厨房环境的好坏直接会影响到整个居室环境，甚至是人们的身体健康，正像是一句话“病从口入”。厨房是用来做饭的地方，如果厨房环境不好，肯定会对饮食卫生产生影响，从而影响到健康生活。另外，好环境能带给人好心情，如果厨房环境不好，肯定会影响食欲，破坏心情。所以，想要拥有健康的生活就要从厨房环境做起。

06.小心身边的家电“危害”

自从家用电器开始广泛使用，可以说给人们的生活带来了前所未有的改变。电视功能更加强大，不仅可以看，而且可以听，给生活增添了很多乐趣；通过广播，可以足不出户了解世界各地新闻事件；电话更是神奇，可以让相隔千里的两个人随时交流，等等，这些新的改变都在人们的生活中起着非常重要的作用。

但是同时，我们也应该看到，在家用电器给人们带来方便的同时，我们的身体状况却频频亮起了“红灯”，在不经意间产生了很多稀奇古怪、前所未有的疑难杂症，比如“文明病”、空调病、办公室综合症等等。曾经有专家做过一次试验，在抽样调查了3000多个家庭住户的室内污染情况时发现，一半以上的家庭存在严重的室内污染，这样的室内环境足以对人体健康产生危害。而导致这种情况发生的根源就是家用电器。更加让人担心的是，在被调查的家庭居民中，都对家电的危害性了解甚少。

在平常的生活中，当你视力下降，不得不戴上厚厚镜片的时候，也许有人会告诉你久坐在电脑桌和电视机前才是视力下降的罪魁祸首；在你头痛眩晕的时候，你可能并不知道高频率地使用移动电话可能正是出现这种症状的真正源头；当你感觉自己头疼腿酸、浑身不适的时候，可能还不明白电风扇、空调才是致病的根源……所以，我们要小心身边的家电。

其实，安全地使用家用电器并非什么难事。一般而言，家用电器对人体健康的影响主要表现在以下几个方面：

（1）辐射

现代人们常常听到的一个词就是“辐射”，现在社会，越来越多的电器被“请”进了卧室，生活似乎也变得更加舒适。然而，这些电器的电磁辐射已成为人们健康的“隐形杀手”。移动电话、电脑、电视机、电热毯与电褥、微波炉都有较强的辐射，会在不知不觉中就会危害健康，尤其是孕妇和胎儿，受到的影响更大。

（2）噪音

电话、电视、电扇、空调、冰箱、洗衣机等都是噪音的来源，经常处于家电噪音刺激下，可使人呼吸急促、脉搏加快、血压升高，还会引起神经衰弱症，如头痛、耳鸣、头晕、心动过速、冒汗、食欲减退、失眠、易疲劳、记忆力减退、急躁易怒等，甚至会诱发心脑血管等疾病。

（3）细菌

不管是空调、冰箱，还是洗衣机、吸尘器，都能产生大量对身体有害的细菌。人们只知道在被污染的环境中容易滋生细菌，却不知道家用电器是细菌生长的温床。例如，经研究发现，冰箱是一个很大的污染源，一般人把冰箱当成了保险柜，不管什么东西都往冰箱里边放，殊不知，冰箱里的低温环境为一些细菌的繁殖提供了非常有利的条件；空调也主要滋生支孢霉菌和军团菌。室内空气质量相对比较差，本来就有很多细菌和粉尘，经过空调过滤制冷，空气中的细菌、真菌和粉尘就容易在过滤网表面密集滋生。打开空调的时候，便会被吹出。

家用电器给人们的健康带来了安全隐患是事实，当然，使用家电给人体健康带来的隐患并不止以上几点，但是噪音、辐射和细菌却是目前对人们健康生活的最大威胁，如果不保持警惕，很可能会给自己的生活带来难以预料的后果。其实，只要掌握一定的方法，消灭这些安全隐患并不是很难的事情。

如何消灭使用家电而带来的健康隐患，有以下几条规律可以遵循：

（1）细菌往往会引发多种疾病，而家电中又以冰箱、电话、空调、洗衣机和吸尘器所带来的细菌为多。细菌又都是在不太干净的环境下滋生的，所以就目前情况而言，主要是对这几种家电进行重点清洁工作。对于一些平时难得注意的死角更应该花费力气清洗消毒，同时还要进行通风换气，以保证房间内的空气质量。

（2）家用电器的使用都会有不同程度的噪音污染，只要把噪声控制在一定的范围之内，不影响人们的生活健康就可以了。例如，在使用家电的时候，尽量把声音放小，或者是使用噪音小的家用电器；避免同时使用几个噪音大的家电；种植花草，布置一些可以吸音的饰品家具。这样就可以把家用电器的噪音污染降到最低了。

（3）良好的保健意识。只有平时具有良好的健康意识，注意到这些细节，才可能对身体负责，才能时时警惕生活中不利于健康的方方面面。如果对身体毫不在意，对居住环境中的污染也是置之不理，那么只能在家电危害中逐渐失去自己的健康，等待“定时炸弹”的爆发。

现代生活节奏越来越快，面对的压力也是越来越大，但是，在这样的生活环境中也不能对身边的家电“置之不理”，对家电带来的方便和快捷要继续利用，但是对家电带来的“副作用”也要有所防备。归根结底，家用电器还是要人来使用的，只有正确的保健意识，才能避免家电带来的健康隐患，才能拥有理想中的健康生活。

07.警惕环境中的日用化学品

伴随着社会的发展，人民生活水平也在不断地提高和改善，为了防止环境和食物中细菌和疾病的入侵，人们对一些日用化学用品，如洗涤剂、消毒剂、杀虫剂等开始走进千家万户。这些化学用品虽然为生活的便利和健康做出了很大的贡献，也相应地提升了人们的生活品位。但是在越来越离不开这些东西的同时，我们开始发现，目前所销售的日用化学品绝大多数为化学合成品，成分十分复杂，对身心健康存在着潜在的威胁。所以，我们对日用化学用品要有一个全面的认识，以免被其所“害”。

在我们的生活中，洗涤用品被人们广泛使用，但是很多人都没有意识到其对人体健康的危害，这让很多专家担忧。一般的洗涤用品都能直接通过皮肤渗入血液，如果皮肤有创口的时候，其渗透力可大幅提高，进入人体之后，日积月累，时间久了，对人体自然会产生危害。更何况现在一些洗涤用品为了追求去污效果，在洗涤用品里面增添了一些苯、磷等有毒化学成分，如果长期使用，对人体的危害极大。

洗涤用品主要包括肥皂、洗衣粉以及洗涤剂，其中洗涤剂在现代生活中的作用越来越大。有关专家指出，洗涤剂大多含有有毒的化学物质，一般情况下对人体危害不是很大，如果长期使用就会对人的身体健康造成危害，例如，在洗衣房工作的人免疫力较低，容易疲倦就是这个原因。

目前大多数洗涤用品的主要成分是烷基苯硫酸钠，这种东西一般是由天然脂肪酸或合成脂肪醇与硫酸或氯磺酸作用后经中和而制得，有良好的去污洗涤效果，但是有关专家研究发现，这种物质能够刺激皮肤，损伤眼睛，所以在使用洗涤用品的时候最好戴上防护手套，此外在清洗餐具的时候要先倒入水，再放进洗涤剂溶解，并多用清水冲洗，以防残留，直接进入身体。

洗涤剂除了会危害到人体健康以外，也会对环境造成不同程度的污染。洗涤剂所含的有机化学成分，在排入水中之后，在光热条件下很容易氧化分解，大量消耗水中的氧气。同时洗涤剂还会造成水体营养过剩，产生大量藻类，使得水中生物因缺氧而死亡。这在发现中都已经得到了证实。例如，经常在水流缓慢的地方看见一些臭水塘，很多都是化学用品的大量使用所致。

随着夏天到来以后，气温逐渐升高，蚊虫也就开始肆虐，为了有一个良好的休息环境，杀虫剂的作用就显得尤为重要。但一般的杀虫剂都含有很刺鼻的气味，所以在使用的时候要关闭门窗，对蚊虫直接喷射，过上一段时间，等蚊虫死亡之后再打开门窗通风，等到其气味散尽才能入室。对于蟑螂等害虫，则需要将气雾喷洒在其经常出没、栖息的地方，而且还要经常使用，以保证药剂的杀伤力。

长期这样杀虫，无疑对人体健康也会造成极大的危害。目前，在居室中广泛使用的杀虫剂，大都是采用一种属于拟除虫菊酯类的杀虫成分，各方面都公认其对人体健康的危害较小，然而如果长期接触，就会造成神经系统的疾病，使人头痛头晕。并且，杀虫剂对人的毒副作用是一个长期的过程，所以不要以为暂时没有头痛头晕、恶心呕吐等症状就毫不在意。

因此，人们在使用杀虫剂时必须注意以下几点：首先，要适度使用。在不得不用的时候再使用，也不要为了增强杀虫效果而加大使用量，因为这样很可能引起中毒。其次，要有预防保护措施。在喷药雾之前，必须把食物、碗杯等整理好，然后戴上口罩。如果发现有头晕恶心等异常现象，要及时走到通风良好的地方。如果症状严重，要立即送往医院治疗。喷洒完毕后，要将杀虫剂放在小孩找不到的地方。最后，要安全使用。杀虫剂一般都是压力包装，在猛烈撞击或高温环境下都很容易产生危险。

在家用化学用品中还需要注意的是消毒剂。在日常生活中，为了居室环境的健康卫生，杀灭或清除传播媒介上的病毒和细菌，适时消毒灭菌使用消毒剂是很有必要的。然而消毒剂毕竟是化学合成物，里面含有很多对人体有害的成分，如果使用不当，不但消毒不成，还可能危害到人体健康。

所以在使用消毒剂的过程中，以下几点是必要遵循的：

（1）正确适度使用

正规厂家生产的消毒剂对于用法用量以及注意事项都有明确的表述，不可为了更加彻底消毒而提高浓度或加大用量，也不能降低浓度或缩短消毒时间。使用的时候注意个人保护，必要时穿上防护装。

（2）选择优质、合格的消毒剂

市面经常有一些劣质化学用品，使用之后不但起不到杀毒灭菌的效果，身体反而受到侵害，所以要使用符合安全标准的消毒剂，以免对身体造成危害。

（3）不要盲目使用消毒剂

消毒剂是一种含有有害物质的化学用品，其储存和使用应该按照一定的方法进行。有些人也不管需要不需要消毒，每天都要对居室环境进行一遍消毒，其实完全没有必要，过量使用消毒剂会污染室内环境，更会给人体健康带来危害。

（4）使用消毒剂要进行分类

其实，消毒剂也要分类进行，例如，对居室空气消毒可以用紫外线，也可以用过氧乙酸、过氧化氢等；对手消毒用过氧乙酸、氯已定的纯溶液等比较合适；对书籍、电器消毒则需要环氧乙烷；含氯的消毒剂用于卫生间消毒；而漂白水、漂白粉等适用于饮用水消毒等。

08.别让噪声伤害你

噪声干扰人们的正常生活，已经成了亟待解决的难题。在日常生活中，受噪声之苦的家庭不在少数，如交通噪声、施工噪声、工业噪声、市井噪声、设备噪声(如排水和卫生间设备噪声、电梯噪声、水泵房噪声等)及室内噪声等，对人们的生活干扰很大，久而久之，令不少人患上了神经衰弱症。

噪声对人体的伤害，以婴幼儿时期最为严重。据专家称，目前世界上听力减退的患者有7000万人之多，其中大多数是在婴幼儿成长时期受噪声干扰所致。宝宝如果长期受到超过一定限度噪声的刺激，就容易出现激动、情绪紧张、缺乏耐心、睡眠不足、注意力不集中、记忆力减退等症状。所以，那些家里有孩子的家庭，尤其应注意噪声隔离。具体方法如下：

（1）住宅建筑需要隔声、吸声

靠近交通要道及车站、娱乐场所的住宅，交通噪声及各种杂音对居住者的生活影响较大，因此必须作相应的隔声处理。正常情况下，质量合格、安装合理的门窗及厚度标准的墙体能达到隔声效果。如有必要，还可在紧临交通要道的墙体上加一层密闭性、隔声性比较强的隔声膜或吸声棉。

（2）家用电器也要隔音

为防止电视、音响、琴声等干扰其他人，可以在电视、音响的背景墙上加上超薄吸声棉。

现在的大部分人几乎都成了闹钟(这里也包括手机闹铃等一切定时叫人起床的装置)的奴隶，这些人对它是既恨又离不开，有人甚至认为闹钟是人类最讨厌的发明之一。为什么这么说呢?事实上，床头闹钟并不只是简单地将我们从美梦中拽醒，它可能还会损害我们的健康。

(1)被闹钟吵醒容易导致血压升高

你不必成为医生就可以意识到闹钟突然响起对心脏的坏处，并且现代科学也已经证实了这一点。日本工业健康国立研究所进行的一项研究发现，被突然的闹铃惊醒的参加试验者比睡到自然醒的血压更高，心率更快。

另外，如果在深度睡眠中被突然唤醒，那么思考问题及解决问题的能力将严重受损。我们的身体从睡眠状态过渡到清醒状态时，心跳、血压、体温、呼吸频率、脑电波都会发生变化:呼吸会从每分钟16次提高到每分钟24次，心跳每分钟加快10次，脑电波从每秒8次提高到每秒30次。如果这种变化是突然发生的，尤其是突然被闹钟吵醒，将会使人产生心慌、情绪低落、感觉没睡醒、强烈悬空感等异常不适。

(2)闹铃声也会增加你的压力

突然的噪声会引起身体保护性的条件反射——“战斗或逃跑”，提高肾上腺素水平。专门研究如何处理这种疾病的马克·阿特金森教授认为，虽然床头钟可能对人按时上班有好处，但如果这种被激活的状态持续数天、数周、数月，就将导致慢性压力。压力会带来高血压、睡眠问题和精神压抑。如果你在“深度”睡眠时突然被唤醒，你思考问题的能力无疑将受到严重影响，以至于就像喝醉了酒。

由此可见，闹钟的确是人类健康的隐形杀手。为此，现在越来越多的人青睐于一种全新的概念——“自然醒”。

有人对“自然醒”还不甚了解，容易将它与睡懒觉混为一谈。其实，“自然醒”就是自己学会根据身体的生物钟按时起床——坚持有规律的作息时间，并且告诉自己在某一个时间要起床，这是对身体非常有好处的，就像生物们的生物钟一样属于有规律的行为。

而睡懒觉则完全相反，睡懒觉不但不能使人们得到全面的休息，反而不利于身体健康。

09. 远离尘嚣，净化你身边的空气

健康的身体源于健康的生活，而健康生活则来源于一个人健康的生活习惯和周围的良好环境。其中，居住环境的健康是维护身体健康的重要保障。想要远离尘嚣，远离疾病的困扰，就要净化你身边的空气。

净化生活中的空气，主要要做到以下几点：

(1) 新房屋不宜马上住

新装修的房屋，不要急于入住，有时候操之过急，反而会对身体健康造成极大的危害。因为新房屋大都会有装修材料散发出来的化学毒素，侵入身体，容易造成中毒等现象。最好的解决办法是，装修时使用环保达标的建筑装饰材料，减少室内大芯板使用量，通过每天通风的办法来降低甲醛浓度。另外，也可购买一些空气清新设施，驱逐装修留下的有害气体。此外，为了避免前面提到的“室内污染”，还是要主要以下几点：

①使用绿色建材

这意味着在装修材料的选择中，杜绝使用有机材料中部分对人体健康有危害的化学合成物，如苯、酚、蒽、甲醛等及其衍生物，它们不仅有浓厚的刺激性气味，而且还可导致人的各种生理病变。

②绿色环保施工

在施工过程中，要始终保持室内空气的畅通，及时散发有害气体，同时对于建筑垃圾进行妥善分类处理，以保证施工过程中的安全。

③保持通风

流动的空气可以带走室内的有害气体，因此，在装修完工以后，一定要注意打开门窗通风，时间最好在 7 天以上，平时也要时常保持室内空气的流通。

（2）清理居室内的尘埃

尘埃是病毒、细菌、尘螨以及其他有害生物的载体，且能吸附多种金属化合物与有机毒物。皮肤直接接触尘埃，容易阻塞毛囊和汗腺而引起炎症。例如，液化气燃烧过程中产生的烃、烷类气体微粒，对上呼吸道有一定刺激作用，动物毛、尘螨、某些花粉微粒，还会诱发一些支气管哮喘等过敏症状。

因此，要想减少室内尘埃造成的污染，就需要注意几点：

①地毯要用吸尘器经常清扫，并换鞋入室。

②不要在室内吸烟，煤炉尽可能不要放置卧室内。

③在室外拍打灰尘后再进入室内，勤洗衣服和被褥，提倡以湿的方式扫地和擦拭家具。

④经常打开门窗，保持通风顺畅。

（3）卫生不宜留“死角”

家庭卫生几乎会天天打扫，但是如果打扫不彻底，留下一个个死角，同样不利于健康。而不彻底的原因主要是四大卫生死角，主要包括冰箱、厨房、卫生间、沙发。所以要特别注意这些地方的卫生。只有注意到生活中的一些细节，才能更加彻底地保护自己的健康。

（4）健康居室标准

什么样的居室环境才是健康的呢?在各方面条件允许的情况下，可尽量选择空气清新、四周绿色植物多、气候干燥、采光条件好的居所为宜。但是，具体来说主要有下面几点标准：

①空气

容易引起过敏症的化学物质的浓度要低，易挥发的化学物质的胶合板、墙体装修材料等不用或少用。居室内空气中某些有害气体、代谢物质、尘埃和细菌总数不能超标。

②层高

南方住宅层高不低于 2.8 米，北方则以 2.6 – 3 米为宜。

③采光

窗户的有效采光面积和房间地面面积之比不应小于 1:15。

④日照

每天日照两小时是维护人体健康的最低需要。

⑤环境

夏天不应高于 30℃，室温冬天不应低于 12℃；相应湿度不应大于 65%；风速在夏天不应少于0.16米/秒，冬天不应大于0.5米/秒;噪声要小于50分贝。

（5）早晨不宜开窗换气

不少人有清晨起来开窗通风换气的习惯，认为这样可以换进室外的清新空气。其实，这种做法是不正确的。

清晨起来不要急着开窗通风换气，上午9-11时或下午2-4时才是开窗换气的最佳时间。这是因为清晨温度低，是气压最高的时候，由于气压较高，空气中的污浊之物，如微小沙尘、不良气体等都被早晨较高的大气压压在地表层上面。也就是说，此时正是一天中地面空气污染最严重的时候，贴近地面的空气质量最差。如果这个时候开窗换气，不但不能换到清新的空气，还容易把室外的不良气体引入室内。

（6）不可小视螨虫疾病

调查研究表明，人们在追求居室现代化的同时，居室内的地毯、天花板、有色玻璃、墙纸和空调也为螨虫的生长繁殖提供了良好的条件。例如，螨类中的粉螨能够引起肺螨和肠螨症;螨类中的尘螨，其分泌物和排泄物都会造成人体过敏。人们在打扫地面、整理床铺时，这些物质就会随空气飘入人体的肺部，如果是过敏性体质，会产生一些特异性的过敏表现，患上各种反应性疾病。目前已知的可以由尘螨引发的疾病有哮喘、支气管炎、过敏性鼻炎、肾炎和过敏性皮炎等。

所以，最好不要在居室内铺地毯，也不要安装有色玻璃门窗，要经常开窗通风，保持室内干燥，经常打扫室内卫生等等，都能有效地防止和消除螨虫给家庭、健康带来的危害。

现在人们经常说的一句话就是“细节决定成败”。其实，人们的健康有时候也是取决于生活中的细节、点点滴滴。只要养成一个良好的生活习惯，及时、合理的清除身边的健康隐患，净化身边的空气，就能拥有一个健康的生活。

第十章
小病一点通——远离医生，健康享受生活

在日常的生活中，少不了的磕磕碰碰，几乎每一人都会生病，谁也不是金刚不坏之身。但是，我们平常的病症也大多只是一些头痛脑热的“小病”，用不着“动刀弄枪”的。但是即使是这样的小病也会出现难以治愈的“疑难杂症”，所以不能掉以轻心。如果你懂得对付疑难杂症的科学方法，便可手到病除，还你一个健康的人生。

01.常摸耳垂代表什么

由于我们平日自己看不到耳垂，于是便将它自然地遗忘。但再怎么说，它都属于言语难以形容的性感部位。你是否在开始化妆的那天起，才了解耳垂存在的价值，它是为了戴耳环而存在的。常听说抚摸耳垂的女性最性感，于是有心人便刻意抚摸耳垂。

但是，也有一种不自觉抚摸耳垂者。据说这样的动作是身体向外界发出的信号。那么，它究竟代表什么呢？

根据医学研究中心的结论，常抚摸耳垂者，应注意可能会有老花眼。以中医理论来说，耳朵集中了全身上下的穴位。事实上，好好利用耳朵的穴位，可收到惊人的治疗效果。如果你不知不觉地拨弄起耳朵，小心！这是身体某处产生疾病之无意识动作。你不妨留意耳朵上的穴位及手触及之处，相信你必会有所发现。要知道，摸耳垂部位的不同，代表着不同的疾病，应该引起注意，具体如下：

（1）常抚摸耳上方有可能是腰痛及坐骨神经痛；

（2）常抚摸耳缘代表“五十肩”及肩痛；

（3）常抚摸耳内说明消化系统及自律神经失调。

02.左肩痛与右肩痛的危险信息

左肩痛是什么病的预兆，右手发达者会导致左肩痛?常用右肩背包者，左肩易疼痛?讨厌的上司坐在右侧者将反应至左肩?

以上种种，先不论其真实性如何，左肩疼痛的原因确实众说纷纭。然而，对于左肩痛请不要一笑置之。右肩痛的男性，一旦又患有左肩痛的毛病，就不是那么简单的了。那患有左肩痛之女性又如何，到底左肩痛对男女而言有何分别呢，而左肩痛这件事又藏有何种隐患?

正确的解答:男性应注意狭心症，女性则应注意更年期障碍。由于左侧拥有象征生命原点的器官－－心脏，因此左肩痛为心脏病的表现。尤其是男性朋友应该引起注意，由于生活压力、过度疲劳，容易导致心脏出问题，当你感觉左肩痛时，可能是身体在向你发出警示，不妨到医院做一次检查。

对于生命力强的女性来说，左肩痛不必大惊小怪，因为她们极少罹患心脏病之首的狭心症。原因在于女性激素作用，女性激素不但可抵制压力，还可防止动脉硬化，但女性一到了更年期，便变得脆弱。不仅头痛、肩痛，还时常失眠、疲劳。不可思议的是左肩痛的女性不在少数。由于女性的左脑发达，经常使用右肩，所以，不常使用的左肩如果发现疼痛，请注意是否为上述症状。

右肩痛带来的危险信息:

事实上，总是右肩痛者，身体必隐藏着某种疾患。右肩容易疼痛的你，此时你的身体正向你发出秘密信号。一般来讲，右肩痛有可能是胆结石的征兆，其中又可分为两类:

（1）都会型——胆固醇结石，为过多胆固醇形成的结石。

（2）农村型——色素结石，为胆汁色素凝固形成的结石。

不良的生活习惯的确是件可怕的事，因为人们对肩痛的忧患意识几近为零，许多重病都是由习惯不良而引起的。

多数人总对它抱着“不过是肩痛罢了”的“乐观”态度。事实上，肩痛背后藏着各种隐患。男性的右肩痛不必特别担心，因为心脏并不在右侧。也就是说，它可能只是疲劳罢了！

对女性而言，即使心脏不在右侧，也不能就此安心。因为它可能是女性特别易患的胆结石症。一般而言，生命力强的女性不易患病，但是胆结石例外，尤其女性的罹患率特别高。男女比率约为1∶2，女性朋友应当特别注意右肩痛。

03.腹凸的中年男人有生命危险

最近有个相当令人吃惊的报告出炉:“30岁左右的男性如果小腹凸出，但是用手指却又无法抓捏，特别是体重变化不明显，仅有腹部日益凸出，其他部位正常的人，更要多加小心。”

原因何在?因为此类人士是属于身体脂肪量少,但内脏脂肪囤积的“内脏脂肪型肥胖”的高危险群。那么，为何30岁左右的男性属于危险年龄群呢?

因为男性一进入30岁之后，内脏脂肪便开始急速蓄积，并且此时正好处于事业上开始冲刺、繁忙不堪的时刻。最主要的原因还是此阶段的男性自恃年轻，容易忽视自己的健康状况。

若要详细检查内脏的脂肪状态，则必须借助CT扫描的帮忙。另外，还有一个较为简便的测试方法，就是用手抓取皮下脂肪。

腹部凸出，却无法用手抓出脂肪厚度，则表示脂肪囤积于内脏，而非腹部，危害健康程度因而较高。换言之，与身体脂肪值和体重是否符合标准无关，重点在于脂肪囤积的部位。一旦察觉自己有类似情况时，最好接受诊断，并设法减除内脏的脂肪。“内脏脂肪型肥胖”比起“皮下脂肪型肥胖”更容易出现糖尿病、高脂血症、高血压等症状。

不过,“内脏脂肪型肥胖”者也不必过于悲观。因为“内脏脂肪型肥胖”比“皮下脂肪型肥胖”更容易治疗，减肥也较具效果，这是由于蓄积于内脏的脂肪比皮下脂肪容易消耗。

那么，应该采取何种方式来进行减肥呢?

首先是购买体重计，并且频繁地测量体重。虽然此与体重并无连带关系，但是培养随时注意自己体重变化的习惯是有其必要的。一天至少四次，可分配于起床后、上班前、回家后、睡觉前四个时段进行测量。

借由掌握体重的变化，来改变、控制饮食与生活习惯，同时也不要忘了经常运动。繁忙的中年男性们千万不要以“工作忙碌没空测量体重”、“工作上需要应酬、喝酒”等理由来搪塞，而忽视自己的健康。

“内脏脂肪型肥胖”不仅是迫在眉睫的问题，同时也可能在将来引发更严重的疾病。为了长远打算，还是应该勤劳些或多一点运动，多多注意自己的身体才是！

04. 手背提示心脏病征兆

有人手背上的静脉会极端地浮现，血管胀得像要裂开似的，此征兆可能是有心脏病的信号。

我们做一个简单的检查：先将手往前伸直，接着斜放下45度，此时静脉仍然是怒张的状态，接着把手往上举高45度，这样血液会往下流，所以静脉的浮现就应该消失。但如果这时候静脉血管依然浮现着，就可能有心脏病，尤其可能会有心脏功能不全，应及早找医生诊治。

05.女人突然不爱说话的预兆

爱说话是女人的天性。不论在电话中、咖啡店里、路上，甚至于相邀至家中，女人们似乎永远有聊不完的话题。从男性的立场看来，或许会认为那是一种时间的浪费，事实上，这个信息却十分重要。

从关于孩子在学校的情况、对健康的建议、政治话题甚至人生哲学等，无一不是生活上的重要情报来源。当然，这些话题对消除压力也具有相当大的助益。

比起男性不离工作的话题，女性谈论的话题显得相当生动、生活化。而这些喜爱说话的女性们，如果有一天突然对说话感到厌烦，从生理角度来看，它有可能是代表什么信息或预兆呢?

女性天生爱说话，或许你不赞同这种说法，但女性一旦突然不说话了，这可不像忘了歌词的金丝雀那般简单了，这可能是脑中风的预兆。

女性天生左脑较发达，左脑掌管语言中枢。因此如果有一天女性突然沉默不语时，很可能已经患上脑梗死、脑血栓等有关于脑中风方面的疾病。

而男性则属右脑发达型。由于这种原因，男性天生具有方向感，但不善言谈。因此，男性即使突然不说话也不必太过于担心，因为，他们有可能是因为心理上的压力或暂时不想和别人交际，或是有计划地采用沉默战术罢了。

但是女人，因大脑结构的不同，一旦有了压力或情绪不稳，就会不停地说话以发泄压力或抒发情绪。如果忽然间遇到不如意或压力大，也不爱说话时，身边的人就要特别“小心”她了!

06.打呼噜是心脏病和中风的信号

睡觉时打呼噜很常见，又称“鼾声”，长期以来人们对这种现象不够重视，认为这是由于疲劳导致的正常现象。其实不然，这是一种疾病，严重的打呼噜可能是局部缺血性心脏病和中风的信号，应注意防治。

打呼噜多见于中年以上的肥胖男子，熟睡以后即鼾声大作，张口入睡，有不同程度的憋气现象，或发生呼吸停顿，其中有一部分打呼噜者，会突然发出“呼－－朴秃”声，并鼾声骤停，好像有节奏的拉风箱又突然“卡壳”一样，稍停片刻，又呼声再起。

据英国《泰晤士报》报道，那些爱打呼噜的司机，由于影响了睡眠的质量，白天驾车注意力不集中，手脚配合不协调，反应较慢，很容易出车祸。

此外，巨大鼻息肉、巨舌症、鼻咽部肿瘤以及肥胖者咽壁脂肪太多，悬雍垂过长等也可能引起严重的打鼾。

随着医学科学的发展，世界各国医生日益重视“打呼噜”的防治，尤其是儿童，应到耳鼻喉科就诊。

07. 春天让自己不再感冒

感冒，一年四季都可发病，但多发时节当属春季。原因是温暖的春天是细菌、病毒生长繁殖的季节。

感冒初期一般表现为打喷嚏、流泪、鼻塞、咽部充血、轻微头晕、嗜睡等症状，若此时未能给予治疗，将进一步发展出现感冒“后遗症”，如咳嗽、咯痰，甚至并发支气管炎、肺炎、肺脓肿等。若原有心脏病者则有可能会使病情恶化，进而诱发心绞痛、心功能不全等。

风为春季的主要特点，风为阳邪，其性开泄，因此，春天的风风邪袭人。即是风邪与温热邪气结合便成为风温或风热邪气，所以此时感冒一般属于风热感冒。

风热感冒的特点为：起病急、恶寒轻、发热重、头痛、咳嗽、痰黄、咽喉肿痛、口渴、尿黄、舌尖红、脉浮数。在治疗上应以辛凉解表、清热解毒为基本法则。

（1）预防措施

①在饮水中浸泡贯众（取未经加工的贯众一大块，约500克重，洗净，放置于水缸或水桶中，每周换药一次），有一定的灭菌作用。

②保持居室内空气清新。可在屋内放置一些薄荷油，任其慢慢挥发，以净化空气，老年体弱者应尽量避免到人多、空气混浊的公共场所活动。

③关闭门窗，取适量香醋（每立方米空间用2－10毫升），用1－2倍水稀释后加热蒸熏，每次熏1小时，每天或隔日1次，连续3－6次，可起到杀菌作用。

④每天坚持做保健按摩，以足三里、风池、迎香等穴位为主。穴位按摩能增强人体的免疫力。

⑤避免受凉，衣服增减要适度；饭后、酒后、出汗后要避风寒；注意起居卫生，生活

要有规律；避免过度疲劳。

⑥少食肥甘厚味、大鱼大肉，这些食物不易消化，助湿生热，湿热内蕴，易受外感。

（2）治疗方案

①罗汉果饮

罗汉果20克，水500毫升。将罗汉果放杯中，加水盖压，浸泡30分钟，温服。

②萝卜杏贝露

白萝卜300克，海浮石20克，甜杏仁15克，川贝5克，蜂蜜4匙，黄酒1匙。萝卜洗净，切成粒。海浮石、甜杏仁、川贝洗净，捣碎，加黄酒湿润，与萝卜粒同倒入瓷盘内，加入蜂蜜，旺火隔水蒸2小时，离火，冷却后，纱布过滤，绞取汤液。将汤液再蒸半小时，冷却，装瓶，密封。早晚各1次，每次1匙，开水送服。

③感冒饮

桑叶、菊花各6克，淡竹叶、白茅根、薄荷各30克。上述各药用沸水冲泡10分钟，频饮，或放冷作饮料大量饮，连服2－3天。

④桑叶露

桑叶500克。将桑叶洗净，切碎，加水煮、蒸馏，收集饱和芳香水，每次服30毫升，每日2次。

08.别再为口腔溃疡发愁

口腔溃疡多数发生在20－50岁。发病时多伴有便秘、口臭等现象。一般人认为，口腔溃疡会在7－10天内自行痊愈，可问题是许多病人的病情往往表现得反反复复，时好时坏。

每到秋冬季节，总是有很多人备受口腔溃疡的“摧残”，严重的连喝水、吃东西都有困难。长辈们总是习惯性地解释说：“秋冬天，火气大。”而“上火”诱发口腔溃疡也一直误导着人们的思想观念，导致一些人吃了大量的“败火”药，对于口腔溃疡却根本没有起到丝毫的作用。

对于上火诱发口腔溃疡疾病这一误区，医学界早就有了定论，认为口腔溃疡主要是由以下几个因素导致的：

（1）病原为病毒感染

最近医学界经过临床及免疫学研究，已确定口腔溃疡病原为病毒感染，而导致口腔溃疡的两种病毒分别为人类巨细胞病毒和EB病毒（非洲淋巴细胞瘤病毒，一种疱疹病毒）。一旦感冒、压力大、身体疲倦或精力不足、免疫力差时，病毒就会发作。

（2）精神压力是溃疡的诱因

专家认为，现代人生活紧张，精神压力大，口腔溃疡是一种因生活形态导致的“文明病”。事实上，根据医生的临床观察，口腔溃疡患者有许多是在过度疲劳后发病的。

（3）遗传因素所致

口腔溃疡也被认为与遗传、激素等因素有关，如女性月经前口腔溃疡会有恶化情形，更年期女性也有病例增多现象，但怀孕期女性则发病率较低。这些现象都显示溃疡的发生受激素变化的影响。

有些人反复发作口腔溃疡，深受口腔溃疡的病痛之苦，他们迫切地需要找到一些预防口腔溃疡疾病的方法及措施来缓解痛苦。那么，预防口腔溃疡到底有哪些办法呢？

（1）注意口腔卫生，避免损伤口腔黏膜，避免辛辣性食物和局部刺激。

（2）保持心情舒畅，乐观开朗，避免遇到事情就着急。

（3）保证充足的睡眠时间，避免过度疲劳。

（4）注意生活规律性和营养均衡性，养成按时排便习惯，防止便秘。

（5）多吃新鲜水果和蔬菜可以清理肠胃，同时由于口腔溃疡也可能因缺乏维生素B2引起，可多吃蔬菜和小麦胚芽，并补充维生素C和锌。

09.冻疮的防与治

过度寒冷的环境可引起冻伤。冻伤分全身性和局部性两大类，前者又称冻僵，后者又分冰点以下和冰点以上低温环境引起。冬季常见的冻疮就是冰点以上引起的冻伤。

冻伤组织因血管强烈痉挛而发生缺血。温度过低使组织内水分形成冰结晶，细胞代谢因缺水而遭到严重损害。当转入冰点以上的环境时，冰结晶融化又可引起组织和细胞的损害。局部性冻伤也分Ⅰ度(表皮损伤，皮肤充血水肿)、Ⅱ度(真皮损伤，出现水泡)和Ⅲ度(皮肤全层损伤，皮肤坏死)三种，再严重的连肌肉和骨骼也坏死，有称之为Ⅳ度冻伤的。

一般发生冻疮，还与人体素质差异、组织对低温的调节适应能力以及局部末梢血液循环——微循环不良有关。四肢末端如手指、手背、足趾、足背、足跟等处，耳朵、面部、鼻尖都是冻疮的好发部位。这些部位受到寒冷刺激，使血液循环发生障碍出现红斑，并有发凉感觉，直至病情进一步发展，皮肤由红色转为紫色，局部肿胀，出现水泡，水泡破裂后暴露出溃烂的疮面，并有发痒、发胀和疼痛感。冻疮破溃后，一般要到天气转暖后才会长好。生过冻疮的人，每到冬季很容易复发。

治疗冻疮主要是改善局部微循环，提高组织抗寒能力，使患者能度过寒潮的侵袭，整个冬天不发或轻发，以减少损害期，增加修复期，使翌年不发。一般来讲，一两年不发，即认为治愈了。

(1)预防方法

①冬季要用冷水洗手、洗脸；宜戴软皮手套；工作或劳动，应戴工作手套，以防冻伤；脚要穿暖，以防冻伤。

②手足受冻后，不宜立即火烘或热水浸泡，宜轻缓摩擦至热，然后才可用温水洗。

③鞋袜不宜太紧太窄，以免影响局部血液循环。

④可用姜汁(10克生姜)，红花5克水煎后去渣，放入豆油5克，用消毒纱布涂擦好发冻疮部位。此汁可以祛寒，改善局部血液循环，滋润肌肤。

⑤饮酒不利于防冻疮。

（2）全身治疗

①口服萘醯胺(N、A、A)、莨菪碱(654－2)、阿托品等兴奋交感神经、扩张血管类药物。

②口服维生素E等药物，以提高血管对寒冷的应激能力。

③口服温经通络类中药。

④运用祖国医学针刺、针灸、敷贴耳穴以及西医神经节段或局部封闭疗法等。

（3）局部治疗

①药物浸泡疗法。

②局部涂擦敷贴各类霜剂、软膏、酊剂、搽剂、硬膏等。

③物理治疗，如光疗(红外线、远红外线、紫外线、激光等)、电疗、温疗、水疗、声疗、磁疗、体疗(按摩、推拿)等。

10. 让牙痛不再"要命"

"牙疼不是病，疼起来真要命"，一直是广为流传的一句俗语，但其实并不科学，因为牙疼是一种口腔疾病的症状，尤其是在得了蛀牙的情况下，那真是吃不下，睡不着，自己难受，家人也很心疼。要是真的得了蛀牙应该怎么办呢?

引起牙痛的原因很多，只有针对牙痛病因治疗，才是治疗牙痛的治本之策。引起牙痛的6大祸首有：

（1）龋齿

俗称"虫牙"或"蛀牙"，真正病因至今尚不十分明确。不论乳牙或恒牙都可以发生龋齿。龋齿可造成咀嚼能力丧失，严重时可发生牙髓炎、牙周脓肿、颌骨骨髓炎等并发症，危害全身健康。

（2）急性牙髓炎

牙髓炎俗称牙神经痛，多半由龋齿的感染发展到牙髓腔而引起，是造成牙痛剧烈的主要原因。

（3）急性智齿冠周炎

主要是因第三磨牙位置不正，牙冠面上部分有牙龈覆盖，常有食物嵌塞，易造成细菌滋生感染，并发生炎症，导致牙龈红肿，持续疼痛，有时伴有喉咙痛和嘴张不大。造成智齿牙冠周围的炎症即冠周炎。

（4）牙釉重度磨耗

牙釉俗称珐琅质，牙齿因长久担负着咀嚼食物的功能，最外面一层牙釉质逐渐被磨耗，使第二层牙本质暴露。因牙本质中有神经末梢的分布，故遇有冷热或机械性的刺激时就会感到酸痛。

（5）牙颈部楔状缺损

由于牙龈萎缩和牙刷毛太硬，在牙面接近牙龈部分，牙釉质很薄，常会因刷牙时刷毛的摩擦，将釉质磨除，暴露的牙本质较软，被刷毛磨成较深的凹陷，就会感到酸痛。

（6）某些特殊人群也可能出现牙痛，如高血压患者的牙髓充血，糖尿病患者的牙髓血管发炎坏死等原因都可引起牙痛

牙痛起来的确让人受尽折磨，甚至有种“生不如死”的感觉。因此，有效地预防牙痛的产生，是解决这一问题的关键所在。具体方法如下：

（1）正确刷牙

这是去除牙菌斑的有效方法。正确刷牙的要点是：刷毛与牙面约呈45度，顺着牙缝竖刷。上牙往下，下牙往上，咬合面前后来回刷，而不是拉锯式的横刷，那样会损伤牙齿和牙龈。每次刷牙3分钟，早晚各刷一次，并持之以恒。

（2）合理饮食

甜食是大人、孩子都喜欢的食品，其中含有大量的糖和淀粉，例如糖果、巧克力、饼干和糕点等。尤其是黏性大的甜食易黏附在牙面上，为牙菌斑中的致龋菌提供了充足的养分，经代谢后产生的有机酸致龋性很强。因此，要少吃甜食，尤其不要在睡前吃，睡前饮食后要刷牙。

（3）保持口腔清洁

养成饭后漱口的习惯，避免口中的食物残渣危害牙齿健康。

（4）保持好的心情

避免时常着急上火的行为发生，同样是避免牙痛的好方法。

11. 中暑的预防和治疗

每年的7月份是中暑的高发期。当日平均气温大于32℃，我国工矿企业常把最高气温35℃作为中暑的高温指标。实际上，即使气温不是很高而湿度较高和通风不良时，从事重体力劳动者也可能发生中暑。

中暑是夏季典型的气象过敏反应。产生中暑的因素除了气温外，还与湿度、日照、劳动强度、高温环境暴露时间、体质强弱、营养状况、水盐供给以及健康状况有关。其症状为:高热、无汗及昏迷。如不赶快救治，就会出现全身抽搐、心律失常、脑水肿、休克等症状，严重者甚至会死亡。

只要一发现有中暑症状，中暑者就应立即离开高温环境，移到阴凉处，解开衣服，头部冷敷或冷水擦澡;喝些淡盐水或清凉饮料。有高热者，可肌肉注射，有呼吸困难者用人工呼吸，若出现血压下降，应急送医院。严重中暑昏迷不醒者，应在医生指导下，将患者浸入4℃水中，同时按摩皮肤，改善血压循环，待体温降到38.5℃时，停止降温，转移到室温下继续观察或用风扇给其全身散热，使体温回落。在抢救过程中要保持呼吸道通畅或输入氧气。

中暑的预防，一是注意收听高温预报，合理安排作息时间。遇高温天气，尤其是每天的11－14点，尽量减少外出，适当午睡，饮食宜清淡，多喝些淡盐开水、绿豆汤，每天勤洗澡、擦身;二是野外工作、外出旅游、观看露天体育比赛，一定要带上防暑工具，如遮阳伞、太阳镜等，不要长时间在太阳下曝晒，注意到阴凉下休息，年老体弱者外出一定要有家人陪同。

12.控制打嗝，避免尴尬

生活中，人们都出现过打嗝的状况。这其实也是一种病患，为什么呢?因为很多人出现打嗝情况的时候，一般都是不间断地、不自主地进行的，而且基本是忍不住的。倘若在公共场合发病，还会引来众人非议的目光。

打嗝在医学上称为“呃逆”，是膈肌不自主地间歇性收缩运动，空气突然被吸入呼吸道内，并伴有吸气期声门突然关闭而发出的一种特别的短促声响。膈肌连续收缩使胸腔内压力降低，可产生胸内的不适感。健康人受精神刺激或快速吞咽干燥食物而同时较少饮水，即可发生呃逆，但能自行消失。引起其产生的主要原因有以下8个方面：

（1）喝饮料太多

如果喝了很多饮料，把胃塞得满满的，就冲淡了消化液，消化液浓度越低，打嗝就会越重。

（2）服用阿司匹林等易冒泡的药物

有些药片，例如阿司匹林，溶解在水里会冒出碳酸气。这种碳酸气会引起打嗝。

（3）充气饮料

从香槟酒瓶或者可乐罐里冲出来的压缩气体以同样的力量从消化系统冒出来。这些东西让消化系统充满过量空气，从而引起打嗝。

（4）焦虑情绪

当你处于精神压力大的状态时，身体对氧气的需求就会增加，结果就会像鱼那样机械地用嘴吸进很多空气，引起打嗝。

（5）热咖啡或热茶

热咖啡或热茶的蒸汽会随大量空气一起吸入体内，并且为了让热的东西很快冷却，你会吹气，这样也会把大量空气吸入体内，所以要等热咖啡或热茶稍凉再喝。

（6）吃饭太快

在快餐店用餐后常会打嗝。匆匆忙忙进食的时候，会吸入很多空气。所以不要一下子就把盘里的食物消灭了，应该小口小口地吃，细嚼慢咽。

（7）吃饭时说话太多也会引起打嗝

（8）某些疾病

伴随打嗝，胃里发出咕噜咕噜声，随打嗝有时会发出异味，如果异味是酸味，表明胃酸过多；如果是苦味，表明胆汁剧增；如果是腐烂（臭鸡蛋）味，则和硫化氢有关，食物糊状物长时间阻留在胃里形成硫化氢。此时就要找医生求治了，因为这样的嗝和胃病、肠病、肝病、胆囊等疾病有关。

可以说，对于打嗝这种病患来说，医学上尚无较好的方法来治疗，因此预防便成了最好的治疗手段。具体方法如下：

①进餐时，尽量不喝矿泉水、果汁或其他饮料。因为胃里喝了很多饮料，将整个胃塞得满满的，必然会冲淡消化液，消化液浓度越低，极易诱发打嗝。

②在服用阿司匹林等易冒泡的药物的同时服用凝胶，它能击碎大的碳酸气泡使其变成小泡，使之容易被血液吸收，并迅速在胃里破灭。

③不要喝用吸管的饮料，不嚼口香糖。这些东西会让消化系统充满过量空气，从而引起打嗝。

④运用恰当的方法，调节过大的心理压力，这样也能防止打嗝的发生。

⑤吃饭的时候，要细嚼慢咽。将食物小口小口地吃，保证足够的用餐时间，不要急于赶路。

⑥吃饭时最好安静地吃。如果已出现打嗝，可以尽量地憋气，在你觉得下一个嗝来临时，把食物吞下。如此 2－3 次，然后，深呼吸一下，接着再重复前述动作。

当然，如果打嗝的时候经常出现难闻的气味，就应该去医院查明原因，看看是否是由病变引起的。如果是，应该及时采取正规的手段进行治疗。

13. 让晕车成为历史

晕机、晕船和晕车是旅行中常见的现象，是运动病的一种，在现实生活中有不少人都患有此种病症。

晕车一般表现为恶心、唾液分泌增加、头痛、头晕，随之开始呕吐，呕吐呈喷射状，严重的甚至吐出胆汁或血。病人脸色苍白，出冷汗，脉搏加快，血压降低，体温下降，严重者可昏倒，这些症候群是对运动状态不习惯的反应。

对于晕车、晕船，人们常常会采取药物控制的办法来缓解和治疗其出现的症状。然而，也有一些非常规疗法同样具有药物的疗效，甚至有的很简单易行。

（1）口含鲜姜片

上车前将鲜姜洗净切片后装入塑料食品袋内备用。上车后取出一片放入嘴里含吮。味淡后更换新姜片，可预防晕车。

（2）风油精涂抹穴位

在乘车前，将风油精搽在太阳穴、风池穴或肚脐眼处，在乘车中用药膏敷在上面，防止晕车效果明显。

（3）膏药贴肚脐疗法

上车前取一块伤湿止痛膏贴在肚脐上，可减轻晕车的症状。

另外，在上车前，采取一些有效缓解晕车、船、机等措施。具体方法如下：

（1）在乘机、车、船前注意不要饮酒，避免饮食过饱或过饥。这样能够减少腹中脏器的震动，亦有助于减轻症状。

（2）尽量坐在车厢、机舱的前部中央，可因受震荡较少而减轻发病症状。

（3）在平时多参加体育锻炼，尤其是诸如跳绳或者前滚翻、后滚翻之类的运动。这样有助于我们加强对小脑的锻炼，达到更好的防治目的。

（4）消除紧张情绪。在乘车之前对于一些有晕车习惯的人应该先调整呼吸，消除紧张感。上车后宜端坐，双手护于丹田，双眼微闭，不看近处迅速掠过的物体，并配合意念屏气做深呼吸，可减轻车辆震动对人体内脏的影响。

14.搞定“落枕”，还脖子自由

落枕又称“失枕”，是颈项疼痛、活动不利的一种疾病。轻者4－5天自愈，重者可延至数周不愈，从而影响正常的工作和学习。症状如下：

（1）晨起颈项部疼痛，活动不利，多见一侧，亦可见两侧。病情较重者可延及头和肩背部。

（2）患者头部倾向患侧，扭头时常与上身同时转动，以腰部活动代替颈部活动，颈部一侧或双侧疼痛，转动时疼痛加剧，其痛可向背部或肩部放射。同时，可于患侧找到明显的压痛点。

对于落枕来说，最有效的疗法莫过于推拿按摩疗法了。患者端坐凳上，术者用拇、食、中三指分别按压在天柱、风池等穴3－5分钟，往下推按数次，以弹筋手法捏拿患侧肩部肌肉数次，并向左右前后旋转和摇摆头颈部数次，继而以一手托其头后，一手托其下巴，使头略呈仰位，用两手左右旋转其头，待患者能主动配合至头的旋转流利无阻时，可突然向患侧加大活动范围(使下巴角处于锁骨前缘)。在活动过程中，会听到发出清脆的弹响声音，略停片刻，随即将下巴角旋向健侧同样位置，最后用理顺手法，徐徐在颈后和肩部按摩3－5分钟以理顺筋肉。

15.正确应对腰肌劳损

腰肌劳损是腰部肌肉、椎间盘与韧带组织的慢性损伤，为临床常见病、多发病，发病因素较多，具体有以下几个方面：

（1）积累性损伤

腰部肌肉韧带在日常生活劳动中经常受到牵张，受力大，因此会出现小的纤维断裂、出血和渗出。断裂组织修复和出血、渗出被吸收后，可遗留瘢痕和组织粘连。这些组织易牵拉、压迫内在神经纤维产生腰痛。这种腰痛休息后减轻，劳累后加重，甚至不能较长时间坚持某种姿势。

（2）迁延的急性腰扭伤

急性腰扭伤在急性期治疗不彻底，损伤的肌肉、筋膜、韧带修复不良，产生较多瘢痕和粘连，致使腰部功能降低且易出现疼痛，患者常感觉腰部无力，阴雨天则腰酸背痛，长时间持续不愈。

（3）腰肌筋膜无菌性炎症

长期弯腰或坐着工作，使腰背肌长期处于牵拉状态，出现痉挛、缺血、水肿、粘连等，有人称之为无菌性炎症。

（4）其他

先天性脊柱畸形，下肢功能或结构缺陷，可导致腰背组织劳损；体弱、内脏病变也会使腰背部应激能力降低；妊娠晚期腰部负重增加也容易产生劳损。

一般来讲，腰肌劳损首先应采取物理疗法，同时再配以药物治疗。这里我们先简单介绍两种物理疗法：

①自我按摩操

a.预备式。坐在独凳上，双目平视前方后微微闭合，双脚平放在地板上与肩同宽或比肩略宽，呼吸调匀，全身放松。

b.搓擦腰骶部。双手掌分别放在腰部两侧，适当用力从腰部往骶部做搓擦动作30－50次，以腰部有微热感为佳。

c.拳揉腰骶两侧。双手握拳，将拳头的掌指关节分别放在腰椎两侧，适当用力从腰部往骶部揉按30－50次。

d.按摩腰部两侧。双手叉腰，将拇指分别放在腰椎两侧，其余四指附着于腰部外侧，然后适当用力从腰部向腹部横行按摩30－50次。

e.拳拍腰骶部。双手握拳，用拳头拍击腰骶部两侧30－50次。

f.团摩脐四周。将一手的掌心放在肚脐上两寸处，另一手掌面重叠在掌背上，然后适当用力沿脐四周做环形按摩30－50圈。

g.揉掐腿肚。将左(右)脚放在右(左)大腿上，双手拇指放在腿肚，其余四指附着于对侧，并从上至下揉掐腿肚30－50遍，双腿交替进行。

h.对按昆仑太溪穴。同上一坐姿，用左(右)手的拇指指尖放在右(左)脚内踝关节后侧的凹陷处，中指指尖放于外踝关节后侧凹陷处，然后拇、中指作用力对合动作，对按30－50次，双脚交替进行。

i.搓擦足心。同上一坐姿，用左(右)手的掌心放在右(左)脚的足心，做前后搓擦动作30－50次，双脚交替进行，以足心发热为佳。

以上9式，坚持早晚各做1次，可以起到补益肝肾、疏利筋骨、通络止痛的作用，并能增强肌体免疫功能，对慢性腰肌劳损有良好的防治效果。

②抱膝滚动法

仰卧在床上，两眼看天花板，屈膝屈髋，两大腿紧贴腹部，两手十指交叉，抱住膝下小腿部，并使小腿尽量向胸腹部靠紧，然后用力向左滚动，以左耳、肩、手臂挨着床为止，回转身再依同法向右侧滚动。如此反复滚动30－50次，即感到浑身轻松，腰部的疼痛减轻。每天早晨起床时和晚上临睡觉时各滚动一次，便可收到很好的治疗效果。

对于腰肌劳损这种病症来说，一般的食疗很难达到防治的目的，不过不用担心，一些外用的小偏方却能解决这个问题。

a.桑枝疗法

取桑枝、柳枝各一小把用水煮30分钟熏洗患处。

b.疾走八字步

坚持天天疾步走八字步，坚持一段时间后，病情即可得到有效缓解。

c.蘸擦火酒

白酒约40克，倒入碗内点燃，用手快速蘸取冒着蓝火苗的火酒搓患部，动作要快，每天1次。

d.辣椒酒

朝天椒20多个，将其剪断，连子放入带螺丝扣的广口瓶里，并倒入60度的白酒，没过辣椒两指，密封放置4－5天后，用棉花蘸辣椒酒擦痛处，反复擦2－3遍，再用吹风机的热风吹干。

另外，有效地预防腰肌劳损不但能够避免由于腰肌劳损引发的一系列疼痛，还能使我们活动自如，提高生活乐趣和工作效率。具体方法如下：

①加强锻炼，提高身体素质

特别是长年坐着的人，腰背肌肉比较薄弱，容易损伤。因此，应有目的地加强腰背肌肉的锻炼，如做一些前屈、后伸、左右腰部侧弯、回旋以及仰卧起坐的动作，使腰部肌肉发达有力，韧带坚强，关节灵活，降低生病的几率。肥胖者应减肥，以减轻腰部的负担。

②注意自我调节

劳逸结合，避免长期固定在一个动作上和强制的弯腰动作，如站久了可以蹲一蹲，蹲下不仅使腰腿肌肉得到放松休息，而且减少了体能的消耗。

③注意生活的各种姿势

如从地上提取重物时，应屈膝下蹲，避免弯腰加重负担；拿重物时，身体尽可能靠近物体，并使其贴近腹部，两腿微微下蹲；向高处取放东西时，够不着不宜勉强；睡眠时应保持脊柱的弯曲等。同时，避免潮湿和受寒也是很重要的。

了解这些日常小病，懂得了对付一些疑难杂症的方法，你一定能拥有一个健康的人生。